程门雪未刊医论

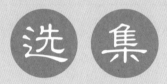

何时希 整理

丁学屏 选辑

陶 枫 姚 政 何大平 黎雾峰 襄助

人民卫生出版社

图书在版编目（CIP）数据

程门雪未刊医论选集 / 何时希整理；丁学屏选辑. —北京：人民卫生出版社，2016

ISBN 978-7-117-22331-7

Ⅰ. ①程… Ⅱ. ①何…②丁… Ⅲ. ①医论－汇编－中国－现代 Ⅳ. ①R249.7

中国版本图书馆 CIP 数据核字（2016）第 065682 号

| 人卫社官网 | www.pmph.com | 出版物查询，在线购书 |
| 人卫医学网 | www.ipmph.com | 医学考试辅导，医学数据库服务，医学教育资源，大众健康资讯 |

程门雪未刊医论选集

整　　理：何时希

选　　辑：丁学屏

出版发行：人民卫生出版社（中继线 010-59780011）

地　　址：北京市朝阳区潘家园南里 19 号

邮　　编：100021

E‐mail：pmph @ pmph.com

购书热线：010-59787592　010-59787584　010-65264830

印　　刷：三河市尚艺印装有限公司

经　　销：新华书店

开　　本：710×1000　1/16　印张：14

字　　数：244 千字

版　　次：2016年4月第1版　2023年11月第1版第2次印刷

标准书号：ISBN 978-7-117-22331-7/R · 22332

定　　价：36.00 元

打击盗版举报电话：**010-59787491**　**E-mail：WQ @ pmph.com**

（凡属印装质量问题请与本社市场营销中心联系退换）

程门雪先生生平

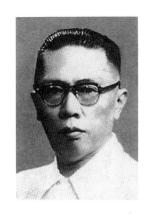

程门雪（1902—1972），又名振辉，字九如，号壶公，江西婺源人，出生于半耕半读的富裕之家，父为宿儒，延聘饱学之士课子四书五经，诗词赋曲。程氏国学文化基础深厚，知识渊博，植根于此。至十六七岁时负笈沪渎，拜入时负盛名的歙县名医汪莲石门下，以他聪慧颖悟的灵性，赢得汪氏的青睐和眷顾，尤于伤寒之学，有深切体会和领悟，反映在他行医之初，擅用大剂经方挽回重病危症，和掌管医校时对《伤寒论》批注的别具慧眼。汪垂垂老矣，且诊务繁忙，力不暇顾，遂荐程氏于丁甘仁门墙。丁氏从学于孟河学派的马培之，马氏学识过人，内外喉三科精到，驰誉江浙。丁氏勤奋力学，寒暑无间，得其真传，又曾寓医吴门多年，素谙叶、薛轻灵之法，来沪颇能适合申江人士易虚易实的禀赋体质，道乃大行。1916年，丁氏与夏应堂、谢利恒创办上海中医专门学校和沪南、沪北广益中医院。程氏既从学丁甘仁先生，又入学上海中医专门学校，如鱼得水。1921年以优异成绩毕业，留校任《金匮》教学。1931年，上海中医学校改名上海中医学院，程氏留任教务长，兼广益中医院医务主任，约1935年后脱离教务，自设诊所于上海西门路宝安坊，以善治伤寒、温热、杂病调理而名闻遐迩。新中国成立后，任上海第十人民医院（曙光医院前身）中医科主任。1956年筹建上海中医学院，受国务院聘任，任首任院长，上海中医药学会主任委员，上海市卫生局顾问，并当选第二届、第三届全国人民代表。

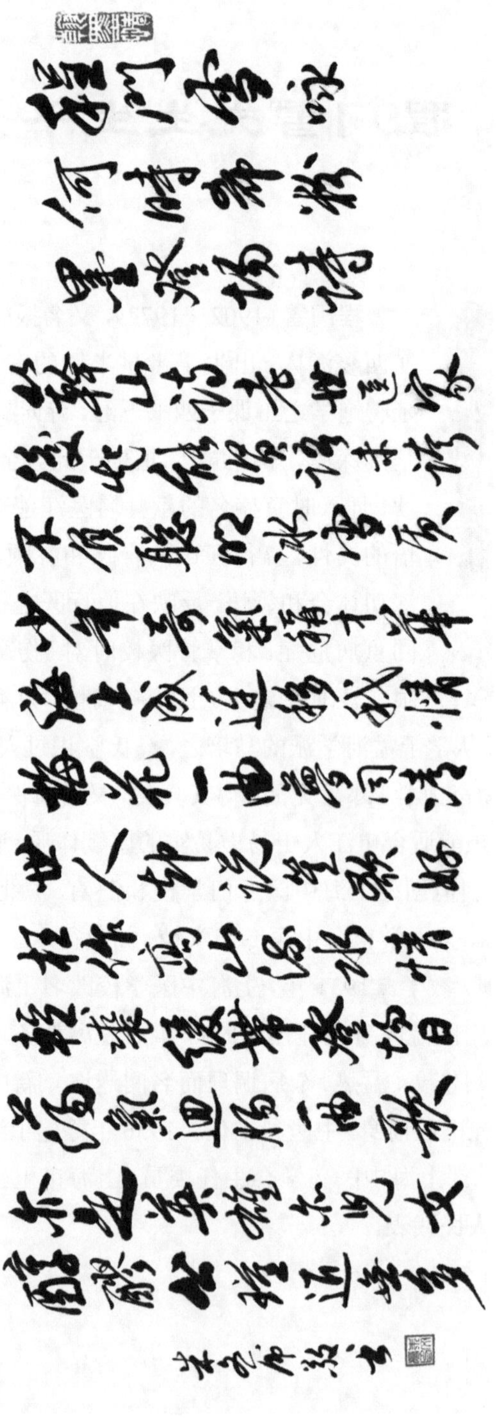
程門雪咏
何時希粉
墨登場詩
韓山詩老世醫家
後起能賢語未誇
不負聰明冰雪質
少年奇氣籍才華
海上成連移我情
梅花一曲夢同清
世人却說笙歌好
枉作高山流水情
輕裘緩帶登場日
蕩氣迴腸一曲歌
尔是英雄尔兒女
醇醪公瑾道無多
敬書

前　言

　　在中国医药学发展史中，著书立说者，代有名人。亘古以来，形容中医典籍之多，有汗牛充栋之喻。自先秦迄今，中医古籍文献，约分四类：一为经典类，如成书于春秋战国年代的《内经》，先《九卷》而后《素问》。《内经》为百典之祖，植根易学，演绎天人合一，阴阳消长，五行生克，承制生化之理，阐述人身生老病死，繁衍生息理论。《素问·脉解》："内夺而厥，则为瘖俳，此肾虚也。"字仅十二，中风之证候病机，完美无缺。《素问·逆调论》："夫不得卧，卧则喘者，是水气之客也。"《素问·平人气象论》："颈脉动喘疾咳，曰水。"二段经文，正是急性收缩期心力衰竭证候与病机的生动写照。经文简约，生动逼真，堪称经典，当之无愧。东汉张仲景《伤寒论》中，"发热恶寒者，发于阳也；无热恶寒者，发于阴也"，视为擘划阴证、阳证之纲领，言真意切。《金匮要略》以苓桂术甘汤治脾虚之痰饮，以肾气丸治肾虚之微饮，确立"病痰饮者，当以温药和之"之准则，传万世而不殆。《难经·十四难》："损其肺者，益其气；损其心者，调其荣卫；损其脾者，调其饮食，适其寒温；损其肝者，缓其中；损其肾者，益其精。"此治损之法也，可作理虚调损之金科玉律，放于四海而皆准，视为经典，非虚誉也。二为鸿献巨著，如隋代《诸病源候论》《古今录验方》（佚），唐代《备急千金要方》《外台秘要》《新修本草》，宋代《圣济总录》《太平圣惠方》《太平惠民和剂局方》《经史证类备急本草》，元代《饮膳正要》《御药院方》，明代《本草纲目》《普济方》等。卷帙浩繁，内容广博。三为方书类，尤以宋代为最，具有真才实学之士，编撰毕生从医心得，记叙历验不爽之方，如朱肱《类证活人书》、杨士瀛《仁斋直指方论》、许叔微《普济本事方》、陈无择《三因极一病证方论》、钱仲阳《小儿药证直诀》、洪遵《洪氏集验方》等，各有建树，相映成趣。金代张元素《医学启源》创"养正以除积"新论，为体虚病实证治，开一法门，记载生脉散一方，补心气，养心液，确为传世名方；《珍珠囊》承先启后，阐发药物升降开阖之理，补前人所未逮。元代葛可久《十药神书》开药膳之先河，朱震亨《格致余论》树"阳常有余，阴常不足"、"肥人气虚，肥人多湿多痰"之说，可谓承先启后。明代方书，颇多开发新智之作，如《韩氏医通》《温疫论》《删补颐生微论》《先醒斋医学广笔记》《寿世保元》《外科正宗》《证治准绳》《摄生众妙方》等等。清代温热学派崛起，发明卫气营血之说，即热病学说，颇多阐发新理，如莫枚士《研经言》、薛生白《湿热条辨》、叶天士《温热论》《三时伏气外感篇》、吴坤安《伤寒指掌》、王士雄《温热经纬》、柳宝诒《温热逢源》、石芾南《医原》、俞根初《通俗伤寒论》、何秀山《重订通俗伤寒论》、何廉臣《重订广温热论》等。奇葩斗艳，精彩纷呈，杂病调理，亦不乏扛鼎之作，如张璐《张氏医通》《千金方衍义》、吴谦《医宗金鉴》、沈金鳌《杂病源流犀烛》、尤在泾《金匮要略心典》《金匮翼》、张锡纯《医学衷中参西录》、张山雷《小儿药证直诀笺正》、王泰林《王旭高医书六种》、傅山《傅青主女科》等等，各有千秋。四为医案类，恽铁樵曾有"清以后的医书，以医案最好看"之说。盖医案既有证候色脉的记录，病机演变的分析，又有治则方药的记述，治疗成败的反馈。最具盛名者，有《名医类案》《柳选四家医案》《古今医案按》《临证指南医案》《未刻本叶氏医案》《叶氏医案存真》《叶天士晚年方案》《王旭高医案》《何元长医案》《竹簳山人医案》《王仲奇医案》《王九峰医案》《施今墨医案》《冉雪峰医案》《金子久医案》《张艺城医案》《重印全国名医验案类编》《分类颍川医案》等等。

　　程师一生，躬亲中医临证，教学五十年，广涉博览，每读必作眉批、旁注。《伤寒》《金匮》等典籍，年代久湮，脱漏残缺，舛误错讹，使后学莫衷一是；程师以《内》《难》原文，以经证经，或以《千金》《外台》等方书以为佐证，务使义理灿然，明白晓畅。方书医案类前人著作，不乏上承经旨，下切实用，言之凿凿，用之屡验不爽者，程师为之钦敬赞叹，如《韩氏医通》《王旭高医案》《叶氏医案存真》等等。对叶天士医案，程师尤为心折，誉为真探仲景骊珠第一人。然在中医著作中，亦有不少系儒医所为，洋洋洒洒，高谈阔论，脱离临床实际之作，徒乱人意，贻误后学不浅，为程师不齿。更有周学海、徐灵胎、陈修园者流，宦游官场数十载，无暇深究临床实际，喜玩中医文墨，对前人医案，訾为空谈，横加非议，或眼高于顶，擅改经文原著，致使后人泾渭莫辨，菁芜难分，为程师深恶痛绝，直言斥责，使后之从学者，如拨云雾，如获津梁。

　　是编为程师门人，何氏八百年医学第二十八代传人何时希先生未竟之作。何氏与程门雪夫子有二十年师生情谊，且有文学艺术、金石书画的共同爱好。医稿十二种，二百余万字，定名《程门雪医学丛书》。已经出版者，《金匮篇解》《书种室歌诀二种》（人民卫生出版社），《未刻本叶氏医案》《程门雪医案》（上海科学技术出版社）。此次整理出版者，有"伤寒笺注"、"温热汇要"、"杂病汇讲"、"程评叶案存真"、"《金匮》妇人病解及女科三种"、"学习经典，由易入难"、"歌诀择要"、"中医研究踌躇擘划"等八章。按何先生生前原计划，1978年为整理《程门雪医学丛书》时间，另一项是核对《中医历代医家传录》，清样送来时，打乱撰写计划和整理头绪，不时出现头绪纷乱的波动，使其心绪不宁，加以居处逼仄，晤言一室之内，堆书数十箱，床桌之外，可谓书城坐困，身无回旋之地，思路无从展示；芳邻是二十余间教室的学校，朝气蓬勃的学生，不可能静下来。如此欲写难以落笔，写成难达意境，考索难以求详，欲语还休，终于留下了抱恨终生的遗憾！是中医事业的一大损失。

作为1956年首届入学上海中医学院的从学者，面对此情此景，心中久久难以平静，尤于清明时节，面对程师目光炯炯的塑像，何先生微微含笑的遗像，负疚之心难以释怀。我已耄耋之年，且喜耳目聪明，思维敏捷，文笔利索，夕阳晚照，时不我待，于是搜罗程师生前发表于报章杂志之文章，遍校何时希先生见诸报章刊物之遗文翰墨，门分类别，梳理成册，汇为一编。幸程师文采风流，言真意切，何先生倾其二十年言传身教之所有，付诸笔端，翠墨丹黄，珍宝珠玉，虽未聆清晖，而笔墨余韵，每一咏而三叹，终身受惠焉。洵非薪传之情缘耳。书成之日，聊记始末，心香一瓣，以告慰程师教学园地耕耘之辛劳，训诂领域钓稽考核、评骘补缺、勘误纠讹之功勋；记叙何先生老骥伏枥、鞠躬尽瘁、身体力行的贡献。书中犀角、虎骨等，现为禁用品，望读者用相应代用品替代。中医后继有人，亦国之庆幸焉！

六二届从学弟子丁学屏拜撰
时在甲午年仲春于沪渎之澄心斋

目 录

学术渊源 ·· 1

　汪莲石 ··· 1

　马培之 ··· 2

　丁甘仁 ··· 3

薪火传承 ··· 4

　何时希 ··· 4

　丁学屏 ··· 6

程师治学之路——三折肱方为良医 ···················· 8

　一、由杂而专 ··· 8

　二、由博而专 ··· 9

　三、由博返约，由粗入精 ··························· 10

程师学术思想——八叉手方成诗文 ···················· 12

　一、继承发扬，去芜存菁 ··························· 12

　二、钩稽考核，笺注经典 ··························· 14

　三、伤寒温热，同源异流 ··························· 20

　四、破门户之见，取各家之长 ····················· 21

　五、以案为鉴，开阔思路 ··························· 24

　六、崇经方法度，学时方空灵 ····················· 27

　七、复方多法，因病而施 ··························· 29

　八、功成于勤，而巧于思 ··························· 31

第一章 伤寒笺注 ………………………………………… 35
　第一节 伤寒辨要笺注 ………………………………… 35
　第二节 伤寒六经辨析笺注 …………………………… 43
　第三节 评柯韵伯《伤寒论注》 ……………………… 48

第二章 温热汇要 ………………………………………… 61
　第一节 温热碎记 ……………………………………… 61
　第二节 伏气浅解 ……………………………………… 63
　第三节 湿温辨治 ……………………………………… 66
　　　附：程门雪湿温遗稿 …………………………… 69
　第四节 《金匮篇解》中"伏暑篇"补 ……………… 73

第三章 杂病汇讲 ………………………………………… 78
　第一节 古今上下演杂病 ……………………………… 78
　　一、表里俱病治法 ………………………………… 78
　　二、上下俱病治法 ………………………………… 80
　　三、燥湿同形同病解 ……………………………… 84
　　四、寒热同病同形辨 ……………………………… 87
　第二节 肝气肝风肝火治法例 ………………………… 88
　第三节 程师会诊中风重症案 ………………………… 95
　第四节 漫谈咳、喘、哮、痰饮的症治 …………… 101

第四章 程评叶案存真 …………………………………… 109
　诸虚劳损 ……………………………………………… 110
　诸虚劳损 ……………………………………………… 111
　郁 ……………………………………………………… 115
　咳嗽（附：哮喘） …………………………………… 118
　肺痿 …………………………………………………… 121
　痰饮 …………………………………………………… 122
　噎膈反胃 ……………………………………………… 124
　吐血（附：衄血） …………………………………… 128

吐血（附：衄血） ··· 130

隔噎反胃 ··· 131

第五章　《金匮》妇人病解及女科三种 ·················· 134

第一节　《金匮》胎前篇 ··································· 134

第二节　《金匮》产后篇 ··································· 140

第三节　妊娠篇 ··· 143

第四节　带下篇 ··· 145

第五节　崩漏篇 ··· 148

第六章　学习经典，由易入难 ·························· 154

第一节　学习《伤寒》一二 ····························· 155

第二节　《金匮》点滴体会 ····························· 169

第七章　歌诀择要 ·································· 179

第一节　效方歌诀 ··· 179

一、苏子煎法 ··· 180

二、杏仁煎法 ··· 180

三、补肺阿胶散法 ····································· 180

四、《外台》疗上气方，观音应梦散 ·············· 181

五、清音丸法 ··· 181

六、三生丸 ··· 181

七、药枣法 ··· 182

八、柴前连梅煎丸 ····································· 182

九、宁肺散法 ··· 183

十、观音应梦、金水六君、小青龙三方合法 ······ 183

第二节　藏心方歌诀 ······································· 184

一、时症久热不退转戴阳用温潜法 ················· 184

二、劳倦伤寒温托法 ··································· 184

三、育阴生津、清温透邪法 ·························· 185

四、扶正回阳、温经达邪法 ·························· 185

　　五、瘅疟助阴化寒法 ·············· 185

　　六、时邪渴欲沸饮属痰热治法 ············ 186

　　七、护阴清温法（并治少阴） ············ 186

第三节　西溪书屋夜话录歌诀············ 187

　　一、肝气 ···················· 187

　　二、肝风 ···················· 188

　　三、肝火 ···················· 189

　　四、治肝诸法（补、镇、敛、温、平、散） ······ 190

　　五、补肝四法（气、血、阴、阳） ········· 190

第八章　中医研究踌躇擘划············ 191

　第一节　关于祖国医学的研究方法的看法······ 192

　第二节　关于中医内科对经络学说的运用······ 199

　第三节　阴阳五行经络学说在临床上的应用····· 200

附：书种庐论书随笔 ················ 205

跋 ······················· 211

学 术 渊 源

汪莲石

丁学屏　整理

汪莲石，字严昌，又字世文，自号弃叟，安徽婺源人（今属江西），约生于1848年，长丁甘仁十七岁，寿逾八十而终，卒年无从稽考。据汪氏《伤寒论汇注精华》卷首《述学医之缘起》："余年二十，即囊笔游江浙。夏秋间，忽病发热，二三日不退。延医诊视，曰暑热也，连进数方无效。更一医，曰此伏暑也。数日亦不效。复更一医，曰秋温也。如是延缠月余，饮食渐减，体渐消瘦，惫甚。愤不服药。渐觉热晨退晚作，继又为寒热，延至冬初始愈。次年夏秋间，又病如前状。医至，亦曰暑热。视其方药，似与前病时大同小异，无效亦如此。遂决意不服药，病月余自愈，如是三。先君示曰：此水土不服，且勿游。遂止家中，设帐收徒焉。先君体弱，有脘痛旧疾，发即呕吐，饮食不能进，每年必发一二次，甲戌（清同治十三年，1874 年）秋病作，医治罔效，七日而见背。予痛甚，深恨不知医之苦……堂叔某设帐在外，文名极盛，知医而不行道。往叩焉，叔示曰：须读《灵枢》《素问》《伤寒》《金匮》，多读各家《伤寒》注解，《神农本经》。所谓群言淆乱尊诸圣也。乃发藏书遍尝之，凡所示悉备，遂从此自力焉。"

汪氏固苦志力学而有识见者也，读其《伤寒论汇注精华》一书，可见胸中沟壑："《伤寒论》一书，注释数十家。予家藏书中，搜之约得十种，遂细研究，觉各有长，各有所偏，议论纷纷，莫衷一是。惟江西喻氏、钱塘二张（指张志聪、张锡驹）、长乐陈氏，俱能发挥透辟。喻氏于三阳三阴，均分为上、中、下三篇，于合病、并病，另为析出，颇觉有条不紊，较之原书，眉目更为分明，具有绝大识见。二张则以五运六气，援引《内经》以为指证，使论中精义，了然纸上，有功于后学不少。陈氏则于无字句中衬以小注，使读者豁然开爽，原文奥旨毕宣，尤为煞费苦心。然于原文不能令人无疑处，亦曲为之解，颇觉于心未惬。如《太阳篇》云：

表未解，医反下之，阳气内陷，心下因硬，则为结胸。是结胸明明为误下所致，理无可以再下，况又称为阳气内陷，何得复主以大陷胸汤，无怪是书前贤多谓王叔和伪撰。如此者颇多，怀疑者十余年莫释。后得舒驰远（名昭，字驰远，安徽进贤人，为喻嘉言再传弟子）先生《伤寒集注》读之，凡予所疑难之处，先生直斥为非仲景之法。尤得我心，于是疑者涣然冰释，益憬然于读书之不可不多也。因念尽读诸书，非竭十年之力不可，然读而不能尽记忆，读如未读也。以予之鲁钝，每强半遗忘，于是思为集成一书，择诸家注释之谦明者，去其闲字闲句，无甚深义之文，而录其切当不移，合于《灵》《素》之旨者，萃诸各家之精华，句句可编，字字可法。虽未读《灵》《素》之要旨，五运六气之制化，罔不略具。俾读者省查检之务，而道者真传之道焉。"汪氏真善于读书、善于传道者也。可惜者，《伤寒论汇注精华》传世之三十年前，汪氏以喻氏《尚论篇》之先后为次序，还编次一稿，书成细想，似失原文之本来面目，以编次未惬于心，遂搁置书箧中，欲待更易，旋亦忘之。年余，忽念箧中书久未暴晒，恐其要坏，乃启箧，则一角之书，尽被白蚁蛀烂，是册亦与焉，恨甚。以虽无甚足贵，实费数年之精神，具有数年来经验治愈之重候，于此书有合者，附录于后，一旦损坏，无从追忆……悔恨交集。自甲午（光绪二十年，1894年）移家侨沪，多暇，乃出各家书，追忆从前所采择者，复汇是编，次序一仍原文之旧。但汪治医十数年之医案，无一录存，是一大遗憾。

汪旅居沪上治医十余年，以伤寒大家钦誉申城，远近名士争相叩其门墙，武进恽铁樵、孟河丁甘仁、长沙张泰、汀州伊士勋、婺源程门雪均问学于汪氏。年七十手订《伤寒论汇注精华》，恽铁樵之祖恽毓龄为之序："先生有神医之誉，屡起沉疴，震于耳者久未识面，己未（1919年）之秋，因族孙铁樵得闻绪论，心绪顿开，又读所纂《伤寒汇注》大旨，汇集诸说，比短较长，复附以论断，明白晓畅，从事穿凿，亦无纤毫武断之处，余所疑者，涣然冰释……先生之书，惟以此得以窥见灵玄秘奥，则此书实释迦之宝筏，天龙之指头也。"

潜心斯道五十年，悉心传道解惑，宜乎誉满浦江，造就了丁甘仁、程门雪、恽铁樵等大师级人物。岂偶然欤！

马培之

丁学屏　整理

马培之（1820—1903），名文植，江苏武进孟河镇人，精医术，为孟河学派代表人物之一。祖父省三,有医名,随祖父临证十六年,尽得其传,以内、外、喉三科见长。光绪六年(1880)被荐为慈禧太后治病,故人称马征君。尝云:"看症辨证,全凭眼力;内服外敷,又重药力。"重视整体辨证审因,用药绵密平和,认为外科实难于内科,须精通内科医理,谙练诊断及用药,方能取效,故于外能融贯众科以自辅。撰《外科传薪集》一卷,录平生备用方二百余。1893年撰《马培之外科医案》叙述四十三种外科病症治法,介绍临证经验。1896年著《医略存真》,"但取经言不详,前哲不道,创为论说"。评述医书有《马评外科证治全生集》《急救百病济世回生良方》两卷。从学弟子甚众,著名者如丁甘仁、贺季衡、师星伯等,曾孙马泽人,颇有医名。

丁甘仁

丁学屏 整理

丁甘仁(1865—1926),名泽周,江苏武进孟河镇人。始受业于圩塘马仲清,又从培之游,复与费伯雄门人、族伯丁松溪切磋医学,初在无锡、苏州等地行医,后经巢崇山推荐,至上海仁济善堂施诊,医道大行。1916年联合夏应堂、谢利恒诸同道,筹资创办上海中医专门学校,并先后成立沪南、沪北广益中医院,开展医疗及临床教学工作,常与汪莲石、余听鸿、唐容川、张聿青诸同道交往,博采众长,治伤寒之学,推崇舒驰远《伤寒集注》。

丁氏在学术上继承孟河前辈广采众长的治学精神,临证能注意伤寒、温热两大学说,化经方、时方为一炉,其于内伤杂病,不执一家之言,既采众家之长,又尽力避免其片面、局限。在外疡的治疗方面,多从整体出发,将内科理论与外科处理融为一体。在喉科方面,颇有建树,据其自述,"行医数十年,诊治烂喉丹沙不下万人",一方面可见此症流行之盛,另一方面,他的创新治法,融合了温病卫气营血的理论方药。对西医的传入,丁氏有正确的见解:"医为仁术,择善而从,不分畛域。"又说:"中医以气化擅胜,西医以迹象见长。论其理则中学至精,论其效则西医亦著。"

薪 火 传 承

何时希

何大平（何氏医学第三十代传人） 整理

何时希（1915—1997），名维杰，字时希，以字行。上海市青浦重固镇人，何氏医学八百年第二十八代传人。七岁受教于祖父家传医学，从六世祖何书田遗著《杂症总诀》《何氏药性赋》《医方汤头歌诀》等韵文赋体开蒙，虽未解其意，然朗朗上口，易入脑海记忆。用正楷抄录何书田《医学妙谛》、何心古《春熙室医案》，求学私塾六年，奠定深厚的文学根基。基于这六年的文学底蕴，于1930年考上了上海中医专门学校，四年的学校生活迅如流光闪电，好多学期名列榜首，十七岁能独立门诊。在学校中曾聆听程先生讲课一年，四座寂静，其辨析精密处，如抽蕉心，如剥蚕丝，每节必作小结，便于记录，其胜同时诸教师远甚。由于对程先生的钦敬，拜入门下，立雪程门二十余载，执弟子之礼甚恭，并迁家距其家一箭之遥，虽牛鸣可闻也。除白天抄方外，常去夜课，尤其当老师自吟叶天士名句"趁吾十年运，有病早来医"时，则必有重症治愈。于是随症引申，上下古今无所不至，可达"一问十答"的详尽程度，程师是且步且谈，愈谈愈健。至凌晨二三时，何氏虽年少，常昏昏瞌睡，程先生则以膝撞其膝盖，由是耳提面命，直至天曙，如是月凡数往，使何先生终生受益。据何先生回忆，他与程师有二十余年的师生情谊，先后为其代理诊务数年，又教学所用《金匮》《伤寒》讲义，均出自先生手稿，其理论治验，或受亲炙，或经目睹，言传身教，获益良多。

在何先生十一岁那年，祖父辞世，父亲又在上海从事教育工作，何先生是家中唯一的男丁，后园有三间小房，大片空地上除一株桂花和萱花外，都是瓦砾和野草，在小屋的廊尽处，有两只朱漆木箱，是藏被褥的。上面置一棕箱，编织细致可爱，尽是吉祥图案和各种花卉，祖母总是说里面尽是破烂之物，禁止开启，忽然一日，何先生大胆打开一看，赫然见到的竟是何家世代的医学著作和很多诗稿、诗笺、信札、字幅之类，而在箱底的确有不少经过水渍而黏成纸饼的书，由于何先生略知赵宦光、王梦楼是明清的名书法家，龚自珍、王芑孙、郭频迦等是清代的文学家，肯定这一箱全是宝物而妥为保存。在上海读书之时，曾请秦伯未、程门雪等老师鉴定，经过程师手批和鉴定，认为是何氏传家之宝，很多曾予题诗、题跋。自来北京，访得了专裱旧书的魏师傅，经他补救缀残，是"金镶玉"式的装裱，四合式布套，可保百年不损。

何先生十余岁时即酷爱京剧，后又加入票房，又请教多位老师学习文武小生，在教学之余，不断粉墨登场。教学与京剧似乎是很难融合的，但在抗日战争和解放战争的十余年中，何先生就这样既做中医教学的园丁，又逢场而作戏，沉醉其中，陶然自得，亦不相悖。当时何先生既执教于母校上海中医学院（1931年由上海中医专门学校改名），又兼职于中国医学院和中华国医专科学校。至1947年止，这三所学校都先后被国民党政府勒令停办。不仅如此，凡学校毕业的学生和带徒满师的，均遭停发执照的厄运。倾注着教师汗水培植的桃李，横遭罡风，中医前途十分黯淡颓唐。此时此景，何先生借京剧舞台慷慨悲歌，粉墨登场，借以疏泄胸中郁勃之气，以情入戏，如装傀儡，如发灵性，谢东山丝竹以陶情，阮嗣宗穷途以痛哭，教学了四十三学期的他，离了教坛，屡屡出现于歌坛，试想当时，宁岂得已。

一唱雄鸡天下白，中华人民共和国成立，恰如离照当空，阴翳自散，也救活了濒临灭绝的中医中药事业。1956年，在北京、上海、广州、成都创办了四所中医学院，也就在这一年，何先生奉命上调京华，应聘中国中医研究院工作，虽然远离故土，但他意气风发，精神无比振奋，当时在研究院的老大夫中，他最年轻，才四十岁。研究院的图书馆是集藏中医图书最丰富的图书馆，满足了他无比贪婪的求知欲，不仅读遍了馆藏的所有女科书和善本医书，还浏览了大部的文学丛书，如《太平广记》《宝颜堂秘笈》《知不足斋丛书》《粤雅堂丛书》等。这是他享受读书之乐的十年。

北地寒冷，以杂粮为主食，于何先生胃病宿疾颇为不利，1956年因胃病便血而遄返沪上，息影绝游，闭户养疴，以著作自得。发愤梳理其先世及师门之遗著诗文，计有《何元长医案》《何书田医案》《何鸿舫手书方笺》《何氏八百年医学》《程门雪诗文书画集》《程门雪医案》等六种。并贾其余勇，奋笔整理何氏先世所著伤寒、温病、药性、汤方、脉诀、医案等遗著，出版《何氏历代医学丛书》一部。

何氏一家之医学，绵延八百五十年而不衰，历世二十八代，成书四十二种，终成三百余万言巨著，业内同仁惊叹国外所无、国内少有之奇迹！

丁学屏

上海市科学技术委员会启明星、上海中医药大学后备业务专家
陶枫（丁学屏全国名中医工作室成员） 整理

丁学屏，1935年出生于浙江余姚。少年丧母，青年丧父，亲身感受不懂医之苦，遂立志学医，寒窗萤雪，力学不倦。1956年就读于上海中医学院，得到张耀卿、刘树农等老师的亲炙。参加工作后，又在海上名中医陈道隆先生处侍诊二年，深得其教益。经过几十年的探索总结，对中医治疗急性肾炎、隐匿型肾炎应付裕如。用温热湿温方法治疗钩端螺旋体病、流行性出血热、地方流行病，认真辨治，从中探索总结辨治规律，尤其对重症肝炎，从《外台秘要》引许仁则"急黄与天行病最重候无甚区别"的记载受到启发，运用叶天士温热论"入营犹可透热转气，到血直须凉血散血"的理论，用犀角地黄汤、清营汤、清宫饮调服神犀丹、安宫牛黄丸等方药治疗，取得了良效。风雪黄山十三年，壮心未已，鸡窗灯火，写下《古方今释》初稿。1992年至今，丁学屏主要从事中医药防治糖尿病及其慢性并发症的临床研究，在临床治疗中强调辨病与辨证相结合、宏观辨证与微观辨证相结合，选方用药常能古为今用，发挥复方多用的优势，取得了良好的临床疗效。

丁学屏进入不惑之年时，尤喜温读名医名著。当其读到程门雪院长的《书种室歌诀二种》，自谓方始领悟一部《伤寒论》演绎的只是寒邪的胜复，或邪从水化、或邪从火化的种种现象。《伤寒论》厥阴篇，是全书最最难懂的章节。可程院长点破"天下事物极必反"、"厥阴篇三阴交尽，凶险中尚有一线生机"；少阴篇中所有凶险的证候，厥阴篇中都应该有，厥阴篇独有的证候是舌卷囊缩，后者是厥阴篇主方白通加猪胆汁汤的玄机。他非常敬佩程院长屡屡能从《伤寒论》无字处读书，治疗杂病使用复方多用的灵活方法，常常用"高山仰止"四字来形容其内心对程院长的折服。进入桑榆晚景后，他更勤奋力学，对中医事业负有强烈的责任感和使命感，承先启后，编写了《古方今释》《分类颍川医案》《张耀卿学术经验集》《陈道隆学术经验集》。他深恐自己热爱的中医事业在他手中失传，笔耕不辍。面对糖尿病的心血管并发症、微血管并发症、代谢综合征等繁复病种，他以《内经》经文"言不可治者，是医之技未精也"自勉，问诊不厌其详，辨证不厌其精，务使病因明了，处方合辙而方休。被评为上海市名中医、全国名中医之后，更为勤勉努力，以程师名言"名医必然饱学，断无俭腹之名家"鞭策自己。临证视疾，更为审慎，文字笔墨，愈发讲究，处处以程师为楷模。其刻苦励学，于八十初度之岁，自刻"澄心斋"印章一方，可窥见其心路历程。

程师治学之路

——三折肱方为良医

何时希　整理

　　程师治学，以广见博识，兼收并蓄著称；用药则以经方法度，配伍严谨为依归，或选择时方，轻灵简练，罗罗清疏，二者合宜而用，不偏不倚。溯其渊源根株，深厚坚实。一则受汪莲石启蒙，而叩仲景门墙，汪氏倾心舒驰远《伤寒集注》，上溯仲景所宗而深研《内》《难》，属经方一派；二则转师丁甘仁为弟子，丁学医于孟河马培之，内外喉三科皆擅，又寓吴门多年，素谙叶、薛轻灵之法，属时方一派。程师从经方出，由时方入，兼二者之长，挥洒自如，合宜而用。程师既皈崇叶氏，临证治病，又擅长伤寒、温热及杂病调理，诊余闲暇，热衷于各种叶天士医案的研习，十分倾倒。其于《评注未刻本叶氏医案》校读记有云："余读其案方结构之美，则则有味，最为相契，平生心折，实缘于此，非徒然也……叶天士用方，遍采诸家所长，不偏不倚，而于仲师圣方，用之尤熟，案中所载，历历可征……此集按方之佳处，正在相类方多，可资研究。若论议论之恢宏，治疗之奇特，收罗之广博，自不及《指南》之富，《存真》之精，而其特有之好处，亦二书所未有也。布帛菽粟，家常所需，贱不可废，奇珍异宝，时或逊之。此编则其例也。"足见研习之深，非其他医案所可比拟。辨别真伪，到眼即分，就其案语精辟处，配佐融洽处，运用经方出神入化处，复方之糅合法，相反之从治法，以至于脉证不符，症方相忤处等等，程师边读书，边作眉批，或旁注，而从其是而褒扬之，或因其非而评骘之，从不胶执己见，亦不阿附曲从，一切从临证证治效果为依归，这种实事求是的客观态度，正是程师读书治学最可贵处，赢得同仁与学生的交口赞誉，亦足资学者们借鉴焉。

　　据何时希先生与程门雪二十年的朝夕相处，深知程一生治学之路，历经三次嬗变：

一、由杂而专

　　程师在《藏心方歌诀》自序中言："幼而荒嬉，长入五都之市，目迷于色，耳惑于声，同学诸子皆好嬉而不好学，不得切磋之益（程师自谦之词），忽忽十年，驹光电驰，乃以'不名一家'为惭愧。"所谓好嬉，是指迷于诗词书画。程氏曾有"诗茶书画销永昼"之句，可以想见当时诗画自娱之状况。沪上国画耆宿王个簃先生，对先生之诗，曾有"境界高雅，时手罕有其匹"的评介。书法上功力，决非年月时日可以成就。何氏称："书法力学北碑，指端坚实，下笔直透纸背；后宗赵之谦，以横肆见长；转而酷喜刘石庵，从而追溯东坡、真卿，进学魏晋；于是昂首钟王，徜徉唐宋诸家；晚年则以蔡襄为主。特以他的隶书，先学汉碑，后涵咏郑谷口（板桥祖父）、翁覃溪、尹墨卿诸家，而得法于郑谷口，于严谨整饬中，时露其趋让自如、左右顾盼之妙。"其画则山水、花卉均有奇趣。画兰的折枝，逆笔仿板桥；画梅则万花如玉，重枝叠花，学金冬心。程师正是以书画金石以增广其学殖，陶冶其性情，化荒嬉为有益的自我锤炼过程。同学中章次公、陈存仁、秦伯未、严苍山诸先生，均为胸藏沟壑、声望远播之名医，均有著作传于世。二十五六岁之后，方稍稍知为学之道，但杂学不专，作辍无恒。幸掌医校，撰讲义以授生徒，不容偷息，其间数载，如对原文未能充分理解、旁征博引，则临场心怯口讷，不能侃侃而谈，何以面对学生，为形势所逼，所得非浅显也。但作为教师，不仅须学问渊博，更需实践经验丰富，始能吸引生徒。在兼任广益中医院教务主任时，无问门诊、病房，从不放过实践之机会。当时广益属慈善医院，以公益捐助以维持施诊施药，服务对象是贫病交加的穷苦百姓，势必延捱到病重时节才来诊治，因其常年栉风沐雨而表实，故表散宜重；更由于其淡泊不堪而里虚，故攻下宜轻；但病延日久，势已重急，邪实正虚，利于速战，程师审时度势，以彪悍迅猛之剂，挽救许多危急重症。惜当时医案已散佚无存，仅留存三则医话：如治阳明实热用白虎汤，石膏用至四两（120克）；风火水肿用越婢汤，麻黄用至一两六钱（48克）；少阴虚寒证用四逆汤、白通汤等，附子累计用量一市斤许（约500克）。

二、由博而专

《藏心方歌诀》自序又言："自三十六岁以后乃愤发读书，颇有小就，虽薄有声名，自问实空如无物。缘昔日所学，皆浮薄而无实在也。自去年以来，乃幡然改计，却求古旧之学，不尚新奇之说。书不求多，但《内经》《伤寒》《金匮》《本经》数种已足。"当时程氏领悟宋代苏洵"二十七，始发愤"、读书过迟的故事，刻了"晚学轩"印以自勉。此余晚学之始基，亦补读一法也。是年程师又自号"补读斋"。在这一时期,程师依然保持他广涉博览的读书习惯。除《千金》《外台》《本草纲目》等鸿篇巨著作为备查之需外,其他名著及清代各家,无不泛读。每读笺批评注。这在《评注未刻本叶氏医案》《评注叶案存真》《程批伤寒论注》等书中,随处可见。但主次有别。总以《内经》《伤寒》《金匮》为之主。这是他求索十年,由专而博的一变。这一时期用药以轻清灵巧为特点。此时他自设诊所于西门路宝安坊。病家多是中、上层的富裕阶层,是不经风雨、脑满肠肥的"膏粱之体",乃表虚里实体质。用药亦因服务对象的变化而有较大的转变,才不致偾事。程氏以经方的严谨为主,配合时方的轻灵,既有其师丁甘仁的轻清平淡法,又认真学习叶天士,直探应用经方圣法之妙,又清真灵活加减变幻之美,而得其化境。均于此时通过实践而加深理解,逐步发扬,而成为上海当时颇有声望的温热、伤寒名家,但他主要的成就是对"轻以去实法"的独得之见。其用药崇尚轻灵,如麻黄仅用二三分,须用蜜炙或水炙;桂枝一分煎水炒白芍,炒后去桂枝不用;陈皮、干姜用蜜炙;半夏须竹沥制;豆蔻、缩砂用壳;川朴、佛手用花;苍术用米泔水浸;熟地须炒松或用砂仁、木香、蛤粉为拌;又常用香稻叶、野蔷薇花、枇杷叶、蚕豆花、金银花、地骨皮、生地、青蒿、藿香、白荷花、荷叶等蒸露。均所以制约辛散、苦泄、温燥、滋腻药物的偏胜,或仅取其轻清、芳香之味。他如杏、朴、苓,杏、蔻、橘、桔,蔻、杏、苡、苓、枳、桔同用,均取法于叶氏和丁氏常法。但程氏犹能擅用《内经》"三焦为决渎之官"、"上焦如羽"、"中焦如沤"、"下焦如渎"的旨意,采用开上、宣中、导下三法,可谓善学古人者。

三、由博返约,由粗入精

程师四十三岁而后,由叶氏而上溯长沙、追源《灵》《素》(程氏著有《素问类证》,仅见先生手书抄本封面,多方援求未得,殊可惜焉),复折而下,则徜徉唐宋,涵咏元明,终乃归宗于香岩。他阐扬仲景,别有神解;敷演经旨,会心不远。以其著述《书种庐伤寒六种》(此书散佚,至今无从寻见)《金匮篇解》《评注叶案存真》《未刻本叶氏医案》诸书中俯拾皆是,取《伤寒论》《藏心方》《傅青主女科》《金鉴女科心法》《沈尧封女科辑要》及《西溪书屋夜话录》等常见书籍,编成歌诀,以便自读,取其易诵易记,这是他由博返约、由粗入精、由粗入简的又一治学道路。他在遗著《金匮篇解》"中风病篇进一解"中详述其心路历程:"吾治中风之学,自觉变化较多,有时前后见解有相抵牾处,非自设矛盾也。该学而不思是则罔,思而不学则殆,每学习一本,必有所得,亦必有所感,困惑不解时必求穷思极想，所谓'穷则思，思则变，变则通'。于是豁然开朗矣。'山穷水尽疑无路，柳暗花明又一村。'此学者所最愉快之境地也，不思能得之乎？然不学之思，犹无水之源，思路易致涸竭。必须多学而济之，助其源路，添其活水，然后思路滚滚。学而有疑则思之，思而困极则学之。元代文学家、书法家鲜于枢有'困学斋'，诚得吾心也。然医者之思之学，又稍有不同。学以致用，医者之'用'，谓能愈疾病也。不能愈病，必学未到家，或用不得法；或生搬硬套，牛头不对驴嘴；或削足适履，履足未能相合；或古今人不相一；或南北气候不符。种种天时、地利、人和皆有折忤处，而强用古方以施之，是不通权变之患也。学古人而不能灵活运用之，犹自困于一家，自拘于一墟，而不能跳出框框，则思路窘狭，方法枯少矣。以我个人而言，少长就学于上海，行医于上海，上海乃东南体质，风气柔和之乡，是其局限性；老而出学四方，得闻名家之讲论，又诊治各地求治之病员，见闻较广，思路不能不活。于是，以往所悟一理，所得一法，尝沾沾自喜，时时因新病而悟新理、得新法。于是治疗中迫我放下旧法旧病，不能胶守不变，而自困于无法，故屡屡换其故步也。当学唐代温庭筠，八又手而成诗，不当束手而无法。医者若束手而不出新法，则病人岂不束手待毙乎？吾不忍也！所谓思而不学者，可以陷入此困境。吾尝自譬，因病人所迫，使我穷思困学，每得一新法，悟一新理，是乃增一知识，并非得新而忘故，或者改辙而易弦也。今因时希所问，而告之以我治学之法，时希为我志之，以告于其从学者。"程师晚年常为工农兵服务，体验到劳动人民长期因劳致虚，反复感邪，以及湿、热、瘀、滞的兼挟。由于这种虚实的夹杂，重复而又兼挟的错综纠结，使病情驳杂而又多变幻，决非一方、一法所能对付，其特异之处，又须别出心裁，标本虚实兼顾，有主有从，所以程师晚年制定了"复方多法"的治疗措施，以应无穷之变。往往一方之中，糅合温散、疏化、宣导、渗利、祛瘀、清里、扶正达邪、祛邪安正等诸般治法于一炉冶。由于善用仲景、天士用药之长，出入演化，能如天孙织绵，色彩斑斓，驱使诸药，似水乳交融。故能使表里、上下、寒热、标本并治，并取得快捷满意的效果。并使病人饮食不衰，而体力得到较早恢复，这是复方多法的善策，应是程氏晚年用药的第三变。

程师学术思想

——八叉手方成诗文

丁学屏　整理

程门雪（1902—1972）先生，为近代中医界颇负盛名的临床学家、教学家、训诂学家、书法家。他的学术思想始终是两点论的主线。他从大处着眼：中医根植于易学，《易经》太极图充分反映了"阴中有阳，阳中有阴，阴阳互根、互生、互长、相互为用"的学术思想，即两点论。程师一生，博学强记，见多识广，每读必写眉批、旁注或笺注，或评骘。这些文字记录，反映了他毕生深入钻研中医的见解、心得、体会，对中医的发展产生了重大的影响。他的一生，五十余年，孜孜以求，对中医典籍的学习、研究，经历了由浅入深、由粗及精、由专而博、由博而归于精纯的历程，在他的治学道路中，已有充分反映。这里着重介绍他的两点论的学术思想。

中医植根于易学，从羲王画卦始，太极分两仪，两仪生四象，四象演八卦。中医学说，始终不离阴阳互根、互生、互长、互用的观点。纵观程师一生，寒暑五十载，博学强记，广为涉猎，每读必作眉批、旁注，吸取精华，丰富自我，文字记录，留存于世者，多达十二种，反映了他毕生从事中医学术研究、临床、教学的心血结晶。他学术思想的核心，是一分为二的两点论，对中医学术的研究和发展产生了深远的影响，这正是我等今天编《程门雪未刊医论选集》的初衷。

一、继承发扬，去芜存菁

中医学术，广博深邃。学习中医，必须经历由浅及深、由深及广、由博大而入精微的过程。而此涉及的各个领域，必然有菁有芜，菁与芜之间，只有多少之分，而无绝对之菁芜。有可能精华的精华中，有糟粕的存在，亦有可能在糟粕的糟粕中，有精华之发现。所以在继承发扬中医的过程中，须深入研究，审慎周密，尊重客观现实。不但要继承，而且要发扬，须从撷取精华入手，来扬弃糟粕，不要妄自菲薄，菁芜不分，草率从事，贸然武断地扬弃糟粕，又不能用糟粕去治病，更难訾言继承与发扬。程师对各家学说广为吸纳，从中体味《内经》的深邃魅力。程师曾赞叹："中医一门，涉猎的知识太多，人生之精力有限，大脑的思维记忆亦难包罗万象。"程师坦言以往之主要精力，倾向于临床，是以所选择者，主要在理论之精华与切合临床实际的经验，这是他的主导思想。他认为："《内经》的基本理论，指导临床实际，每能出奇制胜。"他曾治一妇女，素体丰满，去夏沐浴时汗出淋漓，浴罢汗出当风，遂即汗出不止，恶风、胸闷、纳钝，苔薄脉濡，予黄芪、桂枝、白芍、煅龙骨、煅牡蛎、炒白术、鹿衔草、泽泻、春砂壳、陈皮、淮小麦、糯稻根须，服五剂，诸症大瘥，续服五剂，基本痊愈（此方中鹿衔草、白术、泽泻等味，即《内经》十三方之一，名麋衔白术泽泻汤，治饮酒当风，漏汗不止。屏识）。移治至此，效如桴鼓。《内经》中的七篇大论（即《天元纪大论》《五运行大论》《六微旨大论》《气交变大论》《五常政大论》《六元正纪大论》《至真要大论》。屏识）等对临床有极大的指导意义。如《六元正纪大论》中"木郁达之，火郁发之，土郁夺之，金郁泄之，水郁折之"，精彩极致。他如《痿论》《痹论》《热论》等均有很多值得研究之处。大多从临床实践经验中得来，应予深入学习。但对《内经》中的五运六气，不感兴趣。程师认为："《内经》中的运气学说，每年为寒暑燥湿太过不及（指至而未至，未至而至，至而不去，去而复来。屏识），确与吾人之生病有密切关系，但依赖子午卯酉、甲乙丙丁的轮回往复，司天在泉之推理，预测人和自然之间的关系，未免主观臆测。"程师以为，《内经》中五行学说的"亢则害，承乃制"，尤其是"制则生化"很有应用价值，对很多慢性疾病的诊治，起着主要作用。但反对滥用五行学说（如隔二、隔三之治，太过玄妙，屏识）。

程师对《难经》甚为重视，认为《难经》可以补《内经》之不足。他尝言："吾在许多地方就是服从《难经》而不问《内经》的。"他不同意《难经》是伪书的说法，指出："书是前人经验的总结，只问好与不好，无问真伪。"他崇尚《难经·十四难》"损其肺者，益其气；损其心者，调其荣卫；损其脾者，调其饮食，适其寒温；损其肝者，缓其中；损其肾者，益其精"的理论。在临床实践上，有极大的指导意义。《难经·二十二难》和《难经·三十二难》基本上解决了是动、所生病和营卫气血问题，对指导临床有积极的意义。《难经·二十二难》曰："经言脉有是动，有所生病……何也？然……气主呴之，血主濡之。气留而不行者，为气先病也；血壅而不濡者，为血后病也。故先为是动，后为所生病也。"《难经·三十二难》曰："五脏俱等，而心肺独在膈上者，何也？然，心主血，肺主气。血为荣，气为卫，相随上下，谓之荣卫，通行经络，营周于外，故令心肺在膈上也。"（丁锦《古本难经阐注》叙："《难经》者，扁鹊所著也，何为而名经，本于《内经》，故名也。《内经》，黄帝之《灵枢》《素问》也。其阐发天地阴阳五行之理、动植飞潜之性，合于五脏六腑、声色臭味之微。未病而知其病之来，已病而知其病之源。不定法故法无不神，不立方故方无不备。犹夫六经之垂于万世也。扁鹊去古未远，能彻其源委，合《灵》《素》之一十八卷，各八十一篇，批郤导窾，条分缕析，共列八十一难。亦述而不作之意也。其辞虽出于《灵》《素》，而晦者明之，繁者省之，缺者补之，复者略之，无微不彻，无义不该，故《灵》《素》而下，首推《难经》。"程师置《难经》于《内经》并驾齐驱的地位，确具远见卓识。屏识）

二、钩稽考核，笺注经典

《伤寒杂病论》一书，为东汉张机所著，历经三国争雄，魏晋纷争，兵燹乱离，竹帛几经散佚残缺，已非当时面目。西晋王叔和搜集《伤寒论》，杂病则湮没未闻也。宋时王洙于馆阁蠹简中，觅得一本全书，十六卷删节为三卷者，名《金匮玉函要略方》，其书上卷论伤寒，中论杂病，下载其方并疗妇人；以其论伤寒者多简略，但取杂病以下至服食禁忌二十五篇，二百六十五方。林亿等校理取此分为三卷，改名《金匮方论》，即今日所见之《金匮要略》。

程师自叩汪氏门墙，勤于伤寒之学，发现《伤寒论》界定六经辨证绳墨，非唯杂病辨证可取，即或温病辨证，亦可以此为依据。由于流传久远，脱漏、错杂处颇多，从学者无所适从。程师指出："书中分三种文字，一为条文清晰，辨析入微，方药次序井然，法度严谨者，为仲景原文；二为条文支离破碎，文理难明，为脱漏错杂不可卒读者，不予深究；三为四言文字，朗朗上口者，与伤寒文笔迥然有别，乃后世衍文，应予扬弃。《伤寒论》中，脱漏遗缺最多者，无过于《厥阴病篇》。"厥阴病起者四条，"消渴，气上撞心，心中疼热，饥而不欲食，食则吐蛔，下之利不止"为第一条；"厥阴中风，脉微浮为欲愈，不浮为未愈"为第二条；"厥阴病，欲解时，从丑至卯上"为第三条；"厥阴病，渴欲饮水者，少少与之愈"为第四条。程师以为，此四条中，后三条均是无关紧要之文。第一条乌梅丸证，虽属厥阴正病，亦缓而非急，殊与厥阴病至深至急之意不侔。或谓厥阴病，阴证之极，至深至急者也，其文虽缺，以意推之，四肢厥逆，烦躁吐利，脉微欲绝者，固不待言。如《少阴病篇》所收吴茱萸汤证、通脉四逆汤证是也。而今厥阴云云四章，无一及此者，其非仲景之旧可知也。又谓："《厥阴》一篇，以寒热胜复为大旨，热多厥少，厥多热少，为正邪消长，生死转换之微机。伤寒传变至少阴，至深至重，其势已穷矣。天下事剥极必复，穷极则变。故厥阴一经虽列三阴之末，而暗寓阴尽阳生之机，凶中有光明一线吉兆存焉。故恒须观其见证而分吉凶也。凡少阴病之重症，厥逆烦躁、吐利、脉微欲竭等均有之，而更见厥阴主证。厥阴肝藏也，少阴不复，进而厥阴，头摇，手足瘛疭，指蠕，舌卷囊缩兼耳聋，水浆不入，人事不识，即《内经》所云'耳聋囊缩而厥，水浆不入不知人，藏府不通而死者'是也。肝脉络阴器而主诸筋，肝虚则动风，故见囊缩头摇、手足蠕动或手足瘛疭诸坏证。见者则藏真已竭，六府不通，非药石所能挽回矣。厥阴危证，经文已缺，亦未出方。或知其不可为，故不为之欤。勉为聊尽人力之谋，则当分其阴竭阳亡或阴阳并竭而治之。至处方当不出复脉、通脉四逆二方之例。复脉救阴，通脉四逆救阳，阴阳两竭，则以二方参伍合之，若虚风动者，则吴鞠通所增三甲复脉汤、大小定风珠等方，实能补仲景之未备。勿以其后来而忽之也。"

　　《金匮》脱漏遗缺之文，不逊于《伤寒》。《金匮》第一篇中："问曰：上工治未病，何谓也？师曰：夫治未病者，见肝之病，知肝传脾，当先实脾。四季脾王不受邪，即勿补之。中工不晓相传，见肝之病，不解实脾，惟治肝也。夫肝之病，补用酸，助用焦苦，益用甘味之药调之……是其义也。"自相矛盾，且以一脏之虚，而以损益四脏之法以救之，益少损多，殊不合算；本一脏之病，无辜波及四脏，尤为非法。程师解之："仲景自序谓撰用《八十一难》，则《金匮》此条，当从《难经》为专本。今既错误，不可句读，仍当从《难经》以订正之。《难经·七十七难》曰："经言上工治未病，中工治已病者，何谓也？然，所谓治未病者，见肝之病，则知肝当传之于脾，故先实其脾气，无令得受肝之邪，故曰治未病焉。中工治已病者，见肝之病，不晓相传，但一心治肝，故曰治已病也。"程师合《金匮》《难经》而厘定之，曰："五脏虚实，治各有法，试以肝举其例。肝实脾虚，当补脾，此一法也；肝实脾气旺，惟治肝，此又一法也。肝虚肺实，当泻肺，此一法也；肝虚肺不实，惟治肝，此又一法也。五脏均以此为准，其余牵缠之说，均一扫而空之，不亦快哉！……病各有治，治有先后、逆从、胜复、标本之不同，非数言可以尽之，今述治法，不过道其大概耳。五脏虚实治法，上文已详，更进言之，则五脏各有所喜，各有所恶。所恶者受之则病，所喜者受之太过亦病，各随其欲所宜而治之，治无不愈矣。有得之情志者，则胜之以情志，如喜悦过度而癫狂者，可以恐惧之事胜之；忧思过度者，可以喜悦胜之。昔有久试不售者，一朝登第，骤闻捷报，忽而发狂，终日嬉笑无度，遍治不效。后由京南下，留滞江都。有名医治之，先开方，与之死期，继又命舆榇于舟中，为制衣服，度棺椁，务使病人见之。病人初见，不怒而思，不狂而静，卒然向问：'此为何者？'曰：'为君备后事耳，君病不可为，某名医已决言之矣。'出方与之，熟视不语，忽然大哭，而癫狂之态，一旦尽去。后为之调理乃瘥。此即《内经》喜伤心，悲胜喜。又有忧思过度而失心疯癫者，求治于浙中一老僧。僧处之寺之静室中，室外有园亭之胜，奇花异草，纷植杂陈。病者初至，终日置于花间，无所睹也。数日后，抚草拈花，稍稍悦之矣；月余之后，则终日低徊顾盼，爱不忍释。爱根一生，忧虑尽去，而数年宿恙，一旦消除矣。此亦《内经》忧伤喜胜之法也。吾乡有一病瞀者，已有三四年，盖以贸易所阅而起者。佛学家江易园先生授予《楞严》《法华》之类，晨夕课诵，一旦豁然开朗，其效固非草木药石所能拟及。吾谓草木石药，只能治七情之所生病，而不能治七情之是动，故病根终不去，欲去病根，非求之情志不可，诗人所谓'心病只须心药医，解铃还仗系铃人'者，固不二妙法也。庄、老、佛家之书，与医家有相通者，昔人已屡言之矣。不药之药，胜于万药，惜乎知者甚少耳。有得之五气者，则胜之以五气；热者，胜之以寒；寒胜者，温之以热；燥胜者，湿以濡之；湿胜者，燥以收之，风以胜之……有得之五味者，则治之以五味。譬如女子喜食酸而致经闭者，宜生姜、半夏、细辛、吴萸、肉桂之类，辛以通之，即《经》所谓'酸伤肝，辛胜酸'也；胃热口㖞，乌梅擦之即开，脾瘅口甜，乌梅、木瓜煎服即愈，即《经》所谓'甘伤脾，酸胜甘'也；服盐卤者，血液卒凝而死，急以白糖汤灌之，十愈七八，即《经》所谓'咸伤血，甘胜咸'也。此类例子俯拾皆是，《内经》于此言之最详……若能细意推求，则于治病之法，获益不少。"

上文已述及晋人王叔和搜集《伤寒论》时节，杂病已亡失不见。宋人王洙于馆阁蠹简中，仅得十六卷删节本《金匮玉函要略方》三卷，其脱漏缺失情形，不难想见。《金匮》第一篇中"上工治未病"，已难窥其原貌，程师以经论经，合《金匮》《难经》而厘定之，使脏腑虚实之治，有法可循。且以五脏喜恶所病，各随其所宜而治之，补其所未备，更有发挥者，有得之情志者，则胜之以情志以治之；得之五气者，则胜之以五气。使"上工治未病"篇名实相符焉。

《金匮》"中风历节病脉证并治"篇中，更有辕辙异途之叹。《金匮》中风病方四首：一，侯氏黑散治大风、四肢烦重、心中恶寒不足，考诸《素问·长刺节论》"病大风，骨节重，须眉堕，名曰大风"文，谓此方治麻风病；二，风引汤除热瘫痫（《外台》引崔氏，疗大人风引，少小惊痫，则所谓"风引"者，瘈疭之类也）；三，防己地黄汤治病如狂状（《千金》引徐嗣伯，谓疗风眩，即大人曰癫，小儿为痫也）；

四,头风摩散未言主治(《千金》《外台》俱疗头风头痛)。四方主疗均与中风不甚符合,后人颇多疑其非仲景方者,方症既不合,又与《伤寒》《金匮》体例(大都先述脉证,后言"某方主之"者)有所不合,故不足深论。

《金匮》原文:"夫风之为病,当半身不遂,或但臂不遂者,此为痹,脉微而数,中风使然";"寸口脉浮而紧,紧则为寒,浮则为虚,寒虚相搏,邪在皮肤;浮者血虚,络脉空虚,贼邪不泻,或左或右,邪气反缓,正气即急,正气引邪,㖞僻不遂。邪在于络,肌肤不仁;邪在于经,即重不胜;邪入于府,即不识人;邪入于藏,舌即难言,口吐涎。"程师认为,《金匮》之论中风,基于《内经》,而有所阐发。《内经》谓偏枯乃正虚邪留,《金匮》则以微数之脉应之,微者正气虚,数者邪气胜,此与《内经》之意相合,盖二者均以正虚中风为其病机也。《金匮》进而论偏枯之证,谓非伤荣血,即伤正气,故当半身不遂。其辨证则分中络、中经、中腑、中脏四法。中络者,肌肤不仁;中经者,身体偏重不遂;中腑则滞九窍而不识人;中脏则舌痹难言,唇缓吐涎。由浅入深,由轻入重,按症求病,病无遗形。《千金·诸风篇》转述岐伯四证(偏枯、风痱、风懿、风痹),均与《内经》相仿佛。以治法言之,《灵枢》治㖞僻一证,以桑钩去其风,马膏润其拘急,桂酒刺激其缓,使之收缩,纯以辛温发散为其主法(见《灵枢·经筋》:"颊筋有寒,则急引颊移口;有热则筋弛纵缓不胜收,故僻。治之以马膏,膏其急者,以白酒和桂,以涂其缓者,以桑钩钩之……"屏识)。及至《金匮》《伤寒》,则方中每于辛温发散、甘温补中内加入清热滋荣之品,可见其外风之说,虽本于《内经》,而制方已有变化。金元时期,丹溪以中证必痰涎壅塞,且患其者必体丰,体丰必多痰,故以治痰为主,但用之多不效,张石顽曾言之,信也。东垣以中证每起于中年之后,少年气盛者无此病,《内经》所谓"年四十,而阴气自半也,起居衰矣",又以中证每起于体肥之人,体肥者,阳虚气虚,而瘦人多火气盛者,难逢中风之病也。以气虚为主,风痰为标,其不能取效,与丹溪同。河间谓:"五志过极,皆从火化,将息失宜,心火暴盛,气火厥逆而上,肾阴耗衰于下,火之有余,水之不足,宜壮水制火,泻南补北,如肾阴肾阳俱不足者,则当阴阳并补。"三论之中,以此为胜。后有论著,多不出三家范围。较著者,明代如薛立斋重扶正气,助以化痰祛风,重用人参,多至数两,加入化痰祛风剂中,谓正气一旺,自能痰行风祛,中证可痊。若徒用攻劫,风痰虽除,而元真已脱,此乃一隅之获。张介宾、赵养葵二家倡导非风之说,从刘氏心火暴盛、肾阴亏耗之论而光大之,纯用壮水息火定风之法,其理论已由外风而转入内风,与河间之说相互发明。唯方药多用滋腻补剂,非特气虚痰多者有所不当，即阴虚火盛生风者，及至风火上扇之时，亦必挟痰上逆，滋腻固补，终非所宜。清代学者，虽有仍宗风自外来旧说者……而叶桂、吴瑭、章楠、雷丰诸家，尤以叶、吴二家有所阐明，取张、赵二家之长，合之河间，原于《灵》《素》，取长补短，而定育阴潜阳、平肝息风各法，用药补不尚敛，滋不取腻。如《临证指南》诸证，《温病条辨》方，斑然可考。以此为主，而外风气虚阳弱痰多者，亦间及之。主客整然，方治俯拾皆是矣。近人张伯龙氏，于中风一证，颇有心得，从《内经》"血之与气，并走于上，则为大厥"一语发挥，谓中风一证，均由阴液耗竭，气火内盛，陡然上冲，血随气上，冲击于脑，灵明失用，骤然昏仆，治法当先平上逆，逆者下则昏仆自醒，故分重镇、清滋、腻补法。先以重镇，平其逆上之气火，其用药取兼不取独，举凡金石、介类，兼收并蓄，平其冲激之势，上者下之也；次则清滋，中风虽由于上逆，然上逆之源，由于气火，而气火之来，由于阴虚，故当滋阴清火为法。中风骤发之时，必有痰涎壅塞，阴药多腻，恐其助痰增火，故取其清滋之品，生津清火，以清其气火之源。气火已清，冲激既平，当用血肉有情、重质厚味腻补之品，养阴敛阳，固精益血，以图其平。综此，《内经》以偏枯为正虚邪留，痱痹为内夺而厥，为后世外风、内风之发源。由秦汉以迄唐宋，论多侧重外风，方已兼内风之意。自金元以至明清，论虽较重内风，而治犹多偏于气、火、痰等副因。及至近代张伯龙氏，衷中参西，不囿故步，而中风之理论始得大明，治法益趋完备。医药与时代之变迁，本大有关系。《金匮》年代既湮，条文简约，方不合病，学者读之，如坠五里云雾之中。程师融古酌今，破难解惑，使中风一病，庶几脉络清楚。

约在 1936 年后，程师应何时希之请，续成《中风病篇进一解》，使证候、病机、方药，纤毫无遗，择其紧要者，笺之如下："吾尝自譬，因病人之所迫，使我穷思而困学，每得一新法，悟一新理，是乃增一知识，并非得新而忘旧，或者改辙而易弦也……吾治中风，亦曾囿于《千金》小续命麻、桂、芎、附外风旧说中，是在任广益中医院医务主任时（约 20 世纪 30 年代）有效、有不效，无《洄溪医案》徐灵胎先生所有之神奇也。以后徘徊于气、火、风、痰诸家学说之中……'火'与'痰'皆中风病必见之副因，如盲人之扪象也，所得仅为象之一体，而非全象也。究竟此'风'是何物，是为主要。内风、外风、类风、非风、真中、假中，名愈多而惑愈滋，徒乱人意耳。迨读张伯龙先生《雪雅堂医案》《类中秘旨》，又上海嘉定人张山雷寿颐之《中风斠诠》一书，于伯龙类中之说多有发明。斯时西医脑溢血学说，使人耳目一新。三者合一，从中风之多发常见而言，外风、真中之说，遂得廓而清之矣。复从《素问·六元正纪大论》'木郁之发……民病胃脘当心而痛，上支两胁，膈咽不通，食饮不下，甚则耳鸣眩转，目不识人，善暴僵仆'、《素问·生气通天论》'大怒则形气绝，而血菀于上，使人薄厥'等文字相印证，则千百年前古人早已言之；千百年后，得西医而充实证明，古为今用，洋为中用，不其明证欤。此理于我之启发甚深，颇受破惑之益。至于平肝定风之药，吾秉丁氏师法，善用介类，如珍珠母、石决、牡蛎、玳瑁、鳖甲，以及羚羊角、濂珠粉之类，比之《金匮》附方侯氏黑散、风引汤仅有牡蛎一味者为多。石类则仅用龙骨、龙齿、石膏、赭石、寒水石、磁石等，比之风引汤犹有紫石英、赤白石脂（三味稍温），滑石（患者大多已有二便失禁症状），矾石（苦涩不易入咽，入胃亦不能安，然可借以探吐）等为少。而张氏附方中所用铁精、金银二箔、黑铅等，尤非所擅，则避其所短矣。中风初发，牙关紧急，痰涎壅塞，尤氏取'开关'为第一步，实为抢救之要图，列有五方，有吞服、探吐、取嚏、揩齿（未出方，恐是乌梅擦牙古法）等法，以白矾、皂角、藜芦、瓜蒂、朱砂、巴豆等为主药。往时医生药笼中必备'通关散'用哔卟入病人鼻中，即能取嚏，能以开窍。次曰固脱，泄大邪（指外风），转大气，逐痰涎，除热风，通窍隧，灸腧穴。张氏亦有八法，开闭、固脱、潜镇肝阳、开泄痰涎、顺降气逆、培养心肝、滋填肾阴、宣通经络。其与尤氏不同之四法，潜镇即前论金石介类之治；降逆之法，甚可体会，先略言之；张氏附方为乌药顺气、八味顺气、匀气三散，药为乌药、青皮、陈皮、沉香、紫苏、桔梗之类。吾则略为桑皮、枇杷叶、苏子、杏仁、瓜蒌、贝母之属配合之，以为虽由于气逆不平，亦由于肃降之失司，降肺则治节能行，逆气可下，且制金可以平木，正《难经》法也。化痰之法，张氏列有十四方，可以俯拾皆是，取用裕如，当其紧要之时，药贵精简，咽关不利，胃受不多，窃谓竹沥、竺黄、川贝当为上选，或直用少量礞石滚痰丸。然痰涎胶固，由肝热锻炼而成，非略借温宣为反佐，恐难开而化之，则竹沥半夏、盐水橘红亦可用之。化痰与顺气二法最为相需，痰涎开，气机通，肝气可肃，则肝胆之火始能随之而下降，上下通而逆者可平也。张氏设培养心肝、滋填肾阴二法为善后，虽丹溪早已言之，然方法则较备，如王秉衡集灵膏、高鼓峰滋水清肝饮、魏玉璜一贯煎等方，有曾见于《女科玉尺》中，使阴有所滋，则阳有所附，金水能生，风火自息，杜中风复发之机，则不能不令人钦敬也。吾尝譬内风之僭升而成中风者，犹鸟雀之巢于高枝而絮聒也。羚羊、石决辈可潜镇而降之；石膏、龙胆等可苦寒以泄之；白芍、鳖甲等可清滋以柔之；地龙、牛膝等可下导以引之，然风之未升者可制，其已升者巅顶，则不能下也，其头痛、眩晕项强之象仍在也，是非假辛凉轻疏之品，以开泄其上，恐难建功。则犹兜网以捕鸟者潜镇也；谷米以诱鸟者下导也；射而去之，则开泄法也。或其议吾混内外风为一法，是不悟《内经》'在上者因而越之'一语，'越'不一定是指吐法，'泄越'、'发越'之义皆是也。至于'开泄'之法，或用藁本、防风，或用葛根、白芷，或用荆芥、防风，或用桑叶、菊花，或用天麻、钩藤，或用蔓荆、薄荷，见症于何经之部位，而用何经之'引经报使'，此本治理之必然，似非混内、外风为一谈也。固脱与潜镇二法，粗览非可同时施用者。其实大不然，闭脱二证同见（内闭、外脱，于重危急证，屡见不鲜，程师可谓远见卓识，屏识），临床上常不能以时间步骤划分者，今日犹用羚羊，明日即须参、附，近今中西医同施一病，以同一方向降血压，今日未见效者，明日即见过量，盖药须及量而生效，症亦积渐而知显，以非人谋之不臧，病情有复杂，人事有复杂，人事有刺激，症状之突变，常有匪夷逆料者。医者见微知著，见机知变，应变须捷，切莫犹豫。

吾治中风数十年，有时异旧法、悟新法而取效，有时苦思不得新法而棘手不能疗者。例如，有一门人中风极危重，法在不治中，吾用潜阳、开窍、涤痰、清气；见脱象即投参、附，竟挽其危亡，复工作数年。后又病，竟无法复救之，盖其年力、体质已不如前矣。思有穷，而病变无穷，徒然慊然而已。吾旧日同学，前、后学生辈，常有以某方治某中风，得奇效；他日治另一人，症状同而不效，来相质询其故者。余曰：地有南北，人有壮弱，或壮劳而晚逸，或昔荣而今悴，或终日在逸乐中；亦有焦思劳后，或疲于房事，或耽于酒烟炙炼，生活境遇人各不同，常有令人不可思议者。其成病之源非一日，其发病之源非一端，乃欲拘一方一法而尽治种种中风，其可能乎。集思而得多方，困学以思其理，辨证施治，灵活而运用之，实治病之金针，非老生常谈也。"

三、伤寒温热，同源异流

程师以为，《伤寒论》六经辨证是热病辨证的基石，温病在伤寒基础上有较大的发展，卫气营血辨证是六经辨证的发展与补充。在某些方面，伤寒与温病是相通的。如伤寒用石膏、黄芩、黄连清热，温病也用石膏、黄芩、黄连清热。伤寒用下法，温病也用下法，只是有轻重早晚的不同而已。温病在伤寒基础上，发展了清气的方法，如金银花、连翘、大青叶等；发展了凉营清热的方法，如鲜生地、犀角、丹皮、紫草、茅根等。伤寒谵语多用下法；温病发展了清心开窍法，如用紫雪丹、至宝丹、神犀丹一类方药，补伤寒之未逮，是十分可贵的。程师认为："伤寒温病有可分，也有不可分，从前对立的看法，不外几点：一说伤寒从表到里，邪从皮毛而入；温病之气，主要从口鼻吸入。因之，伤寒由表入里，总因表不透或失表所致；温病忌表，只宜清透。一说伤寒足经病多，温病手经病重。伤寒从表入里是横的，分表里、半表里；温病从口鼻吸入是竖的，分上、中、下三焦。在理论上是有区别的，但临床实际而言，麻黄汤中就有麻黄、杏仁，麻黄、杏仁原本属手太阴肺经之药，伤寒注重调和营卫，调和营卫应指上焦，转阳明则又属中焦，转三阴又归属下焦矣。温病用栀豉白虎汤，就是伤寒太阳阳明法治。能有多少区别呢，区别的是温病补充了伤寒不足的许多方法，这是人们对热病认识的进一步深化与提高。进而言之，吾认为寒温二气的不同是应予注意的，寒伤阳，所以刻刻顾其阳气，如四逆、白通辈；热伤阴，所以温病处处留意津液，救阴分甘寒生津，重在肺胃，沙参麦冬汤、叶氏养胃汤之属；咸寒救液，重在肝肾，三甲复脉汤、大小定风珠，补伤寒之未逮。"程师以为："伤寒热化迟而变化少，温病热化速而变化多。""一病之来，既不可能肯定是伤寒或是温病，见热化速而伤阴的，必须从温病学说考虑伤阴；热化迟而后见虚寒症状的，必须从伤寒学说考虑伤阳，方随证转，灵活运用。从临床实践而言，确实如此。所以从原则上而言，应当分，分得愈细愈好；从实践而言，不必分，而且愈灵活愈好。"

四、破门户之见，取各家之长

程门雪先生的学术思想，一贯以两点论为主旨。如《近代中医流派经验选集》序言所云："推源中医各家流派，起于宋金，盛于元明，四大家而后，代有传人，各承家学，续有发明，不断推动中医学术的进步，应予肯定；但从另一方面着眼，各拘门户之见，入主出奴，使后之从学者，信此蔑彼，产生负面影响，造成了学术上的片面性与局限性。从实而言，各家学派，各有其所长，既有所长，必有所短，这是客观现实的存在；再者，各家所长，也必有其一定的适应范围，适应于此者，不一定能适应于彼，这又是客观存在的事实。因之，必须吸取各家之所长，掌握其适应范围，取其精华，融一炉冶，使中医的理论，不断充实丰富，更有助于中医效验之丰富与提高。"据中医史籍所载，刘、张、朱、李自为其说，别树一帜，光大发扬。如刘河间从"五志过极，皆从火化"，水亏火炎，引动肝风，痰涎随之，而病中风，为中风内风学说之张本，病阴阳两虚者，制地黄饮子方治，清上实下，标本同治，开中风一大法门；刘氏好用寒凉，素体脾胃虚弱者，非其所宜。李杲创饥饱劳役、脾胃乃伤一说，发明甘温补脾、益气升陷之法，组合补中益气汤方，为脾土怯弱、中气下陷者，别树一帜，亦为甘温除大热之始作俑者，但于阴虚阳亢、气火升浮者，即非所宜。朱震亨发扬"阳常有余，阴常不足"理论，既为业儿科者所喜取用（又切合现今社会，心理负荷过重，生活节奏快捷之白领群体之体质禀赋。屏识）；其创制之大补阴丸、健步虎潜丸等方，为阴虚内热者立一法程，尤为近人所取用，但亦非脾胃薄弱者所宜。张从正之学识，以为四大家之首；他一生善用汗、吐、下三法，体气壮实者效可立见，素体柔弱者，即非其宜。故程师告诫："既有所长，必有所短。善学者，取其所长，避其所短，即为度世金针。"明代赵养葵光大《难经》"左为肾，右为命门"之说，发扬《内经》"七节之旁，中有小心"经义，发明命门之火，乃生命之本，此火一衰，神机化灭，力主温补命门之火，以六味地黄丸、肾气丸主治百病，未免失之偏颇。张景岳发扬《内经》"阳气者，若天与日，失其所则折寿而不彰"的主导思想，著《大宝论》，发扬阳气为生命之源、为人生之大宝，制右归汤、丸温补人身阳气，于阴虚火旺体质、素禀痰火内盛者，均非所宜矣。缪仲淳发明内虚暗风之说，为中风之病机，切中要害，奠定内风学说之基石。缪氏于血症治法，创导"宜降气不宜降火，宜养肝不宜伐肝，宜行血不宜止血"三法，为止血不留瘀之善策，厥功多多。若果心肝火炽，激动阳络而吐血、咯血、衄血者，则苦寒之剂亦所当必需，勿为缪氏之说所惑焉。吴又可（有性）于崇祯十四年（1641）遇南北直隶、山东、浙江大疫，见以伤寒法治之不效，乃天气间别有一种戾气所感，于1642年著《温疫论》一书，发明瘟疫之因，由无形之戾气，从口鼻吸入致病，用达原饮（槟榔二钱，厚朴一钱，草果仁五分，知母一钱，芍药一钱，黄芩一钱，甘草五分）、三消饮（槟榔、草果、厚朴、白芍、甘草、知母、黄芩、大黄、葛根、羌活、柴胡，姜、枣煎服）以治，使瘟疫一证，规矩绳墨分明，开我国传染病学之先河。清乾隆（1736—1795）年间，余师愚旅居安徽桐城，以其父患时疫，为群医误治而亡，奔丧归里，检视所用者，皆治伤寒方剂；其时桐城疫证流行，死者无数，认为病由温热，投石膏重剂辄效；后数年，至京师，感暑疫病流行，医者治以张景岳之温运法多死，间有用吴又可之达原法者，亦不尽验。余氏以大剂石膏治之辄愈，踵其法者活人无数；1794年著《疫疹一得》两卷，创用清瘟败毒饮（生石膏大剂六两至八两、中剂二两至四两、小剂八钱至一两二钱，小生地大剂三钱至四钱、中剂三钱至五钱、小剂二钱至四钱，乌犀角大剂六钱至八钱、中剂三钱至五钱、小剂二钱至四钱，栀子、桔梗、黄芩、知母、赤芍、连翘、甘草、丹皮、鲜竹叶各适量。先煎石膏数十沸，后下诸药，犀角磨汁和服），治瘟疫气血两燔之证，临床应用，卓有成效。清人王学权谓："吴又可治疫主大黄，盖所论湿温为病，湿为地气，即仲景所云浊邪中下之疫；浊邪乃有形之湿秽，故宜下不宜清。余师愚治疫主石膏，盖所论者暑热为病，暑为天气，即仲景所云清邪中上之疫；清邪乃无形之燥火，故宜清不宜下。二公皆具卓识，可为治疫两大法门。"清代温热学派崛起，叶天士《温热论》《三时伏气篇》、薛生白《湿热条辨》争鸣在前，吴鞠通《温病条辨》、王孟英《温热经纬》辉映在后，卫气营血、三焦辨证如长江后浪追逐前浪，为伤寒六经辨证之后劲焉。

伤寒、温热之争，始于清代，争如诉讼，自命长沙学派者，恣意诋毁天士，不知天士于仲景圣法，应用尤熟，不读《临证指南医案》者，焉知叶氏为直探仲景骊珠第一人。温热学派发端于《内经·热论》"今夫热病者，皆伤寒之类也"、《难经》"伤寒有五：有伤寒，有中风，有暑病，有热病，有湿温"、《伤寒论》六经辨证，实肇始于《内经·热论》，不读《内》《难》《伤寒》之书，焉知伤寒、温热，实同源而异流，温病卫气营血辨证是伤寒六经辨证的发展，温病学说在很大程度上发展了伤寒学说，如温病清气学说，善用金银花、连翘、大青叶，清营学说之用犀角、生地、丹皮等等。热病之来，发生于顷俄之间，病之初始，很难判断其为伤寒，抑或温热，只能在疾病的发生过程中，仔细辨识，发病急骤，瞬息传变，劫津伤液者为温病；发病虽急，发展缓慢，始终在一经不移，易于耗气伤阳者为伤寒。后人不读经典，无怪乎喋喋不休如梦呓矣。

程师曾有"不薄今人厚古人"的诗句，意为既不厚古倭古，也不轻视今人。他对上海前辈名医朱广鸿（1873—1950）（江苏江阴人，八世工医，十四岁随父侍诊，二十八岁行医乡间，后移于上海，擅长内、妇科，于杂病调理尤具心得。临证不拘经方、时方，善于辛苦通降，运化中焦，求诊者甚众，遗有医案稿。屏识）、夏应堂（1871—1936）（江苏江都人，行医于上海，好诗文，工书法。早年从许菊泉学医，学宗经典而不汲左。博采众说，倾心于叶天士、薛生白、王孟英诸家学说。行医四十五年，疗效卓著，与丁甘仁齐名，曾鼎力相助丁甘仁创办上海中医专门学校，晚年曾被推举为上海中国医学院董事长。用药以轻灵见长，处方精要平稳，恰到好处。善辨温病高热证候之轻重顺逆，疗湿温要在一个"守"字，症不变，法亦不变；内伤杂病，注重肝胃调治，推重王孟英"肺主一身之表，肝主一身之里，五气之感皆从肺入，七情之病必由肝起"之论，并重"百病以胃气为本"之经旨。屏识）、王仲奇（1881—1945）（名金杰，晚号懒翁。安徽歙县人，其曾祖学健、父养涵为新安医家名家。幼承先人之教，博采诸家之长,其学远宗仲景,近效程杏轩,清人吴谦著作用力尤勤。二十二岁悬壶乡里,以擅治温热著称,后迁居上海,以擅长调理驰誉沪上。主张治病之道,要在洞明阴阳,用药之要,以酌盈济虚,补弊救偏,处方则时方、经方并蓄,博采诸家之长。辨证处方,每取针对疾病主因药物,或以单方参入复方,每收良效。治内伤杂病,注重脾胃肾气。尤以调气行血,斡旋升降为主旨。又重视问诊,乐为病人释疑解难。其手书方笺,字迹挺秀,为病家珍藏。其学识渊博,备受同道襃扬,私淑其学者甚众,在新安、上海颇有声望。有《王仲奇医案》传世。屏识),对同时医界同仁如刘民叔、祝味菊、徐小圃、叶熙春等,推重尤加。在程师主政上海中医学院期间,曾举办近代中医流派经验报告十一期,发扬了江浙上海名家张骧云、王仲奇、丁甘仁、夏应堂、陈筱宝、朱南山、徐小圃、奚泳裳、费绳甫、范文甫、恽铁樵等的流派特色,开学术争鸣之风,好评如潮,嘉惠后学不浅。其中有伤寒派、温热派,有以轻灵取胜,有以绵密见长,或尚温热,或宗寒凉,各有师承,各有发挥,旗帜鲜明,论据充足,对于上海中医的学术争鸣,起了一定的鼓动作用。

五、以案为鉴,开阔思路

程师一生,博览群书,为增广学殖,不遗余力,尤喜读历代名人医案,兴致所至,辄作眉批,旁注于其间,尝读《未刻本叶氏医案》原抄本,得以亲见,批揽之余,作校读记其后,节录其精粹极致段落,可见其研究之深厚:

此案舍末后附载一案是连方外,其余均系按日抄录门诊方,未曾经过修饰整理者,真可靠之叶氏医案也。惟不载姓氏及复诊、三四诊等等,漫无分别,使学人无从稽考,是大损失处。其中案语有极简者只一二字,且甚多……然以理推之,恐必是复诊或再三诊之类,其始诊必不如斯简略耳。此等案,人以为无可取,余仍珍视之者,良以药推证,亦得六七,且配合之美,同一可研味,故不废也。中间夏秋暑病利咳嗽方最多,其余则调理虚损杂病间见,似是一年中所录,方重出者不少,其相类者尤多。大概普通病症,均有一定标准,主药数味不甚换,其换者一二味耳。虽方套法,却堪玩味,聚而玩之,制方选药,因症转移之理,十得八九,且其选药味至精湛,一味之换,深意存焉。六味之中,涵咏不尽,每含古昔名方数种为一炉冶,加减变化之美,从来所无,清真灵活……令人意远。余读其案方结构之美,则则有味,最为相契。平生心折,实缘于此,非徒然也……此集按方之佳处,正在相类方多,可资研究……天士未刊医案,极难获得，此编真而且多如是，其宝贵焉可以言语尽哉，自庆福缘，故记于此。一九四四年九月二十一日书种室灯下书。程门雪。

程师既皈崇叶氏，临证治病，又擅长伤寒温热，诊余闲暇，热衷于各种版本的叶天士医案的研习（《临证指南医案》《未刻本叶氏医案》《叶案存真》《叶天士晚年方案》）。于《评注叶案存真》一书，程师采用的为周学海评本。周学海为清光绪十八年（1892）进士，授内阁中书，官至浙江候补道，宦游江淮间，费时二十年，汇刻《周氏医学丛书》三集，共收医集三十二种。试想一位涉足儒林的官绅，又忙于著书立说，何来闲暇涉足临床实际，故程师骘评周评总是理想，訾尚空谈，不知医者辨证之苦，用药之难。《评注叶案存真》编入《程门雪未刊医论选集》中，不再赘述。程师对青浦重固何书田、何鸿舫两先生的医德诗文，倾心已久，尝比之晋代王氏羲献父子，愿尽得其书而读之。癸酉年（1933）仲夏，何时希拜入程师门雪门下为弟子，即以借读两著作为言。师每读一书，常加以批注，即如《竹箭山人医案草记》（一、二卷），抄者何九恩（名履享，系何时希曾叔祖）书法钟王，师极赞赏，每谓笔致秀朗，而骨肉润腴，比明代祝允明另有一种风神，故批读尤细；对第六卷（为裴士、何犀白、何时希叔祖所抄），师耳其名，亦谓书法以得钟王规矩，但行草无功夫耳。时希先生自 1956 年以后，任职中央卫生部中医研究院，以访旧书之便，得与装书工老魏师傅相捻，遂以所藏残破者悉付裱治，补残修破用宣纸及罗纹纸，金镶玉式修补，装成六十余册，函以四合布套十余。其间又承顾坤一前辈及耿鉴庭兄助其披补，乃成今日之面貌。师每开会来京，必有借观，重加题咏，欢喜赞叹，莫可名状。于《何鸿舫老先生手书方笺册》尤为一咏三叹，有爱不释手之慨。

《竹箭山人医案》程师批注有数十处，何时希择其紧要者摘出以提撕之：

（1）肿胀门有一例，他药用量皆轻，独青皮用至三钱。师以为一药独出，轻药重用，意义可取。

（2）阴虚之症，用龟、地、萸等大量阴药，而忽有数分熟附，以为纯阴无阳，从何而化，此熟附即有化阳之意，其法甚巧，其理极道，再三赞赏。

（3）呕吐门程师提出了自己的经验，如薤白气恶，能作吐，蒌仁有油，胃弱者亦能致恶。评注可谓细致。

（4）水不涵肝，肝火上扇一案，用附子、鹿角而得效。此传抄之误。

（5）虚劳症舌干缩而滑，治宜温补一案，程师提出此滑字极重要，乃可以温补之凭证。

（6）阳虚盗汗而治手太阴一案，指出卫气亏虚，肺者温分肉而卫皮毛也。

（7）吐血金水两亏一例，用药取六味去丹、泽之泻，异功去白术之壅，合生脉及人参应梦散成方，以为选药极精细可法。真具画龙点睛之妙。

（8）举动喘息之脱肛，用补中益气，指出不动则不喘，可见喘息不甚，故可升提中气。又以为喘息者升麻须慎。

总之，程师对何书田先生用药轻灵活泼，特加欣赏。这可谓惺惺相惜，英雄所见略同。盖程师瓣香叶天士，也是以轻灵见长，为世人所称道。所以程师尝以何书田与王旭高、吴鞠通、王孟英四人，同列叶天士一派，所谓芝兰同气。

在何时希著的《何书田年谱》中，有程师序、跋两篇，反映了近代名医对前辈名医的钦敬之情。

序：青浦何书田先生。嘉、道间名医也。余自废学研医后，读对山《墨余录》所记之徐何辨证之文，每心仪其人。自其嫡孙时希仁弟来游，乃得饱读其遗著。始知先生不但精于医，且精于诗文，当时以医道受知于林文忠公少穆，互相唱和，少穆赠联有"幹山编集老诗豪"之句，流传医林，为时所羡。所著《幹山草堂诗集》，遍经同时诸名辈品题，倾倒不置，短幅长笺，各极其妙，丹黄翠墨，灿然可观。其中如改玉壶、王椒畦、王铁夫、赵晓山诸公，均系一时名宿。定庵一跋尤为可珍，如此狂才，亦加赞许，足见先生学问之深邃，名医必然饱学，断无俭腹名家也。三复斯册，前辈风流遗韵，如在目前，叹赏之余，书以志感。又时希欲撰《何书田年谱》，愿早见厥成，并以此序其首云。丙子（一九三六年）春二月皖南程门雪书于海上寄庐。

跋：后二十六年，余来北京出席人代会议，就时希重读是册，并其所撰《医家何书田年谱》稿本，觉前辈风仪，跃然在目。不禁欣羡书田先生于医事繁忙之余，犹能以诗文书画结交当世名家，如山舟、述庵、频伽、苣孙、广穆、宅庵、玉壶诸公，以增广其学殖，陶冶其性情，抒发其议论，而开拓其胸襟。所著《救迷良方》《东南水利》两书，尤为关心人民健康，留心国民经济之见端，不能仅以名医目之也。因书于《年谱》之后，以志我之钦佩。匆中不暇多所论述，时希谅之。壬寅（一九六二年）春三月程门雪跋。

程师一生，广揽博采，勤于实践，体会深切。尝谓："吾看古人医案，有许多特殊的治法，启人思路，教人法程，最感兴趣。临床遇到疑难证候，思路枯竭，束手无策时，可从前人医案中寻找源头活水。"吾曾治二例类似膈证的病人，一因忧郁气结所致，胸闷作痛，时时噫嗳，便秘不通，脉沉弦涩，用《医学心悟》启膈散,见好不愈,用人乳磨沉香加入前方而瘥,即乳金丹法也。一是食入中脘刺痛,饮热汤痛甚,呕吐不能纳食,脉沉弦、涩而不流利,始用启膈散不效,四磨饮亦不效,易辙从瘀热着想,用韭汁牛乳饮加桃仁、丹参、郁金等少效不瘥。适阅《医醇賸义》,见费氏批判云岐子治膈九方,动辄脑、麝、硝、黄、皂角,非开透,即劫夺,奄奄将毙之人,能堪此乎;见其《关格门》诸方中,有四方均有麝香,遂联想叶天士《临证指南医案》治血淋用虎杖散有效,即虎杖草、麝香二味,彼而有效,此亦或然。遂加麝香一厘冲服,果然效果显著,渐渐向愈。"遇到此类屡治不效的病例,如无前人医案的借鉴,很易陷入见浅识寡、束手无策之窘境。程师以为,亦须选择审慎为上,某些自编的医案,尽说好的,值得怀疑;别人编的,未经选择的医案,反而能真实反映问题的实质。如《王旭高医案》(方耕霞编)就很好,叶天士《临证指南医案》(华云岫编)、《未刻本叶氏医案》(周显仲升集)、《叶天士真本医案》、《叶天士晚年方案》等更好,若非刻苦勉力,很难得其真髓。《柳选四家医案》不俗,但难学与叶氏医案等同,《王孟英医案》比较灵活,《吴鞠通医案》比较着实,《寓意草》广广思路可以,但不要迷信。

六、崇经方法度,学时方空灵

程师十六七来沪,拜在蜚声沪渎的经方大家汪莲石门下。汪氏从事医局十余年,治愈数千百人,皆为知己所敦请,从未悬市招行道,以擅用经方大剂,屡起沉疴,而驰名海上,有"神医"之誉。程师聪慧颖悟,颇受汪氏青睐。汪年甫七十,诊务繁忙,力不暇顾,荐程氏于时负盛名的丁甘仁;丁从孟河名医马培之游,得马氏内、外、喉科真传,又寓吴门多年,素谙轻灵之法。程师从经方出,复从时方入,深谙经方法度,得《伤寒》真谛,以为《伤寒论》太阳病篇,以桂枝为主药,表虚配芍药以为桂枝汤方;表实配麻黄以为麻黄汤方;表里俱实配麻黄、石膏,而成大青龙汤方法;太阳犯本,水蓄膀胱,配茯苓而成五苓散;蓄血回肠,配桃仁而成桃核承气汤。于仲景经方圣法,游刃有余。又谓:经方法度严谨,组合之巧,无与伦比,往往一味之易,旌旗色变,如麻黄汤中之桂枝,易以石膏,名麻杏石甘汤,变辛温宣肺而为辛凉泄卫,前者治风寒束肺、发热无汗、痰鸣喘吼,后者治麻疹邪不透达、痰热内陷、汗出而喘、鼻翼扇动,证因既异,治不同法,而效如桴应,令人叹服。又如《伤寒论》中小陷胸汤治邪热内陷之结胸证,《金匮要略》中栝楼薤白半夏汤治痰踞胸膈之胸痹证,黄连、薤白一味之易,寒温异途,证情迥异,方义亦判然有别焉。又如《伤寒论》阳明病篇,大承气汤方:芒硝、大黄咸苦达下，厚朴、枳实辛苦泄降，急下存津，治阳明病府热结实证，攻逐推荡，利在速效；调谓承气汤中，去厚朴、枳实之泄降，加甘草之补中缓急，治高年津血枯少，或体虚病实之人，不胜峻利克伐者，意在缓图，其进退严谨若斯，可取法焉。

唐宋去汉未远，是经方、时方演变交替阶段。读程门雪《效方歌诀》录治咳十法，见《外台》方二首。一，苏子煎法：治上气咳嗽，生姜汁、生地汁、白蜜、杏仁各一升，捣苏子，以生地汁、姜汁浇之，以绢绞取汁，更捣，以汁浇之，绞令味尽，去渣，往来六七度，令味尽，去渣，纳蜜令和，置瓦器中，于汤上煎之，令如饴，每服六寸匕，日三夜一，此治久咳。程师析其意，苏、杏降逆气以治咳，生姜辛开以散邪，白蜜甜润以养肺，生地汁最妙，可以制生姜之过、减生姜之辛，而成生姜之功也。二，杏仁煎法，主气嗽。杏仁（去皮尖）一斤，糖（须是饴糖）、酥、生姜汁各一合，蜜五合，贝母（另研末）八合，苏子一升（水研，绞汁七合）。右七味，先捣杏仁如泥，纳后六味，合煎如饴糖。取如枣大含咽之，日三。但嗽发，细细含之。程师谓此二方用意相似，止咳均取润肺，佳法也。上方之生地汁意尤周密，分量配合则以此方为好。二方均以散邪降逆润肺为用，选药简洁，修治精致，犹有汉代经方绪余。

时方之变幻，如行云流水，杳无痕迹。正如温病从伤寒发展而来相仿佛，时方从经方衍生演化而来，随着温热学派的崛起，时方亦应运而生。温病初起，取辛散与清热同治，如叶氏荷杏石甘汤、桑杏石甘汤、银翘散、桑菊饮，吴鞠通银翘透疹汤（金银花、连翘、薄荷、荆芥、牛蒡子、大青叶、紫草、鲜生地、丹皮、桔梗、甘草），石市南加减银翘散（木贼草、牛蒡子、金银花、连翘、杏仁、川贝、紫草、丹皮、鲜竹叶、瓜蒌皮）等，皆效法于叶天士"透风于热外"之旨意，用治风温、春温等证，效如桴应。暑为火热之气，原无形质，天之热气下，地之湿气上，人在气交之中，未免三焦翕受，头胀身热，汗出溺赤，口干唇燥，苔薄白而燥，脉浮数，按之濡。叶氏薷杏汤：西香薷八分、杏仁一钱五分、连翘三钱、益元散三钱（荷叶包）、鲜竹叶三钱、西瓜翠衣一两、银花露二两（冲），此辛凉涤暑、轻宣肺气之法，合《内经》"因于暑，汗出而散"之旨，治暑月冒风咳嗽，取效尤捷。盖《内经》"上者上之"，徐之才"轻可去实"法也。因暑月酷热难耐，乘凉饮冷，感受寒凉者，当取《局方》香薷饮。香薷辛温散寒，发越阳气；厚朴苦温化湿；扁豆甘淡，和中行水。此治暑月感寒证，不应以暑病目之。至暑温重症，来势凶猛，往往卫气交并，气血两燔，壮热神昏，角弓反张，惊厥动风，亟需大剂清瘟败毒饮[生石膏六两，水生地六钱，乌犀角一钱（磨汁兑入），焦山栀三钱，丹皮二钱，生甘草一钱]频频灌服,紫雪丹一粒(化开,取五分)与止痉散(全蝎、蜈蚣等分)五分灌服,可挽危殆于顷俄。暑热伤气,液为汗耗,倦怠乏力,恹恹思睡,苔光脉濡者,王氏清暑益气汤,益气生津,轻清暑热,最为对证。夏秋之交,最多湿温病证,湿温初起,湿郁上焦,选六味葱豉汤(淡豆豉一钱五分,鲜葱白二茎,光杏仁二钱,广橘红八分,苦桔梗一钱,苏梗一钱五分)加川朴花一钱、杜藿香一钱,取味辛质轻之品,开湿于上,亦上者上之法也。湿温一病,始终在气分留连,湿热未混合之时,湿是湿,热是热,苔黄薄腻分明,湿重于热者,三仁汤、黄芩滑石汤,相宜而用;热重于湿者,但取苍术白虎汤、碧玉散复合。暑湿热逗留在气分者,汗出而热不退,身热晨减暮剧,用辛芳、苦泄、淡渗之法,如藿朴夏苓汤合甘露消毒丹,上下分消,亦叶香岩"渗湿于热下"之意。湿热混合之时,则湿中有热,热中有湿,难解难分,用王氏连朴饮,豆豉配山栀,轻清透邪,清宣郁热;黄连配半夏,苦辛通降,化湿清热;厚朴配芦根,苦温燥湿、甘寒清热并用,犹苍术白虎汤中,石膏、苍术同用相仿佛;石菖蒲芳香化浊。全方主旨在轻清透邪,苦辛通降,燥湿清热,于湿温邪在气分、湿热并重、久久缠绵者,最为合拍。温病学派发明大清气热、凉营泄热、清心开窍、滋液息风、甘寒生津、咸寒救液等法,补伤寒之未逮,是对热病治疗的一大发明。大清气热之法,实寻源于《千金》石膏大清汤[石膏八两(碎),前胡、栀子仁、知母各四两,大青、黄芩各三两,葱白一升(切)];方中葱白、前胡辛以散邪,山栀、石膏、大青、黄芩、知母大清气热,为后世温热学派大清气热之滥觞。凉营泄热用《千金》犀角地黄汤、吴氏犀地桑丹汤,效可立见;温邪入营,心包络闭,《局方》牛黄清心丸、紫雪丹清心开窍,力挽危局;温邪入营,每易兼夹痰浊,外邪一陷,里络就闭,至宝丹芳透包络,屡建奇功。温热暑湿诸证,最易耗津伤液,甘寒生津,用沙参麦冬汤、叶氏养胃汤、顾氏八汁饮;咸寒救液,用加减复脉汤、阿胶鸡子黄汤;液亏风动,手指蠕动,四肢搐溺,用《温病条辨》之大小定风珠、三甲复脉汤,补伤寒之未逮,为温热学派之殊勋。可见热病治疗之发展犹长江之后浪推逐前浪,岂能以经方、时方所界划哉。愿以程师之名言"名医必然饱学,断无俭腹之名家"以自勉,亦告诫后之从学者!

七、复方多法,因病而施

程师十七岁负笈沪渎,拜入皖南名医汪莲石门墙。汪为经方大家,汪年事已高,诊务繁忙,力不暇顾,遂荐程师于已负盛名的孟河名医丁甘仁,深为丁氏器重，以优异成绩毕业于上海中医专门学校，留校任《金匮》课，任教务长及沪南广益中医院医务主任，为丁氏学派得力传人。程师学医于上海，任教、行医于上海，上海地处东南，乃风气柔和之乡，用药以清灵见长，处方特点以简洁、轻巧、灵动著称，讲究配伍。简洁是指药物作用的选炼功夫，如在温肾药中，分成两类，一类是温而兼散，如附子、肉桂、胡芦巴等，三药之中，又有区别：附子温阳散寒，走而不守；肉桂温阳达下，以助气化；胡芦巴温阳而祛寒湿。一类是温而兼补，如巴戟、苁蓉、仙茅、枸杞、锁阳、补骨脂等药，此六者又有刚柔之分，巴戟、仙茅、补骨脂用偏于刚，运用于肾阳虚而便溏患者；苁蓉、锁阳、枸杞用偏于柔，运用于肾阳虚而兼便难患者。正由于他对药性深入细致的认识，故方药之配伍能臻于简洁之上乘。轻巧是指病机与用药的紧密恰当。如程师善用清扬或淡渗之法，达到"透风于热外，淡渗于热下"之效验。灵动，是指用药不落呆滞，如厚味填补，必佐行气之品，或取重药轻投（如熟地切丝，以沸水数沸，弃熟地不用），即辛而能润，甘而不滞，湿困而用芳香宣化，瘀阻用破血行气，或反佐以达病所（如黄柏、知母，用肉桂反佐，使药力直达下焦），极尽灵动之能事。至于配伍之妙，如酸甘化阴，酸苦伐肝，辛苦开泄，咸寒达下，辛苦泄降，清滋与芳香相伍，苦寒同甘温合用，疏肝必理脾胃，养肝必顾心肾，补阴常兼益气，温阳稍加养阴，凡此种种，皆程师所擅长者也。程师老而出学四方，得闻各家讲论，又应诊各地求治之患者，见闻既广，思路亦随之开阔，时时因新病而悟新理、得新法，故屡屡换其故步也。程师自譬："因病人之所迫，使我穷思而困学，每得一新法，悟一新理而增一新知。"程师晚年，深入工厂、农村、部队等基层，常为工农兵群众服务，体验到从事体力劳动者，长期因劳致虚，易反复感邪，且有湿、热、瘀、滞的兼挟。由于此类患者虚实夹杂，而又有兼挟的错综纠结，使病情驳杂而多变幻，决非一方、一法所能应对，其特异之病证，又须别出心裁，标本虚实兼顾，必须有主有从，所以程师晚年制定了"复方多法"的治疗措施，以应无穷之变。是以一方之中，糅合温散、疏化、宣导、渗利、祛瘀、清里、扶正达邪、祛邪安正等多种法则，熔多种古昔名方于一炉冶。对于真正顽固的复杂重症，一切可用之方药，均已应用殆遍，难获寸效，实不能不改辕易辙，另谋出路。历来所见各地各家用方，每有数十味之多，初看颇不习惯，细思之，亦实有苦衷，所谓不得已而为之者也。且其用亦有效验，出于常例之外，因思昔人论本草引经文"五味入胃，每归其所喜攻"一语。果如所说，则寒热温凉，攻补，气血，升降，各行其道，亦大有可能。复杂之症，复杂之治，亦是一法。程师对处方用量，反对过重，而主张轻灵，尝言"对处方的分量，当如东垣法，宜轻不宜重，每味数分至一二钱而效。药物的作用，是引导，是调整，是流通，所谓'四两能拨千斤'是也"。譬如现在热病常用的至宝、紫雪、玉雪等丹丸，不是仅用数分而效验显著耶？以此例，即知用药过重完全是浪费，适量取效，既可保护药物资源，又可减轻病人负担，岂不快哉！

八、功成于勤，而巧于思

程师尝谓："为医之道，首须明理，临证识病，务求其因，而审因施治，讲究立法选方，配伍精当，而用量轻重，因时因地因人而异。且病无常形，须知常达变，只有知其变，才能应其变，而应变尤须见微知殊，不能坐失良机。"程师临证，每能依据疾病些微先兆，事先堵防，而临变又能果断处理，不稍犹豫，若非学识经验臻于上乘，焉能达如此境界。程师常言："医者不但要知常，贵在知变。变化之来，又须临事不慌，指挥若定，才能应变和定变。"所以他鼓励从学者多读书，今日读此，虽觉无用武之地，他日遇见此症，则灵感自来。"非烂熟于胸中，安能应变于顷俄。"其谆谆告嘱之心，真是至理名言。作为一位医生，要达到此种境界，决不是三年五载刻苦可以成就的。一是靠临证的千锤百炼，二是必须熟读经书典籍。《内经》是百典之祖，辨证识病，立法配伍，莫不仰赖于斯。《伤寒》奠定了六经辨证的基础，其中有三类文字：其一是总结临床证治规律的，如六经辨证总纲和主要方证的条文，具有普遍的指导意义，必须掌握；其二是对个别经验的文字论述，如原书 29 条、30 条关于阳旦、四逆、脚挛急、谵语同时并见者，对此要与第一类文字区别对待，要通过临床去验证；其三是四言韵文或文字，如"微数之脉，慎不可灸，因火为邪，则为烦逆"等，与全书朴实无华的叙述风格不同，可能为后人加入，不可误认为仲景原文而等量齐观。程师强调，研究仲景著述，首先要读白文，仔细反复通读，将其中相关条文，上下贯穿，对方证归类对比，综合分析，注意药物加减变化，自能逐渐领会其辨证论治规律。《金匮》又是杂病方证药法的规律，但亦存在着有菁有芜之缺憾，详《水气病篇》论脉二条自见分晓，书中四言韵文，不可深究，与《伤寒》同。《水气病脉证并治第十四》，其论脉者二条，一为"寸口脉浮而迟，浮脉则热，迟脉则潜，热潜相搏，名曰沉。趺阳脉浮而数，浮脉则热，数脉即止，热止相搏，名曰伏。沉伏相搏，名曰水。沉则脉络虚，伏则小便难，虚难相搏，水走皮肤，即为水矣"，违反医理脉学揆度，程师直言该条文为不可解（省却学者目力神思，幸甚！屏识）。另一条载:"寸口脉沉而迟,沉则为水,迟则为寒,水寒相搏。趺阳脉伏,水谷不化,脾气衰则鹜溏,胃气衰则身肿。少阳脉卑,少阴脉细,男子则小便不利,妇人则经水不通。经为血,血不利则为水,名曰血分。"此条文大部分能指导实践,只有"少阳脉卑"不可解,大部分是好的。故程师常谓:"大匠能予人规矩,不能予人以巧。""熟能生巧,熟读深思,巧妙自生,功夫是自己切实地去做,别人是替代不了的,没有任何侥幸取巧的捷径可走。"程师在《内经》《伤寒》《金匮》等经典上下过苦功,但对书中的缺、误、舛、讹等内容,从无随文敷衍、曲为解说,而是从临证实际出发,采取以经证经,从《千金》《外台》等古文献中旁征博引、实事求是地加以诠释,这在《金匮篇解》《书种室歌诀二种》中屡屡可见。程师一生,广征博取,每读必做眉批、旁注,根据书的实际效果与应用价值,以判定其是非,而不是一味盲从,如他对《内经》中的五运六气学说,作出客观的评价。每年的寒暑燥湿太过不及(《素问·六微旨大论》:"岐伯曰:至而至者和;至而不至,来气不及也;未至而至,来气有余也。"屏识),确与人们的发病有密切的关系,但依靠子午卯酉、甲乙丙丁来分配五运六气,对人与自然关系是有距离的。《素问·六元正纪大论》"木郁达之,火郁发之,土郁夺之,金郁泄之,水郁折之",对临床实践有很大的指导意义(如《素问·六微旨大论》:"水位之下,土气承之。"临证实际中,用崇土制水法则治水肿病,效如桴应。屏识)。程师尝谓:"书是前人知识的积累,只问好与不好,不问真伪。"华佗的《中藏经》公认为后人伪托,但开启了脏腑辨证的先河,醉仙丹、灵乌丸等方,用之得当,皆有殊功。程师叮嘱:"读书切忌囫囵吞枣,因枣外有皮、内有核,囫囵吞枣就意味着没有批判地继承,未免失之肤浅,既不审慎,又不妥当。"他曾坦言他年轻时对王泰林的《王旭高医书六种·西溪书屋夜话录》十分倾倒,经过长期实践的检验,始觉其言多脱离临床实际,而且王旭高自己看病,亦未采用他自述的方法。所以他曾经语重心长地说:"必须入其圈中,方能超乎象外,不入其门,始终是门外汉。"他认为,要发展中医,首先要切切实实做好继承工作,继承要求全面,要求系统,要求分析,要求实践。只有在全面、系统、分析、实践的基础上,才能把中医学真正整理提高,才具备发扬的条件。程师以为读书最忌死读句下。比如,《内经》"其高者因而越之"这越字,不能限以吐字为用,发越、泄越之义亦在其中焉。《素问·热论》"其未满三日者,可汗而已;其满三日者,可泄而已"的经文,他认为"三日可汗"之意,不是三阳都要发汗,而是说三阳经均可从汗而解,"三日可泄"也不一定用下法,但包括下在内,如少阴病邪从热化,心中烦不得卧者,黄连阿胶汤主之,滋阴泄热，也属"泄"的范畴。这样就拓宽了"越"、"汗"、"泄"的含义，对理解经文大有好处。程师主张，旁征博览，须从诸家入，复从诸家出，融会贯通，化为自家血肉。读程门雪评注《叶案存真》噎嗝反胃门：阳气结闭，已成关格，病属不治，姑用进退黄连汤上下合治。黄连、白芍、人参、桂枝。程注：余谓桂枝、人参辛甘合化，二味另煎；黄连、白芍酸苦合化，二味另煎；和合服之，尤与法合。桂、参升肝脾之阳，连、芍降胆胃之逆，辛甘合化，酸苦合化也。关格上吐逆、下闭结，应治其中，脾胃为升降之枢机，旋转之总持，人身气化生机之原也。欲其升降复常，非此消息不可。即黄元御一生学问之精髓，数十万言无非阐明此理（指《四圣心源》一书，屏识），理非不充，惟必曰万病不离乎此，均从此治，以一法而统治百病，偏执之弊难免，此其所以仅可为一家言欤。程师又谓："《局方》有《局方》的好处，丹溪有丹溪的好处，赵养葵不是一点好处也没有。"可见其广取博收，擅取诸家之长，以为我用。叶天士《温热论》理论是对前人温热论治规律的系统总结，如"风邪上受，首先犯肺"之说是继承了吴又可"邪从口鼻而入"的论点，"逆传心包"则导源于王肯堂《秘旨》的引述，而卫气营血辨证法，则脱胎于《难经》的有关论述。温热学派在察舌验齿的诊断、顾养津液的治疗法则，和轻清透气、芳香开窍、甘寒生津、咸寒救液等治疗方药方面，对热病证治有较大的贡献，补充了伤寒方证治的不足。由于他对热病的认知，由《内经·热论》始顺流而下，源流澄彻。程师对叶天士"救阴不在血，而在津与汗；通阳不在温，而在利小便"的论断，推崇备至（津与汗乃肺胃津液所化，留得一分津液，便有一分生理；湿遏热伏，手少阳府阳痹阻，甘淡祛湿，去路自通。真娴熟经旨哉！屏识）。程师遇年迈、病久、体虚、病危一类虚中夹实的复杂病症，常取法南齐徐之才"轻可去实"之法，用轻宣、轻开、轻化、轻清、轻泄、缓下、轻补等质轻味薄之味，取得转危为安的效果。如在19世纪30年代初，程师曾治之张姓老妪，患温病大热已退，气阴极虚，而大便经旬不解，肠有燥矢，手指蠕动。主人系当时治伤寒名医张氏，他邀沪上诸名医会诊，一时高手咸至。议可攻者"急下可以救阴"，议补者"扶正可以防其虚脱"，众说纷纭，莫衷一是。程师则力主轻剂清养气液，另以雪羹（海蜇、荸荠）煮汁频服，主人从之；三日而燥矢得下，其病乃安。1955年6月治一张姓老妪，年六十六岁，口糜满布，呃逆，胃不能纳，神委气怯，手指蠕动，脉虚弦。高年寒热退后，阴伤湿热不化，胃气渐败，虚风已动，症势险重。姑拟一方，冀其转危为安。吉林参须4.5克（另煎，冲服），炒黄川贝6克，炒香橘白4.5克，米炒麦冬9克，辰茯神9克，炙远志3克，制半夏4.5克，野蔷薇 2.4 克, 姜川连 0.9 克, 煅龙齿 12 克(先煎), 淮小麦 12 克, 炒香谷芽 12 克。(程师用吉林参须轻清补气, 挽回已馁之正气, 已败之胃气, 使胃能纳受; 川贝母化阴虚之痰热, 有生津养胃之功, 炒黄后制其寒性; 炒香橘白、谷芽苏醒胃阳, 米炒麦冬养胃生津, 野蔷薇芳香化浊, 合泻心法以清化湿热而止呕恶。用药细致周密, 奏轻清灵动之妙。屏识)

第一章 伤寒笺注

第一节 伤寒辨要笺注

何时希　整理

此著（作者：信浓浅田惟常），余阅之，其议论尚中正，有可取。又分门类亦简括，故依其目而节录可取者，舍其不合者。附载臆意于后，以为他日之用焉。

庚辰四月　门雪录记

东邻诸家所言，大旨相同，均谓《伤寒》六经与《素问》不同，《素问》是言经络，《伤寒》不本《素问》，但假此以分表里之部位，配脉证以统病名也。程师驳之曰："六经病证表现与《素问》所言藏府经络主病，合者十九，偶有一二未合耳。又以为言六经诸家说中，只清·程应旄《后条辨》赘余数语为最合，最得真理，盖学识经验并到之警语也。其言曰：《素问》六经，是一病共具之六经；仲景之六经，是异病分布之六经。《素问》是因热病而原及六经，仲景是设六经以尽赅众病。"数语字字金玉，为诸家远不及。可见程师博览群书，学贯中外，褒其是而贬其非，省却学人多少精力。　屏识

辨六经

仲师举伤寒而括阴阳，建六经而标病位，其论至简至易，实为前古不刊之训矣。

徐洄溪曰：欲读《伤寒论》，必先识六经之本证，然后论中所言源流变态、形证色脉、合并疑似、用药加减异同之故，可以晓然，不致眩惑贻误矣。

物茂仰曰：三阳三阴阳明厥阴之说，与《易》之老阳老阴有别，盖医家一家言也。

贺屋恭曰：史迁所记，既有六经之目，而与本书所设三阴三阳自别。所谓三阴三阳，因非经名也。《扁仓传》好言藏府，而是书不言之，其立论之意，大有径

庭也。太阳少阳太阴少阴之言，始见于《日华子》《易言》四象，而不分太少阴阳。三阴三阳，他书无所见，是必医家之所立，设以辨病体者也。

藤本廉曰：三阴三阳之目，何为而设，凡疾病有六等之差，而地位脉证不相同也。

吉益猷曰：三阴三阳皆因形状所名之病名，而非六经之谓也，故终篇称某病，而无称某经者，可以知矣。

雉间焕曰：抑古人言称六经，动及阴阳，其志盖始于取譬，则区别其证之目耳。

浅野徽曰：《伤寒》所称三阴三阳者，即仲景所以标病位而分阴阳，故亦单称为六部也。后人以为经络，其意不通。朱肱、王好古、陶华辈凿凿费解，多见其违道矣。夫以六经为经络，则《素问》之义，与标病位而分阴阳者，固别也。

门雪记：浅田栗园翁曰：三阴三阳，诸家皆主经络藏府，而各有异同，毕竟穿凿拘泥，无效实用，上所录者，即其所著《六经考》中征引东国诸家所论也。大旨都谓六经是借标病位，不作藏府经络解。复有中西唯忠、山田正珍二家，意亦差同，其说已另录，兹不赘。其大旨均谓《伤寒》六经与《素问》不同，《素问》是言经络，《伤寒》不本《素问》，但假此以分表里之部位，配脉证以为之统名也。山田又曰：以六经立名，犹数家者流，以甲乙为记号耳。东国诸家所言如此，几若一说，余意不然。六经病证表现与《素问》所言藏府经络主病，合者十九，偶有一二未合耳，谓不必拘于藏府经络之说则尚可，谓必尽指藏府经络之说，则矫枉过正矣。余以为言六经诸家说中，祇程应旄《后条辨》赘余数语为最合，最得真理，盖学识经验并到之警语也。其言曰："《素问》六经，是一病共具之六经（谓一病传移于六经时，所各具之状态也）；仲景之六经，是异病分布之六经（谓六经各自为病）。《素问》是因热病而原及六经，仲景是设六经以尽赅众病。"数语字字金玉，为诸家所远不及，明乎此，则《素问》与《伤寒》之同异处（《素问·热论》所言六经病证，与《伤寒》同者甚多也），可以了然无碍，一以贯之矣。

辨太阳病

邪盛于表，谓之太阳，盖邪初犯表，正气不畅，屈而为恶寒，激而为发热，使血脉动惕逆行，是以显脉浮、头痛、项强、恶寒、发热等证也。此病大端有二：

一则其人腠理开疏，邪不内迫，徒泛漫肌肉，故脉浮缓汗出，是如中风，对伤寒紧缩之邪而称，其轻者尔。

一则腠理紧闭，邪气怫郁，遂迫骨节，故脉浮紧、无汗、骨节烦疼，是为伤寒对中风散漫之邪而称,其重者尔。此即表病之大纲,而桂枝、麻黄之分也。

门雪记:以下遍记太阳篇诸条方治,文多不录,以无精采处也。

门雪又记:太阳正病是大青龙汤,人所未晓。以桂枝麻黄证用之,当可以一二剂解,未有变化续起也。大青龙则有麻黄之外证,而内见烦躁,即原文所谓"脉静者不传,颇欲吐,烦躁脉数急,为传也"之传证是已。一起即有传证,知其来势鸱张,方兴未艾,太阳之大小青龙,与少阳之大小柴胡,阳明之大小承气,同为三阳大邪小邪、正病副候之主要方治。人能知此意,则于原文所载,朗若观星,明如印月矣。("一起即有传证,知其来势鸱张,方兴未艾"数语,道破太阳之大、小青龙,与少阳之大、小柴胡,阳明之大、小承气,同为三阳大小邪、正病副候之主要方治。非研读伤寒有素者,焉有此居高临下之学识。屏识)

辨阳明病

阳明病(外之身热、恶热、潮热,内之腹满、谵语、燥屎),所谓胃家实是也。

胃热散漫,未结实,脉洪大浮滑,腹满身重,谵语遗尿,为白虎汤。口干舌燥者,为白虎加人参汤。

胃热结实者三治:

一,胃气不和,恶热心烦,为结实,调胃承气汤。

二,脉滑而疾,谵语发潮热,大便坚,腹大满不通者,小承气汤。(第二条原有未至燥屎四字,不妥,故去之)

三,脉已实大迟,燥屎转结,手足濈然汗出,身重短气,腹满而喘,谵语如见鬼状者,为大承气汤。

若不识人,循衣摸床,惕而不安,微喘直视,为胃实之热。其脉弦者,精气尚存,宜下之;若脉微涩,为精气萎缩不振之候,难治。

此皆太阳少阳之邪渐陷于胃者,其证属缓下之治。

门雪记:大承气以下重证,当移于下面正病自发之中为当。

若目中不了了,睛不和,或汗多,或腹满痛者,剧热迅传,势近危急,与少阴大承气证,同属急下之例。

门雪记:上大承气证下,腹满而喘,谵语如见鬼状,循衣摸床云云,均当移在此下。(程师揭示,"脉已实大迟,燥屎转结……谵语如见鬼状者,为大承气汤"当移于正阳明自发之中为当。"若目中不了了,睛不和……与少阴大承气证,同属急下之例",同属正阳病自发重证,则文气贯通,与发汗太过、移传燥屎缓下之候大殊。名家手眼不同凡响,"剧热迅传,势近危急"可谓醒世警语,不可

草草读过。屏识)

此阳明之正治也。（门雪记：此则正阳明病自发重证，与移传燥屎缓下之候大殊，此见与余暗合，故详录之）

门雪记：至太阳表证未解之桂枝、麻黄汤，胸胁满而呕之小柴胡汤，是太阳阳明并病、少阳阳明并病，先治太少之例也。栀子豉为阳明初治，介于表里之间；猪苓汤非阳明正文，实引证之例，浅田翁谓是阳明之旁证，未尽合也。惟热入血室、热结膀胱、瘀热发黄诸证，乃真阳明旁证耳。至外导诸方，当列之过汗移传燥实之下，盖即缓下之至轻者也（程师辨明并病、引证、旁证之异，明轻重缓急之别，正教人以法程焉。屏识）。又阳明胃寒诸条，是另言引证，以别于胃家实之阳明病也。此阳明二字，但指胃府解，与指胃家实热之阳明病大相悬殊，勿拘泥为一解也。

纪晓岚曰：乾隆癸丑间，京中疫，以景岳法治，十死八九；以又可法治，亦不甚验。桐城一医以重剂石膏治冯星宴之姬人呼吸将绝，应手辄痊，有一剂用至八两，一人服至四斤者。踵其法者，活人无算。考喜用石膏，重过于明缪仲谆，本非中道。

王懋竑《白田集》有石膏论，力辨其非，不知何以取效如此，此亦五运六气适值是年，未可执为通例也。赵藜村治袁仓山阳明经暑疟，以石膏、西瓜，见效亦同。

辨少阳病

热稍去表，而不专里，邪屯巡表里之间，邪气不借物而结，但与正气更互分争，留于胸胁而上熏，为少阳病。唯小柴胡一方正为的对。故以往来寒热，胸胁苦满，默默不欲食，心烦喜呕为本；以口苦咽干目眩为标。其来路必经太阳（为柴胡加桂枝汤、柴桂干姜汤之法所由出也），其去路多归阳明（大柴胡汤、柴胡加芒硝汤之法所由出也）。其服柴胡已渴者，为属阳明；无大热而烦躁者，为陷阴位也。（议论尚公正明，故程师誉其议论尚中正有可取。谦谦君子之风，足为后人之师也。屏识）

刘茝庭曰：吴又可主疫邪自口鼻入，盖膜原实少阳之部，而达原、三消有地方之宜，或验于今。然审其主证，犹不能出大小柴胡之例也。想当其时邪势暴厉，遍犯半表里，遂立此说耳。董氏《西塘感证》引《伤寒心法》称：见今世甚少太阳症，其书适与吴氏时世相近，可以证矣。世有墨守吴氏法，忌用麻桂，视柴胡为余热之治者，故附识于兹。

门雪记：小柴治余热甚佳，大柴则不尔，人未辨别耳，大柴实少阳主方也。

《苏沈良方》：小柴胡加减条云：元祐二年时行，无少长皆咳，服此（去参、大枣、生姜、加五味子、干姜者）皆愈。当时上壅痰实，只依本方，食后卧时服，甚妙。赤白痢尤效，痢药中无如此妙者，盖痢多因伏暑，此药极解暑毒也。

门雪记：治咳治痢有效，可信，记以备对症之用，唯谓此药极解暑毒，恐未必然耳。

辨太阴病

感寒邪从里化，胃气屈弱（门雪记：是脾寒证也），腹满而吐，食不下，腹痛自利，故理中、四逆温其藏，为的治矣（门雪记：原文明言藏有寒，藏者脾藏，证治俱符。乃东医诸公欲避去藏府经络不言，遂硬指为胃寒，谓藏即指胃也。如直宽士栗《六经析义》即云尔，实亦太过。三阴指藏，三阳指府，斑斑可考，证治都合，何必硬避不言耶。谓不必拘拘于藏府经络之说可也，必谓不关藏府经络，则大谬矣）。（程师笺注评说，处处以临床实践为依归，奈东邻浅田、直宽等同仁，固执一偏之见，既违伤寒"实则阳明，虚则太阴"本义，亦悖《内经》"藏为阴，府为阳"之经旨矣。屏识）《三因方》《活人书》皆疗本病用理中丸及汤（《阴证略例》亦然），为能得经旨矣。《金鉴》以厚朴生姜半夏人参为本篇治法，此大邪已去，只剩腹满一证者，与本篇胃寒腹满迥异也（门雪记：《金鉴》说不诬，确是太阴病也，抵稍轻耳。大邪虽去，病位不易，安可谓其非太阴耶，此段盖全本之《六经析义》者引其文也）。至阳明中寒诸证，皆转系太阴，可见太阴阳明，殆同其局（门雪记：脾胃同宫，本极有系属者），而虚实一转，互相变也。

按本篇曰：下之必胸下结硬。朱肱曰：近人多不识阴证，但见胸膈不快，便投食药，非其治也。大抵阴证由冷物伤脾胃，阴经受之，主胸填满，面唇皆无色泽，手足冷，少情绪，脉沉细。投快利药，胸膈愈不快，或吐而利，一二日遂致不救，盖不知寒中太阴也。近世此证颇多，余与增损理中丸，救活甚多，因拈古人治验于左。

《外台》崔氏曰：时行四五日，大下后，或不下，皆患心下结满，两胁痞窒，胸中气急，厥逆欲绝，心胸高起，手不可近，不过二三日便死。用泻心、大小陷胸，并不得疗，此下后虚逆，气已不理，毒复上攻，毒气相搏，结于胸中，纵不下者毒已入胃，胃中不通，复搏于气，故致此病。当先理其气，次下诸疾，与增损理中丸。又曰：用此效的神速，下咽则折，不过六七丸，胸中豁然矣，药之速无如此者。然渴者当加栝蒌，下利者当加牡蛎，不渴不下则除之，于时积实乃为之贵，疗气理结，重过理中丸。然干姜性热，故减其分，茯苓通津，栝蒌除渴，牡蛎止利，谨审其宜，无不得矣（以下验案数则，不录）。此行功自叙也。余以此丸与枳术汤兼服，理无不验，可以征焉。（门雪记：理中治痞，盖本之论中桂枝加人参汤而加减者，加栝蒌、牡蛎法，亦出小柴方后加减例中，盖仍由《伤寒论》中悟出者焉。百变不离其中，此仲师所以媲绝千古也欤）

辨少阴病

门雪记：浅田宗伯《少阴门》无精义，惟附录尚可取耳。兹就所记，参诸家而详为分析之。少阴以但欲寐，恶寒自利，脉细沉为候。

一，本经自感表邪，但素阳虚，别无里证者。

麻黄附子细辛、甘草汤（编者注：指麻黄附子甘草汤）微发汗，温经散邪，治反发热，脉沉无里证者，此是少阴经邪自病。诸家解太阳之表、少阴之里两感者，非也。

门雪记：反发热虽本虚寒，尚有抵抗力也，否则但寒不热矣。

二，深一层，无发热背恶寒，或身体骨节痛，手足寒者，附子汤温阳逐寒。加腹痛下利等里证者，真武汤温阳化水。

三，更进一层，虚寒下利甚，手足厥逆，呕烦，里寒外热，热假寒真者，分二等：（一）脉不出，或厥逆无脉；（一）脉微欲绝。山田正珍分二法甚佳，今从之：

白通汤、白通加猪胆汁汤：治寒盛遏阳，厥逆无脉，脉伏不出，自利烦躁等证，是寒闭也。

四逆汤、通脉四逆汤：治虚寒之甚，脉微欲绝，手足厥逆，反不恶寒，下利清谷，里寒外热等证，是虚寒也。（点明白通加猪胆汁汤，治寒盛遏阳，厥逆无脉，脉伏不出，自利烦躁等证，是寒闭也。四逆汤、通脉四逆汤，治虚寒之甚，脉微欲绝，手足厥逆，反不恶寒，下利清谷，里寒外热等证，是虚寒也。寒闭是寒邪遏伏阳气，势尚轻浅；虚寒势重，是元阳欲脱，故用四逆、通脉四逆辈回阳救逆。病之深浅，关键在脉，寒闭者脉伏不出，为时短暂，亡阳者脉微欲绝，微细之象，愈见深重，故昔贤谓杂病重脉，尤于危急重症，更是决生死存亡之攸关。屏识）

又附二法：通脉四逆加猪胆汁汤：治闭脱相兼，症势更重者。

吴茱黄汤：治吐利，烦躁欲死，厥冷，厥少相兼者也。

门雪记：吴茱黄重在吐而烦躁欲死，是厥少二阴病也。四逆重在利而厥冷，是少阴病也。一重吐，一重利，为同中之别，此表里纯阴，少阴虚寒治法也。（程师判别吴茱黄汤证，重在吐而烦躁欲死，是厥少二阴病也。四逆汤重在利而厥

冷，是少阴病也。一重吐，一重利，为同中之别。其目光犀利如此，真神来之笔。屏识）

至少阴热证三条，最重者一，缓证二，兹列于下：

一，大承气汤：治少阴伏气温毒症，自利清水，色纯青，心下必痛，此少阴伏热，急下存阴之治也。浅田以为阴寒化热，非也。

二，黄连阿胶汤：治心中烦不得卧，是少阴心阴不足，心阳有余之病，多在大病之后。正珍引《外台》治大病差后之文，以证原文二三日以上之误，大有功于本证。盖人皆疑此方此证非二三日所应有，而惜无以证之。得正珍说，乃豁然矣。

三，猪苓汤：治心烦不得眠，咳而呕渴下利，下焦水热相并者。

门雪记：黄连阿胶汤育阴清热，猪苓汤育阴利水，治心烦不得眠同，而兼证相异者也。又少阴本但欲寐为主证，此即心烦不得眠为要点，是正相对举，可资研究者也。此二条皆缓证，与虚寒实热急证重证，远相异也（程师辨识黄连阿胶汤、猪苓汤，可于同中求异，异中求同，别有旨趣。此二条皆缓证，与少阴伏气温毒证，自利清水，色纯青，心下必痛之急下存阴之实热重症，远相异也。老马识途，泾渭清浊，纤毫不差。屏识）。至四逆散是厥阴少阳相错之治，谓少阴病极不合，其冒首三字，必误不疑。又若桃花汤虽唯忠发明是真武汤证服后不效，继见便脓血者之治方。以日数见证等为言，似甚有理，然终觉牵合，不似仲师原法之率真简白。余谓桃花汤之治虚寒下利便脓血，与白头翁之治热利下重口渴、赤石脂禹余粮汤之治下焦滑脱下利，原不必限定厥阴少阴证也。一是肠寒，一是肠热，一是肠滑不收，同为下利对证治疗之妙法。所云伤寒转杂病坏症者是也。必斤斤于厥阴少阴云云，反失活泼用方之妙矣。其他咽痛咽疮诸方，不过少阴治标之药耳，浅田言是。正珍谓是叔和掺入，原非属少阴原文，尤爽绝也。瓜蒂散以证相似对示之条，原非本门所有，更不论焉。少阴厥阴门中，因类证辨异之故，所收非本门应有条甚多，后人每作本门病解之，大误也。至本门应有之文，又多散见太阳三篇之内，须意会收辑之，以便归纳而分析焉。

荻野元凯曰：天明间，温疫流行，其证似胃实，而微见阴状，殆与岭南瘴症类，医用大黄则死，用附子则生。尔后年年所行疫证颇同，多用附子以免危，其以大黄治者十不过二三也。

梯谦曰：天保间，凡疫汛滥，阖门伏枕，大率上盈下虚，及少阴证。当时遵用古方者，专为汗下，或主吴氏《疫论》，荐投骏药，而不顾正气之亏，故服大黄死者十居其九，服附子死者百中一二耳。

辨厥阴病（厥阴病，程师按独多，盖因病既危急，厥热转换，或否极泰来，是险中尚一线生机存焉。屏识）

盖厥阴者，三阴之极，无有所传，然物极则必变，于是有阴变阳、寒化热之证。（物极必变、阴变阳、寒化热三语，厥阴主旨）

门雪记：由少阴而厥阴，其极而不变化者，则诚如山田正珍所云：厥阴为至深至急之候，其文虽缺，以意推之，四肢厥逆，烦躁吐利，脉微欲绝等等，固不俟言，当较少阴症为更深急焉。然如篇中所载吴茱萸汤条、四逆汤条、通脉四逆汤条均为少阴篇所固有之证。浅田所谓"治法与少阴极地者无异"是也，然则何必于少阴之外另立厥阴一门哉。知其所重不独在此，而另注目于阴变阳、寒化热之证，此证则厥阴所独。如《素问·热论》六日厥阴之后渐有来复之机者，则物极必变之理。而厥阴篇中热厥互见诸条所渊源者也。

又记：先热者后必厥，先厥者后必热，热五日厥亦五日，若厥日少、热日多，为欲愈，则热不退纯从热化，或咽痛，或便脓血，必居其一，此余热蕴留之所致也。若热日少、厥日多，则于病为进，为阳气衰少而有偏，成少阴虚寒厥逆之证之倾向矣。故吾谓厥阴之厥，倘不热而从寒化，则是少阴；倘热胜而从热化，则有向愈之机，转向少阳之机会，原文所谓"厥而发热，下利必自止"，正是阳回胜阴之表示也。山田但知厥阴至深至急一面，而不知另一面实有阴尽阳生之机，故谓厥阴之要文已止。浅田宗伯则知之而未能畅其旨，所论如干姜黄连黄芩人参汤之于吐下，是化热未离于虚寒者也，白头翁汤之于下利渴欲饮水，则已专于热者也，二条尚是厥阴正证。至如小柴胡汤条证，小承气是下利之比较证，白虎之热厥条，瓜蒂之寒实厥条，茯苓甘草之心下有水悸厥条，均是因厥一证引为较比者，种种均与厥阴无关，不过以其证相近，列于一处，以资辨列耳。此或后人所排者，非一定原次也。乃浅田均以为寒化热之治法及旁证，岂非大误耶，吾故谓其虽知而未能畅其旨也。

又记：厥阴消渴，气上撞心一条，直宽士栗以为上热下寒，极合。正珍谓叔和所撰者，非也。乌梅丸主之，厥阴正证也；烦躁有时得食呕吐，吐蛔而厥之蛔厥，亦厥阴正证，乌梅丸所主同也。若藏寒藏厥，脉微肤冷，躁无暂安时者，浅田谓治与少阴无异，则当用四逆白通辈矣。吾谓从躁无暂安时着想，从厥阴藏寒论治，则干呕吐涎沫之吴茱萸汤，大可借用。且少阴病之吐利烦躁欲死者，亦借用此方，则本门之躁无暂安者，不更合耶，当以兼证旁参之。

三阴皆元气不足，肠胃虚乏，邪气直入，攻夺真元者，故见自利厥逆，脉沉细，呕哕振寒等证，治宜理中、四逆、吴茱萸、白通等，譬飞骑突入重围，使既散之阳复合，以胜阴复阳者也。

门雪记：此但就三阴虚寒一面泛而论之，大概虽尔，非精细辨认也。

中川故曰：凡每岁自春末至秋初，少阳状者多，此为常。然厥阴状者亦间杂其中，治深以浅，祸不旋踵。又曰：余幼时太阴状者流行，名护屋玄医之徒能治之，大有声誉。其后少阴状者大行，当时余既过冠，故亲疗之（门雪记：此日殆亦少阴状者大行其道之时也，否则，何以人人桂附，乃不为害耶。附记一笑）。然此二者世未有载之书者，故当今虽多有厥阴状者，漫然疗之，无得其治法者也。

门雪记：此说颇新奇，殆即陆九芝所云大司天运气所系之故欤。医家每云见证治证最妙，于此运会推移之说，十九不然，然观今日沪医家之大用桂附，亦殊有效，则此说不为无理，故录以备考。且此以六经治法分属之，似更明白了当。易于仿学者焉。

第二节 伤寒六经辨析笺注

何时希 整理

《伤寒六经析义》系日本永嘉四年（1851）江户喜多直宽（士栗）原著。程师四十岁左右为之笺注，经何时希整理，发表于《中医杂志》1987年第三期第11～13页（总第171～173页）。古人读书，有以经证经、以经证论、以论证经、以论证论诸法。程师既以仲景驳士栗，又以钱氏（原文作陶氏。考《伤寒溯源集》系清人钱潢撰。钱潢名天来，虞人，中年患伤寒，痛痹几殒，得治而愈，乃立志习医，精研《内经》《伤寒论》，尤邃于仲景伤寒之学，谓后世无能逾越仲景方之矩度者，王叔和之编此，成无己之注释，有失仲景原意，遂上溯《素问》《灵枢》，穷源及流，钩玄索隐，晚年撰《重编张仲景伤寒证治发明溯源集》，简称《伤寒溯源集》十卷，将《伤寒论》之条文重于编订，详加注释，条经皆列纲领，每方均有论述、析义、辨误。主治多有创见，在《伤寒论》注本中，颇有影响。丁学屏校记）《伤寒溯源集》诸方证士栗，以浅田证士栗，以喜多证浅田，更以自己经验证吴有性，如此读书，方能古今中外融会贯通，亦是一良好之学习方法也。嘉惠后学不浅。 屏识

六经之目，出《素问•热论》，依经络以论，病之常理。又谓："人之伤于寒也，

则为病热。"更以六经示深浅次序，此理精细。而有热则有寒，有实则有虚，此亦理之常，故张氏（指仲景）扩而充之，乃全经（指《伤寒论》）不言经络，惟就阴阳对待、虚实并峙之义，以标其病位也。

门雪记：一日传一经，是必无之事，然人身经络相通，表里互贯，阴阳循环，亦理之常。今仍旧贯，题以六经，从其始也。

阴阳统论

病有发热恶寒发于阳，无热恶寒发于阴，是为全经之纲领。不论老少强弱，感邪而其人阳盛，邪从阳化，此自太阳而受病；其人阳虚，邪从阴化，此自少阴而受病。太阳病，表里热证也；少阳病，半表半里热证也；阳明病，胃热证也；少阴病，表里寒证也；厥阴病，半表半里寒证也；太阴病，胃寒证也。

门雪记：经文里字，与胃有别。

太阳与少阴，少阳与厥阴，阳明与太阴，皆虚实相对。三阳为实，三阴为虚，而三阳三阴中亦各有虚实。三阳为热，三阴为寒，而三阳三阴中亦各有寒热。太阳与少阴属下焦，少阳与厥阴属上焦，阳明与太阴属胃中。又项背为太阳少阴部位，胸胁为少阳厥阴部位，脐腹为阳明太阴部位。而虚实转变，寒热互移，故太阳虚则是少阴，少阴实则是太阳，少阳虚则是厥阴，厥阴实则是少阳，阳明虚则是太阴，太阴实则是阳明。阴阳之变，间不容发，虚实之理，不可一定。病在上焦，而乍在下焦；证属实热，而乍为虚寒；有始终不移者，有倏忽变化者，要在临证酌宜。盖阴阳对待，虚实并峙，此乃三阳三阴传变之略也。

门雪记：总论一篇，是其大要主皆，故录其十八，以见其意，仅参考用，非谓其所言皆是也。以下则仅录其要紧处，或另有见解处，其寻常之言，概不录焉。

太阳病

太阳病者，表里热证是也，与少阴表里寒证相对，部位属下焦而表热，是其正证。唯病入里而未入胃者，犹是属太阳也。

门雪记：其《伤寒论札记》中以躯壳之内、肠胃之外谓之里。

温病即对伤寒之名，除风寒更有温病，举温病而时气疫疠可赅。且其初证必自表，所以列于太阳，而其治则与六经无异，故不别举其方法也。

坏病即对正病之称，举坏病而兼夹诸证可寓，凡太阳病而桂枝证罢，少阳病而柴胡证罢，余皆坏病也。太阳少阳有坏病，则少阳厥阴之有坏病，固不俟言。阳明无坏病，则太阴之无坏病，亦可知矣。

坏病本系误治变坏之称，然素有寒热与宿羔，不因误治而成者，亦坏病也。

少阳病

少阳病者,半表半里热证,而与厥阴半表半里寒证相对者也。

其坏病为结胸(门雪记:少阳禁下,然既为坏病,则异于正证也),为痞硬,为虚烦。少阳与厥阴既属上焦,则心胸诸症当隶之少阳者也。

诸泻心汤皆属少阳,而惟附子泻心稍近厥阴。栀子豉汤一类皆膈中病,故属少阳。

门雪记:诸泻心属少阳一说,与余素见相合。

少阳半表热,宜顾半里寒,故小柴胡汤中有人参(门雪记:柴胡姜桂汤有干姜,亦可类推)。厥阴半里寒,亦须虑半表热,故乌梅丸中有连、柏(门雪记:干姜芩连人参汤亦同此理)。(程师按语,引申其义,推而广之,开拓学者视野。屏识)

阳明病

阳明病者胃热证,而与太阴胃寒证相对者也。

胃口散漫之热,虽病属胃,而未结实,所谓表有寒、里有热者,大渴引饮,口舌干燥,多汗,背微恶寒,脉洪大,白虎汤及加参汤是也。

门雪记:此证在胃口,而非实于胃中,故白虎加人参汤曰热结在里,而不言胃也。

少阴病

少阴病表里寒证,而与太阳表里热证相对者也。其证有二端:

一,表之受邪,直为少阴,发热脉沉,麻黄附子细辛汤及麻黄附子甘草二汤所主,是为直中证,此为表寒而未涉于里也。

二,则自太阳若少阳而变,是为传变证,然至其重则直中、传变共涉,表里为虚寒也。

直中则其人表阳虚得之,传变则有因病深阳衰者,有因误逆错治者。其证则但欲寐,恶寒蜷卧,下利呕吐,厥逆烦躁,脉沉细微迟,若稍带表,则犹有身体疼、骨节痛等证。其治则温阳复阳(四逆、附子、白通之类是也。太阳篇中茯苓四逆、干姜附子、芍药甘草附子并是少阴证,兼水气,真武汤;兼寒逆者,吴茱萸汤是)。少阴太阳属下焦,下焦虚有寒,是为正候。太阴属胃,少阴属里,少阴以表里寒证为的,而下焦虚尤其所专也。(原按:又有热在膀胱便血者,有下利滑脱便脓血者,是下焦寒热互变耳。至大承气证,则转虚为实,少阴寒变为阳明热也。而黄连阿胶汤稍属上热,猪肤、桔梗汤类亦是上焦之治,殆少阴得转厥阴者也。如四逆散亦涉厥阴,而热稍胜,殆近少阳者)

门雪记：言热证诸条，十九不合，聊存以备一说耳。

推太阳少阳之例，少阴四逆证罢，厥阴乌梅证罢，即是坏病也。

门雪记：此言有见解，可取。

厥阴病

厥阴病者，半表半里寒证，而与少阳半表半里热证相对者也（原按：少阳多自太阳传，厥阴多自少阴来）。故少阳半表热夹半里寒，而为寒热往来；厥阴半表寒夹半里热，而为热厥互见。惟寒热之相错，遂见上热下寒之候，此为其正治。故厥阴病消渴，气上撞心，心中疼热，是上热之验也；饥而不欲食，食则吐蛔，下之利不止，是乃下寒之征也。乌梅丸、干姜芩连人参汤寒温互用，乃治厥阴之的剂。上热有余则喉痹，痈脓便血，下寒太过则下利不止，其证总期阴阳调停而病差，亦犹与少阳战汗而解者，同其机也。

少阴篇中（门雪记：黄连阿胶、四逆散、猪苓汤诸条）却近厥阴本病，又与少阳为表里（门雪记：陶氏全生四逆散为阳邪传变厥阴经，宜味之）。故少阳虚转厥阴，厥阴实而归少阳，如小柴胡汤、栀子豉汤二条，殆见其端矣（门雪记：《伤寒溯源》治过经烦热不解，人参竹叶汤，即小柴胡汤去半夏加竹叶麦冬，曰：无热脉沉足冷，加熟附，名既济汤，殆有见于此也）。

太阴病

太阴病者胃寒证，而与阳明热证相对者也。太阴必自太阳若少阳传之，而少阴表寒证，亦或有变之者（门雪记：太阴厥阴表寒证亦然，但举少阴意未尽）。而其藏有寒（门雪记：藏即言胃），胃中虚冷，此其病所因。治以四逆、理中辈温之。又阳明中寒证云：胃中冷；阳明病不能食一条云：胃中虚冷。又阳明病脉迟一条，伤寒脉浮而缓一条，脉浮而迟一条，寒湿发黄条，虽冠以阳明，其实则太阴病，以见二证殆同其局，而虚实一转，可互相变也。（门雪记：厚朴生姜半夏甘草人参汤治大邪已去、只剩腹满一证，病稍属胃，故与太阴之有邪，胃寒腹满，亦有别处）

辨坏证

应下而汗为亡阳，为谵语，为下厥上竭。当温反吐，疗热以温，变证百出，无复纪律，皆属坏病。

许叔微曰：伤寒过经，再受热邪，留畜脏腑，久而不差，病候多变，阴阳无复纲纪，及解后虚羸少气，皆名坏症伤寒也。

门雪记：直宽士栗谓正证之外，皆为坏病，如太阳桂枝证罢、少阳柴胡证罢、少阴四逆、厥阴乌梅证外，皆坏病也。则其所括者广矣。又谓：阳明太阴独无坏证也。与浅田说稍异。

坏者，颓坏也。汗吐下误治，病态颓败，难以正名者，谓之坏病。太阳少阳为最多，阳明三阴不言坏病，以其最罕有也。

门雪记：浅田谓阳明三阴不言坏病，与喜多但谓阳明太阴无坏病者，稍不同矣。而又谓在里之误治，一定易疗；二阳之疑似最多，一误治则变逆反掌，害不胜言，轻重颠倒，其言殊不足信。余谓汗吐下误治变病，并非一律重证，其轻微者不当云坏病也。正证之外，杂证甚多，其有子目主方正治，如胸痞、结胸等等，亦不当以坏病目之也。浅田引之，均谓之坏病，未免太过。与颓败坏证难以正名之说，亦不相符。至如桂枝转白虎、转调胃承气，小柴转栀豉等证，尤不当以坏病名之。即阳邪陷阴，或误治阳邪仍在阳位，如甘草干姜、干姜附子、芍甘附子、四逆、茯苓四逆、真武、麻杏石甘诸证，虽由治误而然，遽云坏病，亦可不必。惟烧针、火逆、惊狂、救逆诸证，谓之坏病，尚可通耳。总之，二氏之说，均太迂阔，必如许氏所言，日久变多，无复纲纪，方与颓坏、败坏之语符合。要知坏证是重剧而多变乱，难与定法施治者也。

《名医类案》：一人伤寒坏症垂死，口张不能言，气息将绝，手足俱冷。张致和以人参一两、附子一钱，石铫内煎一碗，新汲水浸至冰冷，一服尽，少顷汗从鼻上滔滔如水，复活。

门雪记：参附回阳扶元救逆，热药冷服，此真坏证之治矣。

辨差后

伤寒热病，大势虽解，余焰犹在，若误用滋补，死灰复燃，复变他证矣，所谓伤寒无补法也（徐灵胎说）。后人以峻补治劳复，非宜。张路玉曰：伤寒差后体虚，每有遗热，故禁温补；间有虚寒者，止宜理中丸调理，未尝转用桂附也。深得经旨。然内伤气虚劳复，或犯内事阴亏者，不无之。《金鉴》劳复，补补中益气、六味地黄二方，亦为得仲景不传之旨也。

吴有性曰：愈数日后，微渴微热，不思食，此微邪在胃，正气衰弱，强与之即为食复。又曰：有下后一日便思食，食之有味，当与之，先与米饮一小杯，加至茶瓯，渐进稀粥，不可尽意，饥则再与。如忽加吞酸，反觉无味，乃胃气伤也，当停谷一日，胃气复，复思食也，仍如渐进法。此说精致，可翼经旨。

门雪记：此论甚是，吾人今日所仿，即此渐进法，最妥当也。

门雪又记：伤寒温病复病独多，论中劳复发热，共得三法列下：

一，枳实栀子豉证（宿食加大黄）：热壮脉数，苔腻胸闷，几如初病盛时，是因劳动重感于邪，复停食滞，余焰复炽者之治也，为实证。山田正珍谓其非真者，乃误会也。

二，小柴胡证：热朝轻晡起，或先微冷，热势不高，乃余邪留恋，正不达邪之治，为半虚半实证。

三，麦门冬汤证（按：此条山田所移补，大佳）：此即许氏所谓差后虚羸少气，虚而劳动，复发虚热之治，为纯虚证。热起止无时，不高不寒，乃正劳复之病也。

第三节 评柯韵伯《伤寒论注》

引 言

自宋代成无己始，批注《伤寒论》者，不下百家。柯韵伯于1669年撰成《伤寒论注》六卷，并以证为主，分篇汇论其大纲，详其细目，证因类聚，方随证附；1674年又作《伤寒论翼》两卷，谓"仲景之六经，为百病立法，不专为伤寒一科；伤寒杂病，治无二理，咸归六经之节制……"1706年又有《伤寒附翼》；三书合刊时，总称《伤寒来苏集》，对后世有较大影响。程师对柯氏之法，以临证实践为依归，因其是襃扬之，如"《内经》以心为太阳，阳中之阳也。伤寒先伤太阳，故君桂枝，色赤通心阳也。世多谓太阳为膀胱寒水之经，惟柯氏只眼独具，以太阳为心阳，此言发人所未发，可谓千古一人"（评原文"伤寒脉浮，医以火迫劫之，亡阳必惊狂，起卧不安者，桂枝去芍药加蜀漆龙骨牡蛎救逆汤主之"下柯注，程批）；因其非而批驳之，如栀子豉汤证。原文："阳明病，脉浮而紧，咽燥口苦，腹满而喘，发热汗出，不恶寒反恶热，身重。若发汗则躁，心愦愦而谵语；若加烧针，心怵惕，烦躁不得眠；若下之，则胃中空虚，客气动膈，心中懊侬，舌上胎者，栀子豉汤主之。"柯注："怵惕懊侬之象，皆心病所致，故当以舌验之。舌为心之外候，心热之微甚，与胎之厚薄，色之浅深，为可征也。"程批柯："舌上胎乃黄白胎，即夹湿之明证。胎乃气分病，气分湿热留恋三焦，故汗、下、火均禁，吐亦非法。舌胎与心无干，柯注误。"柯注："惟有吐之一法，为阳明表邪之出路耳。"程批柯："栀子豉乃宣透法，并非取吐，看原文之各症，便知非一吐可除者。"又如原文："若渴欲饮水，口干舌燥者，白虎加人参汤主之。"程批："此清法也，为阳明里症有热无结者之正治。盖燥屎未必热病皆有，若初患病时大便已通，或素来慎食，肠中无积食者，邪虽入里，无可搏结，则为白虎症。"柯注："咽燥口苦恶热，热虽在里，尚未犯心；愦愦、怵惕、懊憹，虽入心，尚不及胃。"程批柯："懊憹等邪在胸中也，非入心，心脏清空，邪入即死，入心包亦神昏谵语矣。"可见程师批注，处处以理服人，决无个人私见，此学者之风范，可为后人师表焉。　屏识

桂枝汤证上

原文：头痛发热，汗出恶风者，桂枝汤主之。

柯注：本方重在汗出，汗不出者便非桂枝症。

程批："汗不出者便非桂枝症"，然南人体弱汗不出，亦不必用麻黄，只须用此汤。每用屡验，非虚语也。若汗不出而脉弱者则若何？曰：仍用桂枝，少加白芍，或去芍可也，以芍能敛汗。

原文：太阳病外证未解，脉浮弱者，当以汗解，宜桂枝汤。

程批：若汗不出而脉不浮弱者，则若之何？曰：仍用桂枝，去甘、枣可也。医贵活法，不必泥于注家之言，只须通其意可矣。南人所见桂枝症，每夹伏邪（时希按：谓内有伏湿），胸中不快者，服桂枝汤每每不舒，宜去甘、枣为妥。但问其胸闷与否及看苔厚与否，不必定用原方也。

注《伤寒》者，每以麻黄、桂枝二汤为绝对不同之二方，实乃大误。盖均泥于中风、伤寒二病之名也，以为一治中风，一治伤寒，各为主方，病名不同，方当大别。不知伤寒、中风不过假定一名，以代表各症耳，从症论治，可不拘拘于病名也。太阳病以桂枝为主药（按：指桂枝一药），是太阳便当服桂枝。再看其体质如何，体强无汗加麻黄，即名麻黄汤；体弱有汗加芍、甘、枣，即名桂枝汤；内热烦躁加石膏，即名大青龙汤，不过一加减法耳。仲景因症立名，以便区别，不料后人泥于名称各别，遂生出许多误会，令麻、桂二方成泾渭之不可混，可笑之至。

原文：太阳中风，阳浮而阴弱，阳浮者热自发，阴弱者汗自出，啬啬恶寒，淅淅恶风，翕翕发热，鼻鸣干呕者，桂枝汤主之。

柯注：啬啬，欲闭之状；淅淅，欲开之状；翕翕，难开难闭之状。

程批柯：三叠字形容恶寒、恶风、发热之状，可谓极肖，闭目思之，无逾此三叠字者。学者已易认识，不必强为之解，解则反晦。（评极中肯，妙极，屏识）

原文：形作伤寒，其脉不弦紧而弱，弱者必渴，被火者必谵语，弱者发热脉浮，解之当汗出而愈。

程批：不曰宜桂枝汤，或桂枝汤主之，或可与桂枝汤发其汗，而曰"解之当

汗出而愈"，是知仲景之意，不用桂枝汤甚明。柯氏注为桂枝汤，不妥，果若是，仲景何不明言，而待后人为之点出耶。本文"弱者必渴，被火者必谵语"，大有深意，渴是伤津，谵语是因火而起，其内热津伤无疑。柯氏以为虚寒，大错。揣其意，但曰解之当汗出愈，不曰发汗。而曰汗出，且未出方，其为辛凉或辛平疏解轻剂乎。（程师于无字处读书，非阅历精深者，难以达此境界。屏识）

原文：伤寒发汗解，半日许复烦，脉浮数者，可更发汗，宜桂枝汤。

柯注：浮弱是桂枝脉，浮数是麻黄脉。

程批柯：病有千数，脉只数十，以症合脉，可也，以脉定症，则不可也。故云麻黄症脉浮数则可，而云浮数是麻黄脉，则大不可。不见麻黄汤症象，但见浮数之脉，便云是麻黄脉，有是理乎。（评语切中要害。辨证之要，在四诊合参，但凭浮数之脉，而舍发热恶寒、头痛项强等症，可乎？屏识）

原文：酒客病，不可与桂枝汤，得汤则呕，以酒客不喜甘故也。

程批：推而广之，则凡中有湿热痰浊者，均当留意焉。然则酒客病桂枝症，当若何？曰：去甘、枣、姜等，加苦辛开泄之品即可，非绝对不可用桂枝汤也。读书当知此，方为活法。（教人圆机活法，融会伤寒、温热之法，真善于读书者焉。屏识）

桂枝汤证下

原文：桂枝汤，大汗出，脉洪大者，与桂枝汤如前法。若形如疟，日再发者，汗出必解，宜桂枝二麻黄一汤。

柯注：大汗出后脉洪大，大烦渴，是阳邪内陷，不是汗多亡阳。此大汗未止，内不烦渴，是病犹在表，桂枝症未罢，当仍与之，乘其势而更汗之，汗自漐漐，邪不留矣。

程批：大汗出，脉洪大，热必盛，可复用桂枝否，是有疑问（时希按：大汗后热不衰而反盛，脉又洪大，其阳明伏邪，为温所引发者颇多，宜清理，不宜复用辛温，温热病常见此变也）。

形如疟，日再发，何以不用柴桂各半反用大汗后所忌之麻黄，尤为可疑。柯氏随文注解，似言之成理，付诸治疗，可用否耶。（大汗出、脉洪大，热必盛。可服桂枝汤乎？何氏言其为阳明伏邪，极是。详《伤寒论歌诀》阳明篇，程师言之详矣！屏识）

原文：发汗过多，其人叉手自冒心，心下悸，欲得按者，桂枝甘草汤主之。

程批：叉手自冒心，形容妙极，此症余每每遇之，依法治之极效。乃叹仲景千余年前经验，今日遇之，若合符节，则得益不浅。故论中各方，合者其应如响；若其不合，或深晦难明者，必非原文。（正教人读《伤寒论》方法。屏识）

原文：服桂枝汤，或下之，仍头项强痛，翕翕发热，无汗，心下满微痛，小便不利者，桂枝去桂加茯苓白术汤主之，小便利则愈。

程批：有头项强痛，热而无汗，何以去桂？小便不利，利则愈，亦当用桂，桂能助气化。论内论外，均不可去桂。今去桂反加术，术与无汗发热不宜，亦与小便不利无大用，一加一减，与见症不合，其必有误也。若用五苓散，则尚合病机。此条可存疑。柯氏望文生义，乃注家之通病，不足从。（程师点睛之笔，于症于理均甚切合，与随文敷衍者，不可同日而语焉。屏识）

后有"太阳病下之后，脉促胸满者，桂枝去芍药汤主之"一条，与此相参，此条之误益显，余疑此条亦桂枝去芍药汤之类。

原文：太阳病外症未除，而数下之，遂协热而利，利下不止，心下痞硬，表里不解者，桂枝人参汤主之。

程批：桂枝解表，参术姜草即理中也，理中温里，表未解而虚寒下利者宜之。则心下痞硬，亦系中阳痞塞之虚痞，故能用此方。惟"协热下利"一症则大不相符，若照协热下利而治，则下条葛根芩连为最合。是当于苔脉无热象、有虚寒之状者，始可用桂枝人参汤耳。（程师切合实际，若"协热下利"，岂有用桂枝人参汤之理，《伤寒论》代久代湮，不无残缺。当与苔脉无热象、有虚汗症状者，方与桂枝人参汤合辙。屏识）

原文：太阳病桂枝症，医反下之，利遂不止。脉促者，表未解也，喘而汗出者，葛根黄连黄芩汤主之。

程批：此汤乃协热下利之要方也。原文乃不涉及协热症。其"喘而汗出"一症，亦与此方不符，可疑之至。协热下利与喘而汗出二症，似宜于两条中对易乃合。然总当于临症时活法变通：如见热利之状而表不解者，即用葛根芩连汤；或见虚寒利下而表不解者，则桂枝人参汤。读书须灵活会意，当游心于本文之外，勿为本文所拘也。

柯注：上条脉症是阳虚，此条脉症是阳盛；上条表热里寒，此条表里俱热；上条表里俱虚，此条表里俱实。同一协热利，同是表里不解，而寒热虚实攻补不同，补中亦能解表，亦能除痞；寒中亦能解表，亦能止利，神化极矣。

程批柯：此段解得极清楚明晓。惟乃就方求理而立说，若从脉症言，则正是喘而汗出与协热下利，足以辨别之要症与方治之虚实不符，未能作为确据。当

参之于舌：苔黄腻者协热，白滑者虚寒，症不可据时，察舌足补原文之不及。（言之极是，真辨别湿热虚寒之南针焉。屏识）

原文：太阳病下之，微喘者，表未解故也。桂枝加厚朴杏仁汤主之。喘家作，桂枝汤加厚朴杏仁佳。

程批：厚朴杏仁皆化饮下气之品，上气之由痰水者宜之。若表邪闭郁，肺气不宣而作喘者，非麻黄不可。柯注谓"喘随汗解"不合，盖喘可由下气化饮而解。（神来之笔，虚实表里判然，屏识）

原文：伤寒脉浮，医以火迫劫之，亡阳必惊狂，起卧不守者，桂枝去芍药加蜀漆龙骨牡蛎汤主之。

柯注：伤寒者，寒伤君主之阳也。以火逆劫汗，并亡离中之阴，此为火逆矣。妄汗亡阴，而曰亡阳者，心为阳中之太阳，故心之液为阳之汗也。

程批：《内经》以心为太阳，阳中之阳主之。伤寒先伤太阳，故君桂枝，色赤通心阳也。世多谓太阳为膀胱寒水之经，惟柯氏只眼独具，以太阳为心阳，此言发人所未发，可谓千古一人。

心主脉，血中之温气即心阳也。寒束血脉，郁生寒热，故为伤寒。桂枝亦血分药。人谓桂枝入卫不治营者，大谬。且伤寒误下，每结胸中，渐下至胃府，再及脾肝肾脏，亦由上及下，何以初见太阳病，反在下焦膀胱，亦非圆通之论。若从心为太阳立论，则合矣。

凡病同气相从，则一发难收；逆类相反，则抵抗支撑。寒为阴邪，阴来犯阳，故伤心阳，相逆也。故层层抵抗，不易入里，心阳旺者可以逐邪外出。故太阳病若非误治，有可以自已者，有始终在大阳一经者，即传经入里，亦必渐次而入。若阴邪从阴，直中三阴之症，同类相从，一发不可收拾，数日数时之间，大有变化矣。以此而论，则太阳之邪，非伤膀胱寒水之经，甚明。（精彩文字，发前人未发，非熟读经书，焉能有此大彻大悟哉。屏识）

泻心汤症

程批：各泻心症与湿温三焦症相同，以病邪留连三焦者，必夹湿热也。泻心各方虽有差别，然大法不出"苦泄辛开"四字，以黄连、黄芩、干姜、半夏四药为主，依寒热虚实偏重之症，加减用之，而成各泻心汤。如辛开则主生姜，降逆则主半夏，虚则用人参，实则用大黄，寒则加附，热多则偏重芩、连，寒剧则加姜、夏，随症加减，以方为主，以药为用。原文所主，有合有不合，则古文残缺者多，勿拘拘也。若必依本文所主者用之，反生换步荆棘之艰，只须悟得其法则可矣。

原文：伤寒中风，医反下之，其人下利日数十行，谷不化，腹中雷鸣，心下痞硬而满，干呕，心烦不得安。医见心下痞，谓病不尽，复下之，其痞益甚。此非结热，但以胃中空虚，客气上逆，故使硬也。甘草泻心汤主之。

程批：此医乃当时之他医误治之后，由仲景以此方治之愈，故记此。此非假设，乃真实之医案也。吾故谓仲景之《伤寒论》，乃记录实事之作，而非向壁构论之书也。

原文：心下痞，按之濡（此句下，柯氏加文曰："大便硬，而不恶寒，反恶热"），其脉关上浮者，大黄黄连泻心汤主之。

程批：此条乃热痞之重者，方极佳，如确属热痞，无不效者。余曾治一热痞，食入口即吐，苔黄厚，脉实。投此方，覆杯而瘥。

柯氏所加三症状及注均极是可取，经验之谈也。余疑此等处必有阙文，凡遇本文方药与症状不合者，但当以方为准，依方药之配合中，以求症象；还须从大法中参考，通盘比看，勿徒恃本条文字，强为设辞以辩，将错就错，空言无补也。柯注末段云："勿以断简残文，尊为圣经而曲护其说，以遗祸后人也。"其言颇足警人。（时希按：注读古经文，其要有四：一注释，二旁征，三辨讹，四改正。然不当擅改原文，削古人之书，以就一己，当保存经文，以其历久而能存，须保留其面目也，只宜自作按注附后，如三四两者，即当如此。若柯氏将"大便硬"等十字挽入原文，字体亦不稍小，后世岂不使人误作经文乎，方法不可取）（程师治学，注重实际，原文仅"心下痞，按之濡，其脉关上浮者，大黄黄连泻心汤主之"。程师肯定此条文乃热痞之重症，方极佳，盖以方测证法也。疑此处必有阙文，凡遇本文方药与症状不合者，当以方为准，依方药之配合以求症象。故其赞同柯氏加"大便硬，而不恶寒，反恶热"三症，并证之以亲身效验，"余曾治一热痞，食入口即吐，苔黄厚，脉实。投此方，覆杯而瘥"。如此读书，能得诊中三昧，正教人以规矩方圆焉。屏识）

原文：心下痞，而复恶寒汗出者，附子泻心汤主之。

柯注：心下痞下，当有"大便硬，心烦不得眠"句（时希按：柯氏又将此八字加入原文中，以其不合，故不录入），故用此汤。夫心下痞而恶寒者，表未解也。当先解表，宜桂枝加附子，而反用大黄，谬矣。既加附子，复用艾、连，抑又何也。若汗出是胃实，则不当用附子；若汗出为亡阳，又焉用芩、连乎。许学士云："但师仲景意，不取仲景方。"盖谓此耳。

程批：恶寒汗出，是表阳亡也；中有痞结，属于实热，而表阳又亡，是表里虚实不同，寒热又异，最为难治。此方用药服法均有妙义，而柯注不能阐明其妙，反言其误，柯氏解人，何以拘泥如此。心下痞而恶寒汗出，乃阳虚之痞；苔必黄，余均热象，寒热夹杂，故用附子泻心。若心下痞而恶寒，其苔必白，余无热象，故用桂枝加附子，其里寒热不同，以苔可辨。（辨证毫发不爽，以苔为据，最切临证实用，屏识）

附子泻心汤为诸泻心法之最佳者，最须记诵。寒热夹杂，虚实并见，症愈复杂，治之最难着手。附子泻心汤药仅四味，而寒热合用，虚实并顾，面面俱到，依此举隅，可以悟一切夹杂之治矣。

附子下注"别煮取汁"四字，人多忽之，实则大有深意。合煮则寒热之性两减，而其力不全；故分别煮取汁而合之，使得各行其力也。凡一切虚实夹杂、寒热复用之药，要使各行其力者，均可用此法。仲景书重在法，后贤书多言理，理是空谈，路路可通，而有时过涉玄奥，则无补于实用。法有一定之则，临症时得此法，即能分别用药之权，可以愈疾于危重，此理论必须出之积有经验之医，乃为可贵而可学耳。（理会经方圣法，细微若此，从熟读经书，五十年临证实践中得来，不可草草读过。屏识）

栀子豉汤证

原文：阳明病，脉浮而紧，咽燥口苦，腹满而喘，发热汗出，不恶寒反恶热，身重。若发汗则躁，心愦愦而谵语；若加烧针，心怵惕，烦躁不得眠；若下之，则胃中空虚，客气动脉，心中懊侬，舌上胎者，栀子豉汤主之。

程批：此条与"阳明脉症"下篇第一条同法，亦三焦病也。本文禁汗、禁火、禁下，与少阳同，故柯氏注云"此阳明半表里证也"。惟云阳明之半表里证，则义不大合。盖在表之半表里证，即少阳经之小柴胡证也；在里之半表里证，即三焦募原府也，募原近于胃府，故并入阳明病中。且伤寒亦由上及下，将下阳明胃府，必先经三焦地位，决无上病下病，越中而不病之理。故伤寒误下，重归胃府，轻则成胸痞泻心各症，即三焦病也，治阳明病遇肌热汗出不退，不可下，不可清，白虎承气均不能用，有用宣化三焦如近世三仁汤之类而得效者，即所谓阳明之邪以三焦为出路也。栀子豉不是吐法，乃轻宣解郁，透达三焦之法，与三仁同意，三仁近下，栀子豉近上而已。（胸中沟壑万千，识证明理，别具慧眼，发前人所未发，惠后学之无穷，仰为宗匠，非虚誉焉！屏识）

柯注：怵惕懊侬之象，皆心病所致（时希按：心中懊侬乃胸中懊侬之互词，言部位，不指心脏也。如胸痞用泻心法，此心字亦指胸中之意），故当以舌验之。

舌为心之外候，心热之微甚，与胎之厚薄，色之浅深，为可征也。

程批柯：舌上胎乃黄白胎，即夹湿之明证。胎乃气分病，气分湿热留恋三焦，故汗、下、火均禁，吐亦非法。舌胎与心无干，柯注误。（分析辨误，一语中的，非伤寒大家难为焉。屏识）

柯注：惟有吐之一法，为阳明表邪之出路耳。

程批柯：栀子豉乃宣透法，并非取吐，看原文之各症，便知非一吐可除者。（豆豉透邪，栀子清三焦浮越之火，本草言之详矣。屏识）

原文：若渴欲饮水，口干舌燥者，白虎加人参汤主之。

程批：此清法也，为阳明里症有热无结者之正治。盖燥屎未必热病皆有，若初患病时大便已通，或素来慎食，肠中无积食者，邪虽入里，无可搏结，则为白虎症。（证因病机，明白晓畅，园丁既久，好为人师焉。屏识）

柯注：咽燥口苦恶热，热虽在里，尚未犯心；愦愦、怵惕、懊憹，虽入心，尚不及胃；燥渴欲饮，是热已入胃；尚未燥硬。

程批柯：懊憹等邪在胸中也，非入心，心脏清空，邪入即死，入心包亦神昏谵语矣。（时希按：柯氏以入心居入胃之后，即入血浅于入气，轻重倒置矣）（辨证之轻重，一语中的，无愧一代宗师，何氏得其亲传，故亦明白浅深轻重之辨。屏识）

原文：若脉浮发热，渴欲饮水，小便不利者，猪苓汤主之。

程批：上条是阳明正法，此条变症，因上条之症而连出此症，以便辨认耳。上条为生津清热法，治津伤而有热；此条是育阴利水法，治阴亏而水蓄。症在疑似之间，恐有误认，以资比较也。其分辨法：除小便不利一症相同外，一大渴，一小渴；一大热，一小热；一脉浮，一洪数；一有口舌燥，渴之甚也，一则无之，渴之轻也。病本轻重悬殊，故症亦缓急有别。仲景随症立法制方，本无成见，后世注家造出许多大道理，反入玄虚。

原文：发汗吐下后，虚烦不得眠，若剧者，必反覆颠倒，心中懊憹，栀子豉汤主之。若少气者，栀子甘草豉汤主之。若呕者，栀子生姜豉汤主之。

程批：此条各症各方，均极效，仲景之经验妙法也。加甘草、加生姜，亦切中程度。原文第一语即云"发汗吐下后"，可见三法均已行过，不当再用矣。症见虚烦不眠、懊憹者，乃余邪伏热未尽也，何以知之？于其制方知之：用豉以宣透余邪，用栀以清伏热，方与病极合也。且豉入肾而栀入心，一则泻心火而下降，一则透肾水以上升，亦参有心肾交通之意，故于烦、于不眠、于懊憹，均极相合。少气则加甘草以缓之，呕吐则加生姜以止之，仲景于一药之加减，最有定义，遇症如此，则用此药，此等细微处最宜留意，即此可见仲景使用单味药之经验也。此条之症，日常见之，用此方法无不效者，可知仲景当时实遇此症，实用此方，实有此效，故笔之于书。后人遵用之，得力不少，仲景书之可贵，即在于此。后贤如无此经验，而妄加许多理论，观其言也，似比仲景晓畅，实则空中楼阁耳。（用豉以宣透余邪，用栀以清伏热，豉入肾而栀入心，亦参心肾交通之义，阐发方义细微如此，真好为人师者也。屏识）

柯注： 虚烦是阳明之坏病，便从栀子汤随证治之。犹太阳坏病，多用桂枝汤加减也。

程批柯： 此乃余邪，并非坏病，坏病重，不易治，余邪则轻而易治多矣。

柯注： 以吐易温针，以懊侬概愦愦怵惕，可互文见意。

程批柯： 本条言吐后，未尝言烧针，亦未尝言愦愦怵惕，则不当纠缠于第一条原文，"互文见意"之足云。

柯注： 栀豉汤本为治虚烦设，又可以治虚烦。以此治阳明之虚，与太阳之虚不同；阳明之烦，与太阳之烦有别矣。

程批柯： 此虚字乃连烦字言，不当分为两症，盖以对待实烦重症。此乃余热未清，非阳明实热可比，故名之"虚烦"也。

柯注： 首句虽兼汗吐下，而大意专指下后言，以阳明病多误在早下故也。

程批柯： 明明以汗吐下并言，何云专指下后，柯氏盖印定以栀子豉作吐法也，故撇却吐字，则可回护其用栀子豉作吐之论点矣。栀子用法亦有别，生用颇能作吐，今人多用黑山栀，则但能除烦，不作吐矣。

柯注： 心居胃上，即阳明之表，凡心病皆阳明表邪。

程批柯： 心居胃上，但不能谓之阳明之表，一为藏，一为府，岂有胃府为里、心藏为表之理。且巨太阳者心也，既云"阳明之邪与太阳不同"，又云"心即阳明之表"，矛盾之至。盖三焦有热，有熏蒸于胸中而影响心包之理，并非心脏自病，谓与心包有关可也，谓即心病不可也。（柯氏随文敷衍，程评一语中的，学问之道，于此可见一斑。屏识）

柯注： 若少气，若呕，又从虚烦中想出。

程批柯： 乃实事，非想出者，理可想而得之，法可想而得之，症不可想而得之也。"想当然耳"四字，乃注释家通病，治医而想当然，则以人命为儿戏矣。今日栀子豉症何其多，可见是仲景之实验实事。

原文：发汗，若下之，而发烦热，胸中窒者，栀子豉汤主之。

柯注：窒者痞塞之谓，烦为虚烦，则热亦虚热，窒亦虚窒矣。此热伤君主，心气不足而然，栀豉治之，是"益心之阳，寒亦通行"之谓欤？

程批柯：凡窒，终日不休者是湿热，时窒者是热。窒者，闷也，轻于痞。痞结有形，按之作痛；窒闷无形，按之不痛。一则湿热并重，一则无形之邪湿耳，故云虚烦。虚烦者，但热无物也。此症与痞同源，不过一有形，一无形；一湿重，一热重耳。虚窒虚烦不可误会为虚症，乃言无实之窒之烦，只能泻热，不可攻实之意。柯氏以窒为塞，故虚实不明；又窒闷无形，痞结有形之不分，故其注多矛盾处。（程师界定"痞"、"窒"与"虚烦"含义，分明：痞结有形，按之作痛；窒闷无形，按之不痛。一则湿热并重，一则无形之邪湿。烦者但热无物也，不过与痞同源，不过一有形，一无形；一湿重，一热重耳。省却无谓争端，一扫注家积弊，有功于后学。屏识）

虚烦二字为原文，虚热虚窒乃柯氏之言，然用字不当，滋生误会。此虚乃空虚之虚，非虚症之虚，云虚窒可也。无物而窒，则曰虚窒。云虚热则不可，此热非虚，不能用补，此方非补，人人可知，而谓热伤心主，心气不足，是真解为虚病矣。前云栀豉是吐法，今既心气不足、吐伤心阳者，岂可复用吐法耶。栀豉而能益心阳，置桂附于何地？不徒矛盾，亦属千古奇谈。"寒亦通行"一语，苦寒清心热，不知如何能行心阳耶。

原文：下后更烦，按之心下濡者，为虚烦也，宜栀子豉汤。

程批：心下濡软乃对痞块作痛而言，可知其烦其窒乃属于热，非有实结也。但去其热，则烦窒自除矣。

原文：阳明病下之，其外有热，手足温，不结胸，心中懊憹，饥不能食，但头汗出者，栀子豉汤主之。

程批：误下邪结于胸者为结胸，邪陷胸中者为胸痞、为懊憹虚烦。三症同一误下，且同在胸中，所不同者轻重之分。结胸最重，胸痞次之，虚烦懊憹之症最轻。因于热同也，所不同者则结重、结轻、无结之别。故辨症用药亦以此为准。

原文：伤寒五六日，大下后，身热不去，心中结痛者，未欲解也，栀子豉汤主之。

程批：此条之结痛须留意，乃热痛，非实痛。痛能按，不拒手也。结字乃作郁结解。乃下伤热结胸中而痛之简文，非实结、结胸有物之结也。何以知之，以其仍用栀子豉汤耳。若真有结，此方不中与之，与亦不应。其苔亦不同，实结者苔根黏实而厚,热结者苔根浮而薄;色黄虽同,实结则老黄、焦黄、糙黄,热结者但鲜黄或嫩黄。若下伤阴液者,舌中且有剥象及边红也。

原文不曰结痛在胸中、胸下或心下,而曰心中者,可知非指其形,乃病人自觉之象也。凡结胸、胸痞所云胸满痞痛、心下痞硬满等,均指其症状之可征者,而此病人自言心中结痛之象,则非按诊可征也。(中医辨证,重在色脉,望色者在精气神,览人之总体,查舌验齿则在局部,然辨症难明处,每借重于舌苔,质之胖瘦老嫩,色之淡红、鲜赤或紫,或剥或裂,苔之厚薄黏腻,色之黄白、积粉、焦黑、润枯、有津无津等。程师于湿热、伏气、湿温辨析中,已有详文。屏识)

原文:服法:分为二服,温进一服,得吐,止后服。

程批:服栀子豉并不人人作吐,而不能作吐为多。若系作吐之剂,则呕者加生姜一方,必不合用,因欲止其呕,故用生姜,复用吐方,岂非自相矛盾。必去栀豉而另用生姜半夏矣。故言吐者是偶见,非此方能催吐也。且三焦湿热郁结之症,固自能作吐,不以药而吐也。

原文:伤寒,医以丸药大下之,身热不去,微烦者,栀子干姜汤主之。伤寒下后,心烦腹满,起卧不安者,栀子厚朴汤主之。

程批:同属下后,而各不同。若大下后脾阳欠运,而寒湿与热混凝者,栀子干姜苦寒泄热与辛温横散并用;若下后热陷,湿热结而作满,栀子与枳朴同用,以开满与泄热相配。(辨证细致,毫发不爽,教人以规矩方圆焉。屏识)

原文:伤寒身热发黄者,栀子柏皮汤主之。阳明病,无汗,小便不利,心中懊侬者,身必发黄。

阳明病被火,额上微汗出,而小便不利者,必发黄。

阳明病,面合赤色,不可下之,必发热色黄,小便不利也。

程批:数条言发黄之症陷,因虽不同,而小便不利之症则同,可知黄与小便极有关系。小便不利,则湿热之下流膀胱者,既不为汗泄,又不能从小便出,湿热留而无处出路,则溢于肌肤之间,郁而发黄矣,故发黄诸症均见小便不利。若小便利而清,反发黄者,为虚黄,栀子柏皮汤决不可用矣。以上数条本文甚明白,尤以点出必见小便不利一症为眼目,已无须注解。柯氏注诸黄条,均谓属于津液枯耗,甚至谓头汗为心液竭,小便不利为肾液竭,变实为虚。若然,则已虚极险重,岂栀子柏皮所可治耶。发黄为湿热留恋所发,并非液竭;小便不利即湿热不行之明证,亦非液涸之小便少可比。柯氏故为高深,置栀子柏皮之苦寒渗热于不顾,而恣谈液竭,其说难圆。(点出注家通病,为訾尚空谈者戒!屏识)

瓜蒂散证

原文：病如桂枝证，头不痛，项不强；寸脉微浮，胸中痞硬，气上冲咽喉不得息者，此为胸有寒也。当吐之，宜瓜蒂散。

程批：吐者吐去有形之邪，如痰食之类；若无形之邪，如湿热、如寒气，非吐可去也。本条胸有寒，此寒字乃寒而停痰停食之义，故可吐而去之，此伤食似伤寒之症也。揭出头不痛、项不强，知非表邪之桂枝确证，其胸痞气冲，一起即见，不关误下，故知停食在上脘，乃行吐法。若伤寒夹食，在中下焦者，又非吐可治也。

原文：病人手足厥冷，脉乍紧者，邪结在胸中，心下满而烦，饥不能食者，病在胸中。当吐之，宜瓜蒂散。

程批：脉乍紧者，忽然而紧也。脉忽紧、手足厥冷，此暴厥之象也。看其心下烦满，饥不能食，故知病在胸中，乃食阻于上，心阳被遏之食厥。故用吐法，去其有形之邪，则胸中阳气自得流通，四肢可温矣。柯注多误。

原文：少阴症，饮食入口即吐，心中温温欲吐，复不能吐；始得之，手足寒，脉沉迟者，此胸中实，不可下也，当吐之。若膈上有寒饮干呕者，不可吐也，当温之，宜四逆汤。

程批：此条文中有缺字，故滋误会，然以方参之，亦可得其大半。综其大意，只在胸中实一症，实在胸中近上，故可一吐去之。

又举例少阴症亦有膈上寒饮一症与上文欲吐不得吐之胸中实相类，故以相类而并合言之，则只宜温之，不可下也。柯氏误解极多，"温温"二字乃形容词，与泛泛、漾漾欲吐之状俱同，而柯氏乃解作"心下温，即欲吐，温止则不欲吐矣"，则直以"温温"作温热解，与泛泛欲吐不吐之象大悖。（时希按：此条是仲景举少阴病可吐与可温不可吐两种疑似症，以与栀子豉之可吐症作比较。《伤寒论》中此例甚多，乃最好之辨症法也）

原文：太阳病当恶寒发热，今自汗出，不恶寒发热，关上脉细数者，以医吐之过也，此为小逆。一二日吐之者，腹中饥，口不能食；三四日吐之者，不喜糜粥，欲食冷食，朝食暮吐，以医吐之所致也。

程批：关上脉细数，胃已伤矣，故知其为吐后坏症。轻则饥不能食，重则朝食暮吐，喜冷食，所谓胸中残火，腹内沉寒之除中绝症矣。此言不当吐而吐之各种变症。（时希按：仲景于用吐法如此谨慎，极言"吐之过也"、"吐之所致也"等误吐之害；又如少阴病一条"不可吐也，当温之"；服法中"不吐，少少加"，"诸亡血虚家，不可与之"，反复叮咛。谆谆之意可师）

原文：太阳病吐之，但太阳病当恶寒，今反不恶寒，不欲近衣，此吐之内烦也。

柯注：上条因吐而亡胃脘之阳，见其人之胃虚；此条因吐而伤膻中之阴，见其人之阳盛。前条寒入太阴而伤脾精，此条热入阳明而成胃实，皆太阳妄吐之变证。

程批：柯注甚是。惟此症亦有阴躁者，仍是阳亡之象，若作阴伤治，必死，当以脉辨之耳。

第二章 温 热 汇 要

第一节 温 热 碎 记

何时希 整理

碎乱者，无章次，无系统，随笔之类也。维杰识浅，对此未为专门，不敢为洋洋巨著，而饫问程师口说，碎记甚多，故云。

一，温热论治。叶香岩氏分气血营卫四者（或称为四传、四层、四柱、四主者），学者索之，亦或证之，以卫之部只初起表症，气之部所赅甚广，而营之与血则未易泾渭分清也。[愚谓凡病温热而见壮热、衄血、尿血、便解黑亮如漆者，或肌肤瘀斑散漫等血热妄行者，可谓热入血分，叶氏"到血直须凉血散血"一语，可谓切中要害，即西方医学所谓热病而见毛细血管内广泛出血（DIC）者是也。生长在（1667—1746）年间的世代名医，能预见三百多年后的现代医学学说，堪称旷世奇才。程师啧啧称奇，赞赏有加，非牟然焉。屏识]吴鞠通氏分上中下三焦论治，则简而不详，或有谓当二者参合，以由外及内之四传为经，以由上及下之三焦为纬，如是则分析既较纷杂，证治难免混淆矣。师意仿伤寒之例，以六经分治，而不遵六经传变，乃稍改其顺序，并非另起炉灶，而使人耳熟能详，论治较易着手。

二，温病分经论治（沿用叶氏顺传逆传名词）。

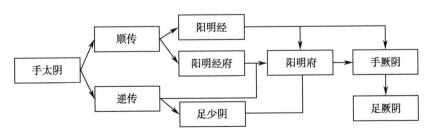

温邪上受，首先犯肺，手太阴也，桑菊饮、银翘散等。血络伏热者，逆传心

包,手厥阴也,犀角地黄汤等。肾阴先伤者,逆传于肾,足少阴也,定风珠、阿胶鸡子黄汤、三甲复脉汤等。

胃素有热者,顺传阳明经,此为常也,白虎汤、竹叶石膏汤。

阳明热盛,而有血络症状者,黑膏汤。

阳明经邪极盛,则邪陷于心包,紫雪丹、神犀丹、清宫汤、牛黄清心丸等,此一道也。

阳明经邪不解,传于经府之间,栀子豉汤、枳实栀子豉汤等。

大肠有结者,传为阳明府实,三承气汤。

府热极盛,燥屎内结,浊气熏蒸心包,亦用三承气汤合牛黄清心丸、至宝丹等,此又一道也。

二者传变极地,均引动肝风,足厥阴也,三甲煎、羚羊角散、石决、天麻、钩藤、地龙等。

三,湿热分经论治。

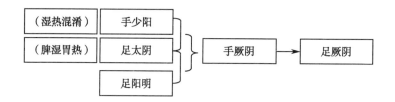

足阳明

伏邪从中道发,三焦暮原,手少阳也,热重者,银翘散等,湿重者,三仁汤、四苓散。

湿尤重者,须兼治脾,足太阴也,三妙丸、平胃散加黄芩。湿重而热不重,但困脾而不致蒙蔽心包者,此又一种也。

足太阴湿重,足阳明热重而目痛者,苍术白虎汤。

少阳湿热蒸心包,至宝丹合菖蒲、远志、郁金等,此一道也。

阳明热盛,邪陷心包,牛黄清心丸合温胆汤、半贝丸等,此又一道也。

二者传变极地,均为足厥阴,治同温热。

四,温为阳邪,阳明属燥金,故温邪顺传,必归阳明,是气分有伏邪也。阳明分经、府二者,经邪不解,传于胃府,燥屎内结,依伤寒例入府则不传,若见神昏谵语之手厥阴症者,是非传也,乃府垢积秽之气熏蒸于心包也。与阳明经而直陷心包者不同,纵见象同而治法各别。盖一则有热无结,开陷邪而清心透气,辛凉开窍为主。一则但治其所从来，下积结而昏蒙可醒矣。是故经邪直陷心包，与府气熏蒸心包，开与下不可混同也。

五，叶氏有温邪逆传心包之症，然犹有逆传于肾者，其症发热二三日，即见神昏肢动，舌瘖舌绛，耳聋目盲诸危象，以其肾虚于前，邪舍极深，即《内经》所谓"冬不藏精，春必病温"之症也。精夺于下，则无以涵肝；阴竭于内，则无以济热。邪舍既深，内又极虚，遂无托邪之力，不若开窍之药有速效，而扶阴之品，则无急功也。

六，湿温邪从中道发，其始因有表邪之引动，然治法重在开湿，其次透邪，亦犹温热之重在清热也。湿温之象，以口甜、渴喜热饮、胸闷、泛恶为主症。而尤着眼在舌苔之黄、白、厚、薄，以验湿热之轻重；胸间结痛或痞闷，以辨湿热之结不结，此是湿温家正法眼藏。

七，舌苔乃肠胃三焦陈莝污浊之气熏蒸所变，发热时尤为显著，内伤之异亦应之。辨舌之法：察苔腻之厚、薄，以辨邪之多少；察色之白、黄、灰黄、老黄、灰、黑，以辨寒热；其形有糙、干、滑、润；其体有光剥如镜、抽剥、碎剥、花剥、红星、冰裂、川裂、皲裂、萎缩、厚、胖等；其质有淡、红、绛、紫、青、黑，以辨阴虚阳虚，及寒热深浅；部位则前、中、后变以辨上、中、下三焦；舌尖及中、边以辨心、脾胃与肝胆。苔、色、形、体、质、部六者，殆为舌诊之粗浅易晓者耳。尝见有黄腻带灰之苔，投泻心、陷胸合法，湿热并化而胸实痛（湿热胶结之象）即止者。见黄苔而舌边尖红，知热邪将入血分，投黑膏而清者。见糙腻垢腻之苔，投承气下之，而昏蒙即醒者。见焦黑干硬如木炭之舌，投沙参麦冬汤、犀角地黄汤，一剂而舌见红活，昏蒙亦醒者。热病之于舌诊，关系至重也。叶氏辨之最精，后世多有专著，兹不具论。

第二节 伏气浅解

何时希 整理

自来论温热者，有伏气外感之不同，学者蜂起，各抒宏见，犹兰亭之聚讼，莫得其一致，此而不决，实医界之大惑。余承师说，以为温热大证，固无一不从伏气来者，惟其发也，必有外感以引动之。《内经》之先伤后病，四季皆有。温疟之寒藏骨髓，暑汗乃出；瘅疟之肺素有热，后感风寒。《伤寒论》所谓旧有伏气，古之人皆已有之矣。有先伤，有后感，有伏邪，有诱因，非一次感邪可成也。治之以疏解。寒多药用辛温，热多药用辛凉，体若燔炭，汗出而散，轻者一剂，重者二三剂，期不出二三日必愈矣。乃有依法治之，热已淡矣，淡而复高，热已退矣，退而复起，而发瘄，而发疹，诸危象以次而递呈者，则伏气为患也。初起即行疏解，应无失表之虞，亦无误下之害。设为外感，决不致复热之机矣。盖病如此，治如此，其效亦应如此也。乃有一汗而病解者，有解已复作，绵延时日，一候二候，以至三四候不等者，则其中必有不同者在。不同者何，则一为单纯外感，一则内蕴伏邪耳。

　　单纯外感者，外感一汗而除。内蕴伏气者，伏邪蕴藏已久，本蠢蠢以欲动，适逢外感引诱，故一发而炽矣。吾尝譬之：伏气如油，外感如火，无油之火，转瞬熄矣，无火之油，澄清不动，以火引之，熊熊如燃，油愈盛而燃愈炽，油愈多而燃益久。伏气愈重则热愈高，伏气愈深则热愈久，其所伏之轻重不一，深浅不同，部位、时日亦各有异，故其所延之候期无定，病发之轻危亦无定。又错综以体气之虚实。人谋之臧或不臧，故变化百端，以人而殊，唯热发自里，非由外传，则定而不易者也。

　　伏气之来因，早见于《内经》。云："冬伤于寒，春必病温。"又曰："冬不藏精，春必病温。"病受于冬日，而发于春，为言伏气之嚆矢也。精不藏者，邪伏于肾，以此推之，则空虚不足之地，皆能蕴伏成温矣。则其余三时五气之邪，皆能蕴伏成温矣。四时温热，均以此例，惟其能伏之处不同，又各随人之体气为转移，而以冬不藏精，蕴藏于肾者为重。不藏精者，肾阴先夺，故有症起三日，即见舌干绛、肢蠕动、音瘖而耳聋目盲者，非大剂育阴滋水不为功，此伏气之至深至重者也。其余在营者多伏血络，在气者多伏三焦，而以伏三焦募原者为最多。盖伏气之来，先由口鼻吸入，故多蕴藏于三焦，而内连于肠胃也。其在气分者多挟湿，外发为白瘄，内结为痞满；在血络者多挟热，外发为红疹，内陷为昏蒙。故风热症重者，多冀其透瘄疹，瘄疹外出，可以分其邪势而彻其炽焰，故疹见而昏蒙可醒，瘄透而则痞满可松，其为内伏外透之象同也。瘄有见七八次，疹有见二三次者，如抽蕉，如剥茧，层层外透，其蕴深者其次数亦多，热势亦依此为轻重。若非伏气为害，何能至此。

　　叶氏《外感温热论篇》，其论证论治，透彻详明，合于实用。唯非自撰，乃口述而门人笔录，其定名文理，究有未妥。如外感温邪，首先犯肺，其症不过发热咳嗽，寻常伤风感冒，小症而已，何至于留恋三焦，顺传胃府，而大热烦渴不解；更何至于逆传心包，一转而遂神昏谵语，如是之重耶。不知首先犯肺者，外感也，其气分伏有温热者，则有三焦胃府症，血络蕴有伏邪者，则为热蒙心包证，亦属外感引动伏气，并非由肺而顺传或逆传也。盖外不感邪则伏气不能自发，内无伏气则仅为寻常感冒，不能成大症也。故其所谓传变，非传亦非变也，乃蕴发耳。更无所谓顺逆。徒以邪有在气在血之殊，而发为症象或轻或重之异焉。准是则温热之成因，谓为外感引动伏气则可，谓为外感传变来温病则不可（当设想书所谓传者，非自外而入，乃诱发之同义语。屏识）。谓有外感温病，而无伏气温病，更断断不可也。程师平生对叶氏十分心折，但更注重于临床，如程师遗著《书种室歌诀二种》阳明篇——阳明病大旨，歌曰："阳明为病胃家实，热实邪盛在胃肠，正阳阳明乃自发，自发热势病鸱张。"（歌词简约，且重声韵。程师引原文表白："原文曰：病有太阳阳明，有正阳阳明，有少阳阳明，何谓也？答曰：太阳阳明者，脾约是也；正阳阳明者，胃家实是也；少阳阳明者，发汗利小便已。胃中燥烦实，大便是也。"程师注：此一条分别甚清，以胃家实属正阳阳明，且与脾约、大便难鼎立而言。"自发热势炽病鸱张"下，程师注文更为明白："凡阳明病自发之症，即所谓伏邪从肠胃蕴发是也。其来骤，其势炽，观其症象自可明了。如服桂枝汤后，骤现大渴引饮、烦躁壮热之白虎汤证，即伏邪蕴郁自发者。"再如原文："病有得之一日，不发热而寒者何也？答曰：虽得之一日，恶寒将自罢，即汗而恶热也。"程师注文："此系阳明自发证候。"玩其中"恶寒将自罢，即汗出恶热"两句，便可见是动而发者。引此二条，以明所谓正阳阳明自发之症，亦有先见太阳者。屏识）广之，则伤寒太阳病，外感也，无伏气不传，其传少阳、阳明及三阴者，均诸经有伏气也。故伤寒以两感为重，两感者，并非同时而感，则先感者伏邪，后感者新邪，内外相引而发也，虽蕴寒伏热各有不同，其为伏邪则一。（精妙极论，真传世之佳作也。屏识）。

　　昔人于伤寒、温热之缠绵难愈者，每以为治之不善，致使表邪传里。吾于亲所历者，师友所传者证之，始知其不尽然。无伏气者，表未彻，亦不过稍延时日，决不致骤增剧变，有伏气表未彻固变，表已彻亦变，故汗出身凉而渐次蒸蒸复热甚多，更有一候二候身热已清，大便亦通。密室深居，无复感之机；谷食不进，无食复之害。反反复复身热者，此能谓之外感未尽耶？表邪传里耶？若非伏气深匿，蕴而透发，则何以作解？盖非特经论之有据，尤临床所常遇，识者或不河汉吾言。（清末柳宝诒医案中，尤多伏气病案，每以生地、豆豉同捣，玄参配青蒿、桂枝三五分泡水炒白芍等配伍成方，使伏邪透达气分而解。屏识）

第三节 湿温辨治

何时希 整理

湿为黏腻秽浊之邪，易于凝聚（点破湿病玄机。屏识）。手少阳为决渎之官，尤为停湿之府。湿温重在湿热，尽人皆知，故治之一法，当全力以开其湿而化其热。湿质重，宜使下趋；热气轻，宜使上发。若热伏于下，湿遏于上，使热不得透，则昏蒙痉厥之变成矣。故治之当"开湿于热上，渗热于湿下"，此又一法也。

以上"开湿使下趋，化热使上发"一法，及"开湿于热上，渗热于湿下"一法，皆湿热尚未合化之治。若其湿热已经混淆者，病之变化较速，失治则湿化燥而伤阴，热化火而耗气，气阴既虚，肝风莫制，邪热因得乘虚而蒙蔽心包，手足厥阴同发，危险立至矣。湿热已结或未结，辨舌极要。苔腻厚而上罩黄色者，湿是湿、热是热也；苔黄腻厚，苔与色不可分者，湿热已经混淆合化也。

开化湿热之治，要在辛开、苦泄、淡渗三法。开湿宜辛，清热宜苦，予湿热以出路则在淡渗，药味配合，又须相互顾盼，而不偏倚。其可得而道者，略录如下：开上、宣中、导下三法：苦桔梗、枳壳、赤苓为一组；杏仁、厚朴、赤苓为一组；三仁汤中之杏仁、豆蔻、苡仁为一组，或杏仁、枳壳、通草亦为一组；杏苏散之苏叶、橘皮、茯苓；丁氏套方杏、蔻、桔、橘，则二者开上，二者宣中，而未及导下。二陈汤则苓、甘导下，橘、半宣中，而未及开上，四苓散亦同。无辛与苦之相配，如橘皮或生姜之配山栀，半夏或厚朴之与黄连，此皆辛香燥湿、苦寒泄热、药力差等之药对法也。导下如苡仁、通草、茯苓、猪苓、滑石、车前、泽泻、竹叶、灯心、生甘草等，轻则单用，重则合用，依于所需，而为偏重也。

用辛开苦泄法，以湿热合化，其义至少有五：（一）为热因热用、寒因寒用之从治法，以苦从燥化，燥与热为同气，苦寒之味主清泄。寒与湿亦是同气。同气则相从而不逆，不逆则易受，故借苦寒以清化湿中之热。辛香之药多燥，燥从热化，故借辛香以开湿中之热。苦寒之于温，辛香之于热，亦皆为反佐也。（二）配合同用之义，胜于单行。如见其苔厚而单任辛燥，则湿易化燥而伤阴；若因其苔黄而独用清热，则湿因黏着而难化。故单行者偏治之法，与湿热之混淆者不宜。（三）辛能开湿于热上，湿开则热能透；苦能渗泄于湿下，热渗则湿能化。湿不与热合，分化而两不黏着，则顽敌之势孤，负隅失固，可得各个击破矣。（四）三焦湿热，系交蒸而混合，与脾湿兼胃热症不同。彼湿与热不相混合，湿是湿，故可用苍术之类以燥之；热是热，故可用白虎之属清之。各行一是，并行而不悖。而湿热混合，必须苦辛相合而化之也。（五）以一味辛香，配一味苦寒，相对而用之，铢两宜称，气味相投，或相反以相成，或相须而相使。此相传上古雷公，魏吴普、李当之，及北齐徐之才等之药对法。书已失传，此辛香与苦寒合用之法，约略仿佛之。

甘淡利邪法，《内经》著之，故用苦辛合化之同时，必须佐以淡渗，既渗其热，又导其湿，庶湿热有其出路。小便先黄后淡，先烙热后清长，湿热下行，泄于体外，比大汗淋漓而湿不能去为有利，此湿温症最可喜之解邪法也。仲景于黄疸篇中重视黄从小便去，数数言之，百合病之愈期，且以小便时之症状证实之，利小便减湿热之出路也。然渗利甚则伤阴，治温以存津为第一义，故法取甘淡，淡不伤津，而甘能守津也。

脾为生湿之藏，故湿温症之湿重，又须兼燥脾湿，足太阳与太阴并治，如平胃散加黄芩，及三仁之类，此一道也。或太阴湿重与阳明热重者，则以白虎加苍术汤治之，此又一道也。此二者，皆湿热症湿热为重而不合化者之正治。

何谓湿热之结，盖湿郁则化燥，燥与热同气相从，于是如油入面，黏合而难分。症象为胸闷痞者，口甜腻苦，渴喜饮，旋即泛吐，苔黄腻等皆是也。以其未与燥屎相结，故不必下，下亦去燥屎而不去湿热，湿热乃无形之邪，下亦徒劳也。以其胶结混合，故无大燥、大寒之可投，惟有用苦泄、辛开、淡渗三法，以渐化导之。如是缠绵之症也生，七周，一二月，乃是常事。若鲁莽从事，燥则化风，下则伤阴，变化多端矣。程师尝谓："非耐心稳打，步步为营，不可以治湿温。"

湿温之治，重在清热，湿温之治，重在化湿，已如上述。其次要治法，厥在透邪；透邪之法，轻重亦殊等。总要其自始至终，时时汗出津津，乃见其表气疏通，伏气层层外透，方无内陷之虞。而伏气之动，必有新邪之引。伏气者，潜伏之邪；新邪者，诱发之因。故治病之始，祛新邪为主。祛邪之品，依次而重。辛温如荆芥、防风、紫苏、葱白、生姜、桂枝、香薷等。以其外束新寒，内实伏邪，新寒透之，伏热蠕蠕而动，治表之际，而已现咽痛、口干、目干、困顿、眠不安稳，非表寒应有之象，姜桂不宜触动。治表寒者，虽不知伏气之有无，均当慎之。辛凉如前胡、桑叶、菊花、薄荷、清水豆卷、淡豆豉等。洎夫新邪已解，伏气外透，则青蒿、葛根之透气，白薇、银柴胡之透血是也。其间诸法可合用、可单行，自在适证。

桑叶列为祛邪之品，或有嫌其力薄，盖亦有所验。尝见虚体外感，用桑叶二钱，而大汗出，改以芪皮、白芍而止。斯知昔贤所谓膏粱之体，表虚里实，藜藿之躯，表实里虚，其论非无因也。膏粱人入则温其居，出则调其衣，故表卫反疏，而肥腻厚味，填塞其胃肠；藜藿人栉风沐雨，玄府固密，清蔬淡饭，肠营乃薄。是以一则耐攻而不任表，一则不易开表而独畏攻。至于南人北去，易荏弱为坚强，北人南来，变刚健为柔弱，习之既久，饮食水土之移人，犹橘枳逾淮，可同化也。

痦属气，内结为痞满；疹属血，内郁为昏蒙。故痦见则痞满可开，疹显则昏蒙可醒。谋所以开之、醒之，醒之道则开湿透气、凉营透血二法是矣。三仁、温胆诸法属之透气，犀角地黄是为透血之正方，退一步则为黑膏。

痦为邪在气分。肺主气而合皮毛。肺气透宣，布痦亦易，每见咳一阵而痦布一层者。故湿温湿热见咳，切勿遏之，枇杷叶、桑白皮、葶苈之类，所当慎用。如咳不甚剧者，即以桔梗、前胡、蝉衣、牛蒡辈轻宣可矣。尝见程师治一湿温已数候，而处方不顾其咳，痦随咳透，咳随痦减。盖气分之伏邪，得咳而有透发之机，而肺经之邪，亦以痦而有解泄之路，病机如此，勿轻视之。

战汗者，乃邪在气分，多见于大便畅行，上下无阻，又必正邪相当之际，盖必具此三条件，始能战汗也。若邪胜于正，则正气无能抗衡而战；正盛邪衰，则无须于战；若正气已衰，则邪势猖獗，方尚乘虚而为，无所不为，更无战之可能。若邪已入血分，则所陷已深，亦必无战汗之事。事之难于凑合如此，故非每病必见，亦非人力所以强求也。既是正邪相当，无异背城而借一，故可一战而得汗而邪退，亦可一战得汗而阳亡，诚为转戾之关头矣。病已经旬，而忽然战栗，忽然大汗，又忽然肢冷疲极而为脱象，病家能无惊慌乎？首在医者临事有预见，嘱咐在前，又喻之以应有之警惕，使病家有所知而无恐，以免扰其战后疲乏之精神，而待其气阳之来复。若其脉微不复，冷汗不止，肢逆不回，斯为危征，当及时予以急救。如是，或得一战而胜，身凉脉静，汗止正复，乃为吉象也。

无论温病、湿温，其传变之末步，必以足厥阴肝为极地。其症先手指蠕动、循衣摸床，渐以手足抽搐、四肢瘈疭，石决、牡蛎、珠母、地龙干、龙齿等潜镇之外，必佐以杭菊、钩藤、天麻等清泄之品，以内外分散其风。继而昏厥不醒，角弓反张，舌卷而囊缩，斯已至重之候，非羚羊、玳瑁不可。壮热昏蒙，湿胜者至宝丹，热胜者紫雪丹，表热未清者神犀丹等，芳香以开窍也。

其由于热极生风，又当重在清热，如石膏、犀角；若湿热化风者，当开湿热，如泻心、温胆；燥屎化风，当通府，如大黄、元明粉；若其迁延时日，伤津劫液而动风者，则清热熄风之外，尤须佐以生津育阴之品，以滋水涵木，如五汁饮、三甲复脉、定风珠之类。

湿温大势解后，每见舌上花白糜点，名曰口糜，乃后期常见之症。此胃气虚而胃阴伤残，致无降逆之权，秽浊之气，因得上布于舌也。昔人谓为胃败不治，以洋参、石斛为主。因古方人参黄连石莲法，更着重于芳香降浊，如佩兰、建兰叶、藿香、荷叶、荷梗之类，及炒香枇杷叶、炒香荷蒂以升清降浊，陈仓米、炒粳米、长须谷芽以生胃气。

治口糜，或有用木香、砂仁、蔻仁、陈皮之类。气未尝不芳香，然而浊且味厚矣。当取轻香味清之品，以花露为最佳，盖为蒸汽所滴也，如香稻叶露之和胃醒胃，枇杷叶露之清降秽浊，蔷薇花露之清胃退热，入夏则白荷花露、鲜藿香露、青蒿露、鲜佩兰露、鲜荷叶露为尤得清香之妙，解渴以润肠，亦药物之上品也。

往见吾师诊一温热重证，身热无汗，大烦渴，引饮无度，面红，胸痞闷，投栀子豉合白虎一剂而愈。盖症似白虎，则见胸闷无汗；症似栀子豉，又不当烦渴面红；两方合投，自如桴应。法因常法，而辨之不易，记此以备一格。

尝治一温热症，见形寒发热、胸闷泛恶，始投桑菊、栀子豉、泻心等，身热减、恶止。而胸闷不除，乃用三仁、四苓、枳桔苓等开上、宣中、导下法。而烦渴胸闷仍甚，饮入时欲吐出，肢体转为疲重，转侧为难。因病势减退顺利，病者极信任，其业庖厨，常以深霄购菜，冒啸冲寒，寒冷入骨自解。余谓是当骨节酸疼，不当疲重也。偶思经文"身重不能自传侧"，不当属之太阴耶？脾主肌肉，湿重则身重而不疼，又加胸闷，饮入欲吐，伏湿之象甚著，故苔白腻。其烦渴而舌边红者，阳明有伏热也，热则引饮，饮而为湿所阻，故入而复吐也。遂以苍术白虎汤投之，一剂而身重减、烦渴止。此可证首说湿重者宜兼燥太阴，热重者宜兼清阳明，证治相符，故其效捷。

附：程门雪湿温遗稿

丁学屏　夏　玲　整理

湿温病大都发生于夏、秋之间，雨湿较盛之季节。病由感受湿热邪毒而起，亦称之为湿热病。薛生白《湿热篇》中，完全是湿温病证，湿温治法。严格而讲，湿温与湿热，应有所区别：湿温多有发热，且热势缠绵，不易化解；如身无发热，而仅有湿热症状者，则称为湿热。

湿温不同于湿热，以其湿热合邪，病势缠绵，治湿碍热，治热碍湿，往往温清两难，互相掣肘。且其间轻重缓急，最难恰到好处，故湿温为最最难治之病。

1. 主证　身热不扬，头痛恶寒，身重疼痛，脘痞不渴，苔白黄，脉濡缓。

头痛恶寒，身重疼痛，此与伤寒初起，似无二致，然伤寒初起，恶寒较甚，湿温则恶寒较轻尔，且湿温始恶寒后但发热。从病机而言，湿温恶寒，因阳为湿遏，与伤寒之寒伤肌表有间焉。湿温身疼痛，系身重而疼痛，不同于伤寒之身痛而不重。主证之中，以"脘痞不渴"四字，最关紧要，所谓不渴，系指口干不渴而言。"热盛阳明则汗出，湿蔽清阳则胸痞，湿邪内盛则舌白，湿热交蒸则舌黄，热则液不升而口渴，湿则内留而不引饮"，此为王旭高《湿热论歌诀》，便于诵习记忆，为临证之一助。

2. 机要　湿温病程冗长，缠绵起伏，湿为黏腻之邪，与热相合，更难速效，且其证候复杂多变，诊治非易。湿温重心，在脾胃三焦，盖胃为阳土而主燥，脾为阴土而主湿，湿热合邪，热归于阳明，湿归于太阴。三焦为决渎之官，行水道路，故宣通三焦气化，为治湿温要则。治湿温之难，难在湿热之间，孰轻孰重，不易掌握，因而化湿清热之间，最难恰到好处。

湿温传变，不外两途，邪从热化，化燥伤阴，传入营血，与温热并无二致；邪从湿化，耗气伤阳，不同于湿热。特以伤阴为多，伤阳仅见耳。

3. 治法　湿温治法，以化湿清热为首务，化湿之法，不外芳香化浊、苦温化湿、淡渗利湿三法。或单独使用，或合并应用，须视病情而定。有谓"湿郁上焦，芳香化浊；湿阻中焦，苦温燥湿；湿盛下焦，淡渗利湿"。未免失之拘泥，试想人身为一整体，未始有中焦湿热交困，而上、下焦安然无恙者，故叶天士别具只眼，谓治湿温，须重三焦。历来治湿温病案，亦每每芳香、苦泄、淡渗同用。

再者，湿郁上焦，芳香化浊，亦欠妥帖，就我所知，湿郁上焦，应以宣化气湿为主，如杏仁、蔻壳、瓜蒌、贝母、枇杷叶之类，才是上焦之药。

有谓湿温有汗、吐、下三禁，其实亦不尽然。湿温病势缠绵，往往汗出而不解，其热非汗法所能除，且屡屡发汗，病不去而津先伤，易致昏瞀、痉疭之变。或有鉴于此，列以为禁。若固有汗出不彻，邪郁在表者，亦未始不可发汗。湿为黏腻之邪，与热相合，胶固肠胃，原无形质，非燥矢结实阳明可比，若下之过早，易致洞泄不禁，故亦以为禁。如先有食滞，复为湿热胶固，而见胃肠燥结者，亦未始不可下，惟下之宜轻耳。湿温原为湿热交混，若早用滋阴，易致湿热胶固，病反不易泄化，故亦列以为禁。但湿温后期，热灼津伤，液随汗去，而见舌红苔黄者，亦未始不可滋生阴分。

4．辨治

（1）湿遏卫气：湿温初起，无论邪在卫分，或邪遏卫气，为时极短，极易解散，须分有汗、无汗，《湿热论歌诀》明白清楚，"阴湿伤表必无汗，恶寒身重目头痛，羌苍薷藿薄荷等，头不痛将羌活停"。但须补充胸痞舌白，否则与风寒郁表无别矣。药用辛芳利湿，稍佐温散表寒。若汗出仍恶寒者，亦须解表。《湿热论歌诀》："阳湿伤表自汗出，汗出不解身仍热，关节烦疼微恶寒，湿在肌表身重极，豆卷苓皮苍术皮，滑石藿叶鲜荷叶，通草桔梗等味宜，不恶寒者去苍术。"由此可见，湿邪在表，湿遏卫气，无汗用香薷、藿香，有汗用豆卷、藿香，恶寒用苍术。

（2）邪在气分：湿温病程冗长，缠绵起伏，绝大部分均在气分逗留。盖湿遏卫气，为时极短；邪入营血，证势危急，或急转直下，或经治向愈，为时亦短。惟有湿热混合，始终在气分留连者，身热有汗不解，热势起伏不定，苔腻胸闷，脉象濡数，小溲短赤，渴喜热饮，或渴不欲饮，最最淹缠难愈。

1）湿热未合：湿热未合者，有轻重之别。重者壮热多汗，渴欲多饮，舌苔白腻，须清热燥湿重剂，苍术白虎汤。轻者又有湿重于热、热重于湿之异。湿重于热者，三仁汤；热重于湿者，苡仁竹叶散加入透解之品，透发白痦，白痦为湿热出路之一。（痦非湿温所特有，湿热亦有发痦者，特以湿温长期汗出发热，较温热更易发白痦耳）

2）湿热混合：即湿中有热，热中有湿，热势起伏，汗出热轻，继而复热，口苦或甜，舌苔黄腻。化湿药偏温燥，犹恐助热；清热药多寒凉，虑遏湿邪。往往温清两难，互相掣肘。惟有苦寒清热、淡渗利湿一法，庶与病机相契。盖寒能泄热，苦能燥湿，且淡渗利湿，不致于助热。如杏仁滑石汤、黄芩滑石汤之例。若湿热胶结难解，舌苔已转垢黄，苦温化湿之品，所当禁忌。甘露消毒丹清热利湿解毒、芳香化浊，确是湿温邪在气分，始终可用之方法，习惯用12～15g包煎。

3）邪留少阳三焦：如热势朝轻暮重，或泛恶口苦，乃邪留少阳三焦，用小柴胡合三仁汤方法，或小柴胡合杏仁滑石汤。所谓小柴胡汤，仅取柴胡、半夏、黄芩3味，一般用银柴胡，热势较重者易青蒿。湿温忌发汗，宜透解，透解不用于发汗，如银柴胡、青蒿梗、清水豆卷等味，清水豆卷不同于大豆卷，无解表作用，只有透的作用，可连服数天。

4）湿热郁阻脾胃：如壮热无汗，或汗出不彻，胸中烦闷，脘腹痞满，口渴喜热饮，小溲黄赤，舌苔黄腻，则为湿热并重，郁阻脾胃，须透邪化湿清热并重，以王氏连朴饮最为的对。方中豆豉配山栀，轻清透邪，清宣郁热；黄连配半夏，苦辛通降,化湿清热;厚朴配芦根,苦温燥湿,甘寒清热并用;犹如苍术白虎汤中,苍术、石膏同用相仿佛;石菖蒲芳香化浊。全方苦辛通降,燥湿清热,兼以透解。诚为湿温邪在气分,湿热并重、表里兼治之良方。如再加入黄芩、滑石,则配伍有所转变。即:厚朴配黄芩,一苦温化湿,一苦寒清热;滑石配芦根,滑石利湿,芦根清热。须知配伍之妙,始能轻车熟路,驾驭自如。

5)湿热酿痰,蒙闭心包:湿热酿成痰浊,痰浊蒙闭清窍,身热不扬,脉象濡滑且数,神昏谵语,舌苔黄垢。

神昏谵语,有温邪逆传心包,痰浊蒙蔽心包,胃热熏蒸心包之辨:温邪逆传者,热势高亢,舌质红绛;痰热蒙闭者,身热不扬,苔黄垢腻;胃热熏蒸者,日晡发热,大便秘结,舌苔老黄或焦黄起刺。痰浊蒙闭心包,仍归属气分。所谓气分指以气分为主,并非与营分无涉,不过主次之分而已。辨证关键,在舌苔黄垢腻和身热不扬。治宜豁痰开窍,菖蒲郁金汤加减。菖蒲配郁金,芳香开窍;竹沥、姜汁豁痰开窍,力嫌单薄,应增入胆星、竺黄,以增药力;银花、连翘,清温解毒;竹叶、滑石渗利湿热;丹皮、山栀泻火清营。方中菊花、牛蒡,似与病情无涉,可去。须加玉枢丹泄化痰水,芳香通神,祛邪解毒。如用之无效,热重者至宝丹,湿重者白金丸。

(3)邪在营血:神昏谵语,动风痉厥,治法与温热大致相同。神昏者,清心凉营,芳香开窍;动风者,育阴凉营,清热熄风。然湿温邪入营血,系从湿邪化燥而来,尚有痰热逗留,故清心凉营、育阴熄风方中,务必参入涤痰开窍之品,如胆星、竺黄、菖蒲、竹沥之类,庶与病机契合。此外,尚有神昏默默不语,邪陷厥阴,痰瘀互结者,当用加减三甲散透邪化痰。

至于大便下血,有轻重之别。重者,血热炽盛,犀角地黄凉营泄热;轻者圊血后重,肛门热痛,脉左关弦数,白头翁汤凉泄厥阴。

若下血过多,必致气虚欲脱,所谓欲脱者,必汗多肢冷,脉微欲绝,中医成法,血脱益气,古方用独参汤,益气固脱(野山人参价格昂贵,往往限于经济,可重用党参15～24g)。但单单一味人参,仅能补气,未能固脱,更无回阳之力,须加龙骨、牡蛎、附子、阿胶同用。盖血去阴伤,阴伤阳脱,故益气必须固脱,回阳必须固阴。

有谓先服独参汤,后服黄土汤,未免脱离实际。凡大便出血不止至颜面苍白、汗出肢冷,脉象微细,气虚欲脱之险候,势已危急,决非单单一味独参汤能挽回,亦非黄土汤所能胜任。盖人参一味,仅能益气,未能回阳;黄土汤原为杂病便血而设,虽能阴阳两顾,但无人参、龙、牡,缓不济急,务必益气固脱,回阳救阴,全力以赴,方能力挽危局。

第四节 《金匮篇解》中"伏暑篇"补

何时希 整理

引 言

程门雪所著《金匮篇解》1986 年由人民卫生出版社出版,其第六解《附:伏暑篇》中,原有程氏眉批及行间夹注甚多,系供门人何时希讲解《金匮》课之资料,而《金匮篇解》出版时,未曾刊入。后经何氏检出,并整理成文,发表于《上海中医学院、上海市中医药研究院学报》(现《上海中医药大学学报》)1996 年第 10 卷第 1 期。今此整理《程门雪未刊医论选集》,收入《温热汇要》中,以成完璧。 屏识

《素问·热论篇》曰:"先夏至日者为病温,后夏至日者为病暑。"温者蕴也,天无热令,人有热病,非其时也。其病或从冬伤于寒,寒蕴化热而来,故谓之温。若夏至以后,天之气热,地之气湿,湿热交蒸,则成暑热。暑者,时行之疾也。设或夏伤于暑,藏而未发,及秋感邪,外引内动,则成伏暑,较之夏日即病之暑症,尤为缠绵难治,故江南时师有"如油入面,能伏半年"之说。(门雪记:大凡缠绵之症,多属湿重,时日延久,见症可数天无甚变化。所谓"缠绵时期"是也。若热重者则不然,其变化极速,甚至二三日中变症蜂起,应付不及,所谓"剧变时期"是也。此篇所论,缠绵症为多,剧变症未及详,须另文添补之)

凡治伏暑,少则论旬,多则论月,不以为怪。实则伏暑一证,虽属缠绵,苟治之得法,其愈亦速,非真有伏半年之事也。其延至半年者,皆治不得当耳。暑必夹湿,人所共知也。三仁、四苓等,方所习用也。投之不效者,非不效也。以时师见发热壮盛[门雪记:热壮盛者,若用燥化,多致烦躁不眠,发生变端,虽用苓、朴,每夹黑膏(鲜生地、豆豉)同用,畏其热盛伤津也][门雪记:热若壮盛,用朴必夹清药如芦根为最佳,能清热利湿,且不似鲜生地之滋腻也。故厚朴、蔻仁、杏仁,每与滑石、芦根同用见功,与鲜生地大不相同。又热更盛者,可添竹叶,甚则苍术白虎(时希按:此热口渴自汗,胸痞身重,而以身重为苍术主要指征,以阳明热甚,太阴湿重,脾主肌肉,湿流于肌肉,则身重如久病人,转侧为难矣),以芦根、竹叶、石膏与朴、蔻、苍术各行其是,两相益而不相妨碍,其甘渗不

致制使辛温之药无功也]，不知伏暑与伏温不同，鲜生地助湿，火被湿遏，热不能透，则辛温之药亦无功矣。又有因无汗而用柴、葛者，不知夹湿之证，重用辛温泄解，不杂滋腻，湿开则能汗出（门雪记：开字注意，开泄非宣通气化不可，与专用燥热之义不同）。伏暑与伤寒不同，何致用柴、葛解肌之品乎？（时希按：湿温有邪从中道发之说，虽有外邪之诱，实由湿邪伏于三焦而外透，故宜宣通化湿为主。与伤寒解经邪者内外有别）《内经》有"暑当与汗皆出，勿止"之旨，意谓见其汗出勿加遏止。不云发汗，而云与汗皆出，"与"、"皆"两字，大有可思，盖以湿邪解散，自有津津汗出（时希按：时师每从暑能伤气着想，见其汗出，恐重伤其气，而补气以止汗，此中于东垣清暑益气之害，而忘夫内有伏湿，于是暑遏湿伏，退热为难矣），此汗若出，断不可止，听其自出，所谓"与汗皆出"者此也，岂谓伏暑必发其汗哉（时希按：汗是外邪与伏暑之出路。"出路"两字，凡治外感六淫证者，必须重视之，毋忽）。

夫暑者，乃夏至一阴生，其湿已动，斯时相火司天，天时酷热，地中秽浊因热蒸而上升，人在气交之中，其气触入口鼻，迷漫上焦，湿郁于内，不得流行，湿遏于上，火郁于下，若其人中阳素盛，湿浊未尝凝聚，时有汗出，逐日解散，自然无病（时希按：上焦如羽，宜于宣越；中焦如沤，宜于疏通；下焦如渎，宜于渗导。故口鼻、皮毛、二便，实为予邪出路之渠道，此亦中医诊治之一种特点）；或其人中气素馁，或劳倦伤中，湿热易于内蕴，至秋受寒，新邪外引，内邪被动，而伏暑之证发矣。

以初起之病象论之：头重脘闷者，湿浊扰乱清空，清阳被蒙也。微寒发热者，外来新凉，与内邪战于募原也。舌上白腻满布者，湿浊之征见于外也；舌边红者，热甚于内也；苔厚腻而舌本不红者，乃湿重热轻也。伏暑病在上中二焦，久则入于下焦（时希按：上中二焦指肺胃气分，下焦指肝肾阴分），而成难治之症。

叶天士治暑之法，初起用杏仁、象贝、蒌皮之类开利肺经，疏通上焦之清气；用藿香、佩兰、豆蔻芳香逐秽、和脾化湿而解浊邪；胸脘痞闷，用豆豉、山栀者，去其上焦之陈腐也；川朴、半夏、橘红每为君药，取其辛温胜湿，亦利府气之义（时希按：当云上中肺胃之气），而疏腠理（时希按：薛生白氏常用苍术皮以治身重恶寒，湿胜于脾。脾主肌腠，治内兼为治外之引经药）；佐以薏仁、通草、滑石、茯苓等，则淡渗湿热也。（时希按：开上、宣中、导下三法相辅而行，实为治湿热之要法。若上焦不开，中焦不宣则其下脘不通，徒用渗利，又何益哉？此三法之用，亦可谓是一个套法）

凡伏暑湿温重证，用辛温开湿。湿邪一开，火必上升而热重（时希按：此叶氏所谓"开湿于热上"，湿开则热必升）。初不喜饮，反加口渴；初尚形寒，反加壮热。转方自然病解，不可见其热甚口渴而有惧心（时希按：湿开热升，正是病之转机，不可认为增剧而重用大凉。要知湿仅是"开"，而非透解已尽，此叶氏所以有"渗湿于热下"之第二步法也），循是治之，可无差失[门雪记：《内经》所谓"湿上甚而为热，治以苦温，佐以甘辛，以汗为故而止"是也。暑必挟湿，今人每谓湿温不可发汗，须知不可者是指柴、桂辛温发汗，并非谓不可汗出也。"以汗为故"四字可研究，即是以此苦温甘辛之剂，使其得汗去热，复其故常也（时希按：发热用温用辛，可知不是一般温热之邪。若然，温辛助热，苦从燥化，辛甘发散为阳，岂不更增其热，《内经》之法，仍是治湿耳）。湿化气通，则汗自出，非强用发汗药，使其"如水淋漓"也。又《内经》云："暑当与汗皆出，勿止。"其意正同]。历览各家治法，初起先用辛温开泄湿邪，辛温之性，亦能开发腠理而作汗，使湿邪内化而外解（时希按：此句极妙。辛能发汗，温则化湿，一举而内外两得，如苍术皮、川朴、蔻仁之类皆是也），郁热得以上升，旋用辛凉轻剂以清之；若湿邪重而无汗者，重用辛温（苍术、川朴），略兼开泄（杏、翘、桔、橘），湿邪解，腠理疏通，自能作汗，固不必以柴、葛、羌、防伤其表（时希按：此亦"里和则表自解"之义。薛氏治湿热阻过募原三焦而如疟者，用川朴、槟榔、半夏、草果、藿香、苍术、菖蒲等，盖达原饮法，与寒热不壮而如疟之治，正亦相符）。伏暑为伏邪闭郁三焦，外受新邪而发（门雪记：初起无汗热壮者，薛生白用六一散一两、薄荷一钱许，泡汤调服，甚有效也）。倘见其热盛而清火，因其无汗而发表，湿邪得清火之药而愈伏，外受之新凉更有依附（时希按：所谓同气相从），内郁之火无由透达（时希按：文中所言"内郁之火"或"热"或"湿"者，谓所伏暑热，暑者暑、湿、热三气合致而成者也）；更用辛温祛风药开其皮毛，此发表之汗非湿邪外达之汗，徒伤津液耳。湿既未解，火已内炽（时希按：此内炽乃自然之势，不诱之则热内伏，有诱因则伏邪蠢蠢而动矣），津液更伤，势必唇焦齿黑，舌干苔垢（门雪记：是乃假燥症，盖湿阻于中，气津不升，苔腻而上干，似乎津伤，倘进养阴之品，却又痞闷不畅，口干不能多饮，当用疏化气湿之品。惟须注意其身热必不高亢，且必在缠绵时期中也）。不明其故，若用滋阴，或用苦寒，郁火逼极而入心胞，必见神昏谵语；至此而用至宝、紫雪、牛黄清心之类，芳香逐秽，通神明而开内闭，轻者或可挽回（门雪记：热甚者紫雪丹有效，秽浊蒙蔽者至宝丹有效，痰热心包被蒙者牛黄清心丸有效。惟须用万氏牛黄丸，进一步则安宫牛黄丸。若处方但写牛黄清心丸，则药肆必与《局方》牛黄清心丸，方中有补药，不相宜也），湿邪胶固深重者，每成不救之证，此误治之所致也。

按伤寒阳明病首重存阴，热病最伤津液，治湿尤以存津液为急务。惟暑热不然，暑病之存津液，不以滋养为务，而在先用燥湿（门雪记：此燥湿非硬用辛热燥劫也，若辛热燥劫，焉能散火，反助火势矣。注重"火"、"散"两字）。盖湿遏则火郁，湿开则热透。湿有三治：一，燥化，如以火烘湿衣，逼之使干也；二，渗化，如器中盛水，底凿数窍，水流尽则干也；三，风化，如悬湿物于当风之处，借风吹以使之干也。燥化者纯湿不夹热，或阳虚湿聚者为宜。若湿热并胜，火蒙于湿内，燥化、风化均有所碍，但有渗化一种可用。如滑石、苡仁、四苓、通草之类是已。但湿在下焦者，可渗化而去；湿在上中者，渗利无功，须用疏气化湿之法，盖气行则湿自化耳，如杏苓朴、三仁、杏蔻桔橘三法，均是轻苦微辛、疏化气湿之法。剂量不宜过重，盖蔻、朴但取其流通气机，并非求其燥热硬化湿也。故朴可常用，苍术则不宜莽用，其合白虎者曰苍术白虎汤，则又不在此禁也［时希按：用苍术白虎汤，以身热口渴自汗之阳明症、身重（不能自转侧）胸痞之太阴症为的据］。干姜则更甚，今之用经方者，每以干姜黄连为湿遏热伏之治，似乎一燥湿、一泄热，配合极为相应，不审其流弊至大，每至烦躁不宁，内陷致变，则以其燥化过甚（时希按："苦从燥化"，《内经》明言之，以黄连苦中有燥性，与黄芩、山栀不同），反致伤阴助热，不如轻苦微辛"四两拨千斤"之巧也。一呆板，一轻灵，其中机宜，至微妙矣。苍术白虎则大殊，药性配合不同，不足为例（时希按：苍术辛温，白虎则甘寒，甘寒不能燥化，故能各行其是，不相辅，不相佐，亦不相忤也）。又，三泻心法虽佳，但可治湿热而热不壮者，若高热则万不可用也，苍术白虎法则能治热壮者。湿化则火不郁，火散则津液自然不伤，用燥湿药即寓存津液之意（门雪记：可知非浪用燥药所能为功）。即令津液已伤，湿邪未化，尤当双方并顾（门雪记：六一散甘草甘守津还，滑石淡渗湿热，即是并顾之意，甚可取法），不能纯用滋阴之品，何则？燥从湿化，湿为真湿，燥为假燥（时希按：假燥症已见前补），用甘寒之品，复以苦寒，佐以苦辛，方为合法。若初起湿热并重、温燥难进者，可用芳香甘淡之法，芳香化湿，甘淡利湿，且能不碍暑热之邪，法至佳也。更有阴虚之体，湿胜于火，得凉药而成痢者（时希按：凉药滋阴，则与湿相合，湿胜则濡泄矣），湿遏热伏，火不能上达，转而下趋也。若先去其湿邪，使火邪上透，津液不伤，乌能内陷，又安能成痢乎？更或不痢而转下利清稀者，湿胜阳微，恐成虚脱，当从阴暑例而进温阳化湿，清润之剂尤为戈戟矣。［时希按：薛生白治暑月病，初起但恶寒面黄，口不渴，神倦，四肢懒，脉弱（注意：不见浮数），腹痛下利。湿困太阴之阳，宜缩脾饮：草果、乌梅、砂仁、甘草、扁豆，葛根；大顺散：姜、桂、杏、甘；来复丹：硫黄、硝石、青皮、陈皮、五灵脂、玄精石等为治]

（门雪记：暑必挟湿，伏暑亦分二种：一湿重，已见篇中；一热重，一起即见壮热神昏，唇焦舌绛诸象，当大清暑热为治，温燥之剂决不可用。此篇专言湿重一种，其热重者须于叶、薛诸家论著、医案中求之）

[时希按：程师所补尚有温热与湿温传变之异治二表如下：

"温邪上受，首先犯肺——麻杏甘石汤；"顺传胃府"——胃，葛根汤、白虎汤；府实——承气法（苔黄浊，或如沉香色，或老黄色）；"逆传心包"乃胃热熏蒸心包——白虎汤、紫雪丹（舌干，大渴饮，脉洪大，壮热谵语）；热陷心包——至宝丹（舌纯绛鲜泽）。

湿温病从中道发，先有表邪引动——栀子豉汤。从三焦发者必胸痞——轻则杏蔻桔橘、杏苓朴、三仁汤，进一步则小陷胸汤、温胆汤；温热混淆，蒙蔽心包——牛黄丸加竹沥、菖蒲。

无论温热、湿热，邪侵心包以后必入肝肾，则动风痉厥，故肝肾为温热传变之末步——小定风珠、三甲复脉汤]

[时希按：上文九条乃见之程师遗墨残楮中，不忍舍异，附录于此，实尚简约。其详见之拙著《雪斋读医小记》卷三第六"温热篇"凡序论一首，治法三十二则，文约七千字，皆记1934年。余立雪程门之时，恒以夜深就教，师言谆谆，笔记罗罗，更析频催，达晓乃返，后四十年而整理成此（学林出版社出版）。尚清疏可读，能以补上文之不足，故及之]

第三章 杂病汇讲

第一节 古今上下演杂病

引 言

此编据何时希先生遗墨，为程门雪夫子1929年前后之遗著。凡《表里俱病》《上下同病》《燥湿同形同病》《寒热同形同病》等四篇，曾编入上海中医专门学校杂病课程教材。别异同，辨疑似，引古证今，参以一己经验。当时颇受同学欢迎，其质直之言，实寓谆谆之意。今日读之，犹能体味其苦口婆心之用意焉。今此编次，按《表里俱病治法》《上下俱病治法》《燥湿同形同病解》《寒热同病同形辨》四篇序列，襃扬其辨析疑似之心细如发、处处以临证实验为依归之治学精神，和融古酌今、化为自家血肉的刻苦态度；其出神入化之处，用心点评，俾后学者一隅三反之悟焉。程师发表于医学刊物之论文《肝气肝风肝火治法例》(《中国医药学报》)、《漫谈咳、喘、哮、痰饮的症治》(《中医杂志》)及其治杂病之心血结晶，堪为后人诊治之津梁焉，汇入此章，使之前后辉映，相互佐证之妙。 屏识

一、表里俱病治法

表里俱病有三说：一，表有邪而里虚，或里有邪而表虚，为表里俱病，当虚、邪同治。二，由里虚而病表，或由表病而及里，为表里同病，当标本同治。三，表伤于邪，而里亦伤于邪，为表里同病，当表里同治。惟病有标本，治有先后，时有缓急，则立方制剂，在乎医者之权衡矣。此三者，为表里俱病治之准则。 屏识

(一) 表里俱寒

今先言表里俱伤于邪之表里同病。邪气者，六淫也。试以寒热明其例，表里俱寒者，治宜温中以散寒，里气壮而外邪可退矣。仲景于身体疼痛，下利清谷，先温其里，后攻其表者，是指示大法如此。其实表里两感于寒，温里、发表可以一时并用，正不必分先后而治，如伤寒麻黄附子细辛之例，即是表里一时并

进者。惟当看其缓急，若表寒重，当以疏表为先；里寒重，则以温里为急；表里并重，则表里之剂并进。究竟凡病先表后里者居多数，惟病俱属寒，温里之品，鼓助阳气，亦能逐邪作汗，不发汗而表邪自退者，但此仅为属寒者言耳。

（二）表里俱热

表里俱热者，治宜甘寒，佐以辛凉，甘寒清里，辛凉解表也。叶香岩治温热，每用此法。戴北山《广温热论》亦言之，如六神通解、三消饮之类，均是表里并治之方。热病本宜先解表邪，后治里病，以表证不去，便攻其里，里邪未去，表邪先陷，必有神昏谵妄之危，但此亦为里热未结者说法耳。若里热结炽，不攻其里，徒清其表，表未去而里已燔，救亦无及。每有阳明腑实之证，屡表而汗终不出，身热亢甚，皮肤干涩，便当以苦寒咸寒攻下之，大便得通，而汗自出者，即此意也。大概表里同气者重在里，其同寒者，若不温其里，则虽用辛温解肌，决无作汗之可能；同热者，若不清其里，尤虑内外合邪，必致燎原而莫救。若表里异气者，则又不同矣。（如下文，表热里寒、表寒里热诸法，言之详矣。屏识）

（三）表热里寒

有表热里寒者，当分新旧而治，如其人素属中寒，而新感风热，治宜专解表邪可已，以寒为素体，热为新邪，痼疾难移，新邪易去，宜先治新邪，后商痼疾，但注意药剂宜轻，方不碍里。如其人内伤生冷，外伤风热，表里俱属新邪，则治宜辛凉疏表之中，佐以芳香理气、温中行滞之品，以化内寒。

（四）表寒里热

表寒里热者，如其热是因表邪闭遏、腠理不通所致，但解表即已；如其热是温邪蕴结，而表又新感风寒，轻者疏其里热，而表寒自去，重者寒气足蔽其热，治宜辛香轻扬，急通其表，免致表邪久束，里热愈深，溃入经络，陷于血分，便难措手。昔吴鞠通氏以桂枝汤列入温热首方，论者讥之，实则吴氏之意，非谓此方为温热要旨，盖以温邪初起，必有表寒引动，轻者进桑菊、银翘即已，重者非桂枝不除，表寒不达，内热便无出路，其意甚合。剂中宜兼佐凉滋，甘枣生姜不必照原方取用。若表寒内热同重，原有大青龙、麻杏石甘、阳旦汤诸法可遵。大抵表里异气者重在表，所谓先攻其异也。若先攻里，不但表邪内陷，尤恐里邪未易去，而表邪已坚矣，此法之大体也。

（五）由表及里

若邪由表而及里，里病而表未清者，仍须开其表而及其里，使邪仍从原路而出，表已清则纯从里治矣。古人所谓少阴之邪，仍以太阳为出路，太阴之邪，仍以阳明为出路，厥阴之邪，仍以少阳为出路，虽言伤寒，杂病亦不离此旨。

（六）里病及表

若里病及表者，又分数法，如六淫之邪，久蕴于里，忽显表证，是里邪外达之机，最为佳兆，即宜顺其势而疏达之，万不可抑之使内。若内病外应于表，而显表证，则宜专治其内，以为返本穷源之治，内病不去，表证不除，徒攻其表，必致虚虚实实。例如伤食发热者，作表治则热益增，攻其滞则热淡；阴虚发热者，用疏散药则热更甚，养其阴则热自和。余若内伤诸证，痰饮、瘀血、荣卫不和、肝郁不达等，每有寒热如表证者，均可治里不可治表，杂病中此种证候实多，极宜细心体验也。

（七）表证兼里

若表有邪而里虚者，不扶正气，里气不旺，则不能鼓邪外出，疏邪之中，必佐补虚，小柴胡之用参、枣，玉屏风之用芪、术，均主此意。里虚甚者，可以全用补虚，正胜亦可祛邪，惟用药必兼升散之性，方有此效，补中益气、黄芪建中，其用方之大例也。此法明贤最为提创，若立斋、养葵、景岳诸家所论，十九如此，立斋尤甚。平心论之，用之得当，效固如响，用之不当，祸亦甚厉（此十六字，程师五十年临证之心血结晶。下文教人，辨证之关键，乃历练有得之语。屏识）。必辨其虚多邪少，虚证有据，或投表药益甚者，方可施用，否则，恐致留邪为害。更当知此一类药当取甘温、辛温、温热，益气助阳之品，方有扶正达邪之功，若养阴补血填精之性属阴柔者，均无此效，如用参、芪则可，用归、地则悖矣。有以六味治虚人伤寒，虽亦正胜邪却之旨，然而流入魔道矣，不可不知。

（八）里证兼表

若里有邪而表虚者，当分邪之新旧。如新伤食滞，而素昔表虚者，宜先攻食滞，后补表虚。如素有痞积，而表气不固者，不得遗其虚而用攻，亦不能去其实而专补，以痞积已久，攻固不能一时即去，而表气不免重伤；表虚虽甚，痞积终属实邪，恐其壅邪增害；宜表里并顾，虚实兼治，至其轻重多少，则在临时之变化矣。此表里俱病之大略治法也。（表里俱病，析为八种法治，症因既明，方药具备，示后人以规矩也。屏识）

二、上下俱病治法

表里既明，上下当晓。昔河间分三焦以治热病，又可、鞠通二氏继之，阐发极真，学者翕服。上焦心肺，处于膈上；中焦脾胃，位居腹中；下焦肝肾，位在下极。察其所处，以定病情；原其所发，以备疗治。固不独热病为然，一切杂证诊断，亦无不赖乎此也（此三句点明，热病、杂病之论，总须上中下三焦界划清楚。屏识）。惟详言之，则分三焦；简言之，则分上下。肺胃同病，心脾同病，以上下论，则心肺上而脾胃下矣。肺肾同治，肝脾同治，以上下论，则肺脾上而肝肾下矣。其一气一邪，而病在一脏一部者，有前人三焦分治法可从。其病在数脏，或寒热夹杂，更或虚实兼并者，则上下之法，不可不究。上下同气者易为治，同热者同清，同寒者同温，虽其间细节亦有分等，其大体固无异也，姑置勿论。若上下异气、虚实移形者，则难乎为治矣；上热下寒者，清则碍下，温则碍上；下虚上实者，补则妨实，攻则妨虚。医者遇此，虽病情了了于胸中，而顾此失彼，每有药不应手之叹。欲破此关，须研医法。今特分别引证如下，以为一隅三反。（其上下俱病治法，须知上焦心肺，同处膈上；中焦脾胃，居于腹中；下焦肝肾，位在下极。无论热病、杂病，均须分清三焦部位，庶病无遁形矣。若病在数脏，或寒热夹杂，更或虚实兼并者，则上下之法，尤须讲究；若上下异气、虚实移形者，则难以措手矣。上热下寒者，清上之药，味苦性寒，助长下寒之凛冽；温下之味，性多温热，更助其上热之熏蒸。如此上下悖逆，其势更难收拾。下虚上实者，补虚碍实，攻实妨虚，顾此失彼，左右为难。故程师有"药不应手"之叹。屏识）

（一）上热下寒

上热下寒者，如膈热胃寒、胃热肠寒之类均是。有分治法，有合治法，合治者如连理汤，以黄连彻膈热，以理中温胃寒；泻心汤以人参、枣、姜温中补虚，黄芩、黄连苦寒清热；余若侧柏叶汤、黄土汤、乌梅丸、水火散（黄连、干姜）、左金丸、越桃散（山栀、良姜）之类，寒热并用者，均可取治。其法普通而效少，轻者应，重者不应，寒热混杂者应，分清者不应。则分治之法继之，分治者或二汤先后服，或汤丸并服，各行其是，两不相悖也。惟服药亦有法，其先服清药治上，后服温药治下；先服汤药治上，后服丸药治下。清药宜缓服，欲其留连于上，不遽下也；温药宜急服，欲其疾趋而下，不碍上也。清药宜温服，欲其下即见功也；温药宜冷服，欲其既过热所，方发药性也。二汤分先后者，欲其上热开，始温下也；汤丸并服者，汤者荡，急清其上，丸者缓，缓温其下；又丸药至胃者，渐渐化开，药性不致妨其上热也。煎药亦有法，清药少煎，温药多煎；清药先以水煮空沸，谓之麻沸水，然后以药投之，少煎即起绞汁，取其轻扬，散膈上之热也；温药则以冷水与药同煮，水热则药性已出，更复浓煎厚汁，取其重质趋下也。若用温剂为丸，则更善于汤矣。（此段文字，不可草草读过。程师于伤寒之学，下过苦功。凡读过程师《书种室歌诀二种·伤寒论歌诀》者，自知其中甘苦。《伤寒论》方，不仅法度森严，而且配伍精微。程师于煎药方法、服药方法、次序先后、冷服、温服、热服，亦认真细究，寓意深切，堪为后学之楷模焉。屏识）如下见便泻清谷，阴寒足冷，而头面烘热，牙宣鼻衄，心烦口燥诸症，是亦下寒上热之象。惟此热非真热也，乃下焦寒甚，逼其无根之火浮游于上，上热乃为假热，下寒宜是真寒，再用清热，必灭其微阳而死，只可温下，不宜清上，下寒一除，浮阳自能归其窟宅，桂、附、姜、萸，是为要药。假热甚者，并能格而不受，但取原方，加苦寒之品，苦味为引，冷服必受，此证虽名上热下寒，实则只是下寒，并无上热，热乃假象耳。惟证象类此者颇多，亦当留意也。

（二）上寒下热

上寒下热者，以凉药为丸，热药为衣。药入胃中，寒后内发，则能清其下热。下热既除，更以温中之品，重加饴糖，以治上寒。饴糖恋膈，能使温药热性留中不下，免碍下热，此陆氏（定圃）法也。生生子案中，亦言及此，其理既长，其效可想矣。

（三）下虚上实

下虚上实者当量其实以定治法，如肝肾虚于下，风阳鼓于上，下见腰酸足软、遗泄崩带，上见头眩耳鸣、心悸胸闷气塞诸症。须知上实原由下虚而来，补肾水则肝木得涵，育肝阴则风阳自熄，不治其实，而实自消，若用消克，则虚者益虚，实则更实矣。宜育肾柔肝，重用填下，少佐清上之品，如桑、菊、石决、钩藤、荷蒂之类可也。如肝肾虚于下，痰饮阻于上，虚者自虚，实者自实，填补之品，断难飞越上焦，上路不通，何由达下，明知其虚，不能从虚图治，只宜先化在上之饮邪，去其上实，上实既去，方可图补。惟治实之药，略有顾忌，如二陈、枳术、苓桂甘术、小半夏加茯苓之类，温化痰饮，和而不峻者，最为相宜，以其去实而不碍虚也。若十枣、泻肺、礞石滚痰之流，则所必忌，实未去而正重伤，恐犯虚虚之戒也。再如上有痰饮，宜于温化，而下病属于肝肾之阳虚者，尚不难治，只须先化上饮，后补下虚，别无他忌。设若上有寒饮之实邪，而下属肝肾阴亏者，则更形难治，非但治实恐妨其虚，抑且用温恐伤其液，轻重多少，稍一过度，便生变端，尤宜谨慎。大抵素属下虚，而上实亦为痼疾者，治其上宜缓，或可虚实并治；素体下虚，而上实由于新邪，治上宜疾，实邪一去，补剂即随。若在膈上者，斟酌情形，可吐者用吐法，在上者因而越之，上受仍从上出，免致攻下伤下。惟下虚有冲气上逆者，不可用耳，无上逆之象，而实邪近上者，则用吐最利，此下虚上实之大要治法也。

（四）上虚下实

上虚下实者如肺气素虚，肃降之令不行，水精不布，先见喘急，后见足肿，肿则为实，喘则为虚，治法但宜治喘，不必治肿，所谓先喘后肿者治在肺，以肺为水之上源，源清则流自洁，上肃则下自行也。若治其实，则非用通利之剂不可，不知肺气虚者，愈利则肺气愈伤，肺气愈伤，则水益不行，而肿益甚，每见水未行，而喘脱已至矣。又如肺胃津液暗伤，而肠中燥结，宿垢不得下行者，肺胃虚而肠实，治法宜大养肺胃津液，津液一足，则宿垢不通自行，书所谓增水行舟之法也，若徒攻其结，必用硝黄等剂，重伤胃气，津液愈亏，则宿垢愈无下达之机矣，此上虚下实，不治下而治上，不治实而治虚之意也。若肺气素虚，而胃有痰饮者，则又少有差别，何以故？肺虚水不行者，治肺则水行，以水非凝结之邪，而属流动之体也。若痰饮虽亦水类，但既已凝结，便难自化，徒治其肺，决不能化已成之痰，必养肺与化痰并用方可。此上虚下实，上下并治，虚实兼顾者也。兼顾并用之中，又有分别虚实相等，药性相类者，可以并行不悖；若病有轻重，药有峻和，又当斟酌而施。

（五）虚中夹实

如脾胃素虚，而经事不行、少腹作痛者，健脾和胃之中，佐以理气通经之品可矣，虚不甚，实亦不甚也。若脾胃素虚，而少腹有宿瘀痞积者，须知去瘀之品，若䗪虫、水蛭、五灵脂、三棱、莪术之类，腥秽伤胃，脾胃强者，犹宜慎用，脾胃虚者，更为戈戟。必不得已，只能择其比较和平者用，尤当以健补脾胃为主，脾胃气旺，新血得生，则宿恶自化，方不悖"毋犯胃气，毋伐天和"之旨。若痞积已久，渐成痼疾，而脾胃大亏，正气不足支持，再见虚热盗汗，心悸纳少，苔光脉弱，虚象甚著者，则虚证十倍于实，以实不日加，而虚且致危，一切治实之品，均当摒而不用，只宜养心和脾，扶元补血，心脾旺，气血足，虚证渐复，方可并顾。或体虚虽复，终不胜攻者，始终不能治实，虽有痞积，只能带疾延年，听之而已，若图全功，反形蛇足，轻重之际，不可不详也。倘使虚由实来者，则又不然，例如室女干血经闭，始由宿瘀而成干血，继因干血而碍生化，生化不及，不成血而成瘀，渐见形瘦骨立，肌肤甲错，两目黯黑者，干血不去，新血不生，实者不除，虚无从复，倘使姑息养奸，反致养痈遗患，必当先去其实，后治其虚，此虚由实来者之治法也。大抵实由虚致者，先治其虚；虚由实来者，则治其实；虚实各别者，则上下合治。再或斟酌轻重，分别情形，但能两不相妨，而各受益，则尽善尽美矣。

三、燥湿同形同病解

（一）燥邪之形成

燥者干也，湿者濡也，水流湿，火就燥，在六淫为对待之二气，在病机有寒热之殊形，其不能合论混言也明矣。然燥病每由湿化而来，如湿温初起，本属湿也，及其转变，则化燥矣。周学海云："风、寒、暑、湿、燥、火六淫之邪，亢甚皆见火化，郁甚皆见湿化，郁极则由湿而转见燥化，何者？亢甚则浊气干犯清道，有升无降，故见火化也；郁则津液不得流通，而有所聚，聚则见湿矣；积久不能生新，则燥化见矣。"（"水流湿，火就燥"六字，最为紧要。此物理之极致也。六淫之邪，亢盛皆见火化，郁盛皆见湿化。又为燥、湿二气之对待，相互转变之枢机也。程师辨之曰："亢盛则浊气干犯清道，有升无降，故见火化也。郁则津液不得流通，而有所聚，聚则见湿矣；积久不能生新，则燥化见矣。"此言燥、湿二邪相通转变之机括也。然非人人所能窥见之玄机焉。广采博览，勤于实践，始能达于此境界。屏识）然此乃论其未成之机耳，及其既燥，则当见燥病之形，亦当用燥病之治，本无疑义，曷又云燥湿同形同病哉，盖言其病机之疑似，病证之变幻耳。

（二）燥与湿之疑似

燥为火病，湿为水证，迥乎其不侔也，然不免而有同见者，是同病矣。燥有燥象，湿有湿状，迥乎其不侔也，然不免而有湿似燥、燥似湿者，是同形矣。同病者，燥湿并见，润之则碍湿，温之则伤燥，固已捉襟见肘，难乎为治矣。同形者，燥见湿象，湿见燥象，照燥治则湿益增，甚者伤其阳而为无阳矣；照湿治则燥益甚，甚者伤其阴而为阴竭矣，是不可以不辨。

（三）燥湿同形

今且先言同形之辨：周学海云："燥湿同形者，燥极似湿，湿极似燥也。《内经》以痿为肺热叶焦，以诸痉强直皆属于湿，其义极可思，故治法有发汗利水以通津液者，有养阴滋水以祛痰涎者。"（经旨界划，燥湿之殊，《张氏医通》剖白疑似。屏识）张石顽曰："常有一种燥证，反似湿痹，遍身疼烦，手足痿弱无力，脉来细涩而微，重按则扰，此阴血为火热所伤，不能荣养百骸。慎勿误认湿痹，而用风药，则火益炽而燥热转甚矣。宜甘寒滋润之剂，补养阴血，兼连柏以理之。"此证极多，时医用药，不出祛风化湿、通利节络等套法，治之不愈，或者反剧，则诿为奇疾。又有肺痿之候，舌光无苔，口渴欲饮，张口喘气，四肢痿软，而咳吐涎沫，终日不绝，颇与湿痰之咳相类。若进辛燥化湿除痰之剂，则燥者益燥，肺气愈益上逆，而咳吐反多，甚者至死不悟者。倘投以麦门冬、清燥救肺之类，则不终月而愈矣。此燥病似湿者之大略也。张氏又曰："凡脉浮取软大，而按之滑者，湿并在胃之痰也；按之涩者，湿伤营经之血也。"如此则血液不得流通，而燥结之证见矣。故湿痉角弓反张，口噤头摇，一如血燥生风发痉之候，若投滋润则滋润助湿，湿愈增而痉愈甚，不死何待。惟当按脉辨证，细为斟酌，脉既如上所述，证则以舌苔为主，湿痉之候，苔必厚腻，或白腻，渴不欲饮，与血燥者同中有异，惟须详察耳。此湿病似燥者之大略也。

（四）湿与燥症状之辨别

故湿之证有筋急，《内经》所谓"因于湿，首如裹，湿热不攘，大筋软短，小筋弛长"，"诸痉项强，皆属于湿"是也。有口渴，渴不欲饮也；有大便秘结，肺中浊气不降，湿郁大肠也；有小便赤涩，太阳经府气皆郁滞也。燥之证有肢痿，津液不能润泽于四肢也；有胸满，血燥风阳上冲也；有溏泻，微溏而泻不多；有痰坚黏胸，而咯不出；有咳嗽而昼甚劳甚，不若湿咳之夜甚卧甚也。病湿脉涩，以气滞也，必兼弦紧。病燥脉滑，以阴虚也，必兼扎弱，按之即无。此皆同形而异实也，宜求其本而委曲以治之。（程师以证候色脉辨析细微如斯，可谓有功于《内经》哉。屏识）

（五）燥湿同病

至于燥湿同病则又不同，乃燥中有湿，湿中有燥，二气俱为实邪，不似同形者之互见虚象也。脾为阴土，喜燥恶湿；胃为阳土，喜湿恶燥。每有脾湿有余，胃阴不足之体，滋则助湿，燥则伤阴，最为难治。而此证又独多，如杂病时邪，每见斯象，是又不可以不究也，例诸前贤，其治有数。

一为燥湿同治法，如叶氏之治阴伤湿邪，有石斛、厚朴同用法，石斛养胃阴，厚朴燥脾湿，燥湿同治之正法也。余若苍术地榆汤之治便血、黑地黄丸之治内伤，方用苍术以燥脾湿，榆、地以清血燥，亦系燥湿同治之方。大抵燥湿同病者，湿多在脾，以脾为阴土，性最恶湿，湿病必先困于太阴，燥湿必用脾药，用药不离苦温，苦从燥化，湿为阴邪，非温不化也。而燥则有伤肺、伤胃、伤肝肾之不同，肺胃同治，均以甘寒为主，故脾湿胃燥、脾湿肺燥诸病，必以甘寒与苦温同用；若肝肾燥而脾土湿者，则肾精肝血并亏，又当易甘寒为咸寒法，仍与苦温同用。惟轻重略有不同，以肺胃之燥，乃伤津液，甘寒之品，轻清生津，非厚味滋养可比，大凡其养阴之力轻者，则其助湿之力亦薄，故同时燥湿之药，亦不能过重，重则力不均衡，不能相和，或反碍燥，如仲景麦门冬汤、竹叶石膏汤之麦冬、半夏同用，麦冬养胃生津之功，恰与半夏燥湿运脾之力相等，最有巧思，深得用药制方之理。石斛之力较麦冬为重，故叶氏以厚朴为对，亦宗仲景之法，而能变其用者。若肝肾之燥，则非滋养精血不可，而补血填精之品，如生地、熟地、阿胶、元参、龟板、首乌之类，均为厚味腻质，其养阴之力虽大，其助湿之害益增，则其相对燥湿之药非重不可，育阴之品多者，燥湿之品亦当增加，方能铢两悉称，此黑地黄所以必用苍术也，其轻重之不同。

一为燥但治湿法。如湿温由湿化燥，苔边灰腻、中红绛，唇焦口渴，烦躁热盛，湿尚未尽，燥象已见，投以润剂，燥热反增；或进燥湿同治，亦无效验者。须知此燥乃由湿来，湿为真湿，燥为假燥，仍当治湿为主，湿化热透，再以润燥剂投之，一二剂退矣。近贤张氏，深得此法，凡见此证，即以干姜苦温化湿为君，少以连、柏苦寒清热为佐，其用苦寒者，苦亦能化燥也，虽见苔剥抽心，亦不为动，每建奇功，其识力之高，真可景仰，近人能之者寡矣。

一为湿但治燥法。前言燥从湿来者，但治其湿，此化气也。若燥非从湿来，而湿且为燥化者，则又不同，例如黑疸之证，乃脾胃素有湿热，而肾阴又虚，肾体恶燥喜湿，肾阴虚则生燥，肾燥而适脾湿有余，遂吸而引之，以济其燥，吸其湿则并其热而亦吸之，湿热菀结下焦血液之中，浊气不得宣泄，熏蒸渐渍，而色为之浊暗，则为黑疸矣。肾本燥，燥故能吸湿，湿中有热，热亦能燥湿，一湿不能济二燥，则湿为燥化，初病湿热菀结血分者，今且一变而为燥结血分矣。治以猪膏发煎，猪脂润肾燥，血余去血结，纯为润燥去瘀化结之方，而能治湿热下流肾经之黑疸者，即以湿从燥化，湿但治燥也。若湿未化尽，燥结未坚者，仍以育阴利水，燥湿并用者治之。（程师阐明湿易为燥化之理，如抽丝剥茧，层层深入，细微明彻如斯，可谓前无古人。屏识）

（六）燥湿同病诸家论例

古人对于燥湿同病之证，较少发挥，惟石顽论脾湿肺燥之人，阴中之火，易于上升，上升则咽喉作痛而干咳，治用贝母之润以代半夏之燥，煨姜之柔以易干姜之刚，更加竹沥、姜汁以行其滞，颇得同治之法。更有素禀湿热而夹阴虚者，在膏粱之体最多，患此者其后触发，每为疴疾，非为类中，即为噎膈。若噎膈一症，前人每谓津枯，实则津枯由气结而来，气结则津不行而成痰，痰湿阻塞，津液干枯，亦为同病。若纯用滋燥，愈滋愈湿，膈愈不开。合法之治，必以燥湿同法，如仲景大半夏汤，人参、白蜜滋燥，半夏开湿之意。后人治膈佳方，若韭茇牛乳饮，荜芨燥脾湿，牛乳滋胃燥；若酥蜜煎，酥、蜜润枯槁，姜、半开痰湿，均从《金匮》变化而来，亦不外乎燥湿同治之理。可知病有万端，理无二致，一隅能反，百艺可通，变化神明，在乎读者之自择矣。

四、寒热同病同形辨

寒热同形者，寒极似热，热极似寒也；寒热同病者，真寒真热，二气并见也。

先言同病：

外寒里热者：如伤寒大青龙证、太阳中暍证、《内经》论疟证、《金匮》痰饮小青龙加石膏证，皆由寒束于外，热陷于内，又其人必胃热素盛者，寒湿外侵，热无出路，而成外寒内热之象。有辛温散表、寒凉清里之成法可遵，但须辨其浅深轻重、气分血分而分治耳。

外热里寒者：如内伤生冷，外伤烈日，暑毒外侵，阴寒内甚，清浊不分，发为霍乱者，宜辛凉散表，苦温化里为治。

有上寒下热者：如湿热毒气，从地而升，瓜果阴寒，从口而入，或酒肉生冷并食，发为痢疾者，宜苦温与苦寒合化为治。

上热下寒者：如内虚之证，肺热骨寒，宜清上温下者；亦有下受寒湿，逼阳上升，上热下寒，宜温寒纳阳，引阳归窟者。余若胃寒肠热，脾寒肝热，肾寒心热，肠寒肺热，五脏气胜复之证，触目皆是，其治亦不出温清同用、寒热并治一途。

惟有上寒下热、真阳怫郁之证，宋代许叔微有破阴丹一案，颇堪研究。破阴丹乃硫黄、水银、陈皮、青皮四味，硫黄、水银大温大热，走而不守，益以陈皮、青皮，行气破气，功能破阴行阳，阴结一开，真阳自达，故方名破阴也。阴中伏阳之证非此不效，当预为修合，以救危急。

戴氏论温，亦谓有一种夹痰水之证，胸闷至极，渴不欲饮，舌上有两条白厚苔者。热遏于下，水壅于上，当先去其痰水，不能清热治温，即治温亦无效，徒增病耳。宜用厚朴、葶苈、莱菔子、白芥子之类，泄气化痰之品，先开上结，待其湿透热出，方可用清，重者看其上下之偏重，可用瓜蒂散或十枣汤吐下之。其法实从许氏化裁而出，今人侈言戴法，而不知许氏，可谓数典忘祖矣。（精彩绝伦，非精到临证实践者，焉能有此感悟。屏识）

又有气寒血热、血寒气热之辨，即仲景荣寒卫热、卫寒荣热之事也。血热则脉形缓大，气寒则起伏不大而无力；血寒则脉形紧小，气热则来势盛大而有力矣。此亦前人所未齿及，而用处甚多。更有其人本寒而伤于热，及本热而伤于寒者，日久往往与之俱化；若初起未化，或邪盛而不化者，其治法须仿《内经》"治胜安伏"之义，恐得药后而复化也。

同病之义既详，更言同形之意：

前云同形者，寒极似热，热极似寒也。此盖就其大概言之耳，若细为分析，又当辨真寒假热、寒极反热、真热假寒、热极反寒四法。此数语初观之，似无分别，实则大有不同。此不同者，非谓真假与极反二字有所不同。盖谓同形之证，实有两种病理、证象、治法，而假定真、假与极、反四字以指定之耳。此辨周学海《读医随笔》最详最当，其云："寒极反热者，若果外见面赤、唇红，尚是真阳外越，仅可谓之假热。惟外无热象，而燥渴索饮，漱水不咽，小涩大秘，时下微溏，此乃阴寒内结，微阳欲熄，不能运化津液，以潮于经络脏腑，所谓水冷成冰之寒燥也，此真寒反热者矣。热极反寒者，若因腠理开泄，卫阳不固，尚是正气内怯，仅可谓之假寒。惟热邪涌盛，奔逸于经络脏腑之中，内外津液全为灼干，气管全为槁塞，热邪奔迫不利，如人之疾趋而蹶者，壅积而不得四达，此真热极反寒者矣。前人于此等治法，每以回阳泄热，约略立言。殊不知治假热者，引火归元；治反热者，温化津液。岂可同耶？治假寒者，生津益气；治反寒者，生津泄气。岂可同耶？假寒、假热，为虚气之游行，犹有此二气也；反寒、反热者，为虚象之疑似。其寒也，正其热之极；其热也，正其寒之极也。"其立论之超，审证之微，辨析毫芒，心细如发，而其最精之断语，则在末后数语，提纲挈领，要旨尽在矣。（程师评骘《叶案存真》时，屡屡斥责周学海脱离临证实践，此处则褒扬其立论之精，审证之微，辨析毫芒，心细如发，而其最精之断，在"反寒、反热者，为虚之疑似。其寒也，正热之极；其热也，正寒之极也"数语。一是周氏之学，勤于伤寒而疏于杂病；二是程师治学，一切以临床实践为依归。一贬一褒，正反映其胸襟广阔，非对周氏存有私见也。屏识）

第二节　肝气肝风肝火治法例

五藏之病，肝症最多。以肝为五藏之首，风木之藏，其体阴而用阳，性刚而主虑。万病不离于郁，诸郁皆属于肝。郁而化风，郁而化火，郁而成气，各随本体而肆鸱张，此伏彼起，既令人措手于不及，挟寒偏热，尤使药掣肘于当前。故仲景之论杂病，首出治肝实脾一法，实属百世不祧之祖。而肝著病中，又出旋覆花汤一方，更为后来通络诸方之楷模。即号称最善用通络法之叶氏，其所持要论，所用要方，亦不能越长沙之雷池一步。此仲景在医学上之价值，固能高于一切者乎。惟是举隅者始于仲景，反乎三者在于诸贤，病变不常，其治亦异。后人名论虽伙，类多陈陈相因，即如缪仲淳、易思兰、高鼓峰、魏玉璜诸子，均于治肝之法，各有发明，而一生精力所专，但学一法。虽所语不同，各有独擅，而零锦寸缣，终非全璧。惟近贤王旭高氏所著《西溪夜话录》中，于治肝之法，独擅胜场。既尽且详，可为旨法。特加整理，以备考参。其治法之大要，略分肝气、肝风、肝火三种，以肝病纵多，多不出三者以外，三者同出而异名者也。详乎三者之治，再当考其寒热，辨其标本，察其虚实，明其兼夹，则肝病虽杂，治无遁形矣。

今先言肝气之治。一法曰疏肝：如肝气自郁于本经，两胁气胀或痛者，宜疏肝理气。如香附、郁金、苏梗、青皮、橘叶之属（辛香流动之品。屏识）。寒入萸、桂，热加丹、栀，痰加苓、半，此即古方越鞠法也。易思兰一生学力，即在此法。用之既纯，宛转如意。方固不必多佐，在乎用之得法耳。一法曰泄肝：如肝气上冲于心，热厥心痛，宜泄肝。如金铃、延胡、吴萸。兼寒加椒、桂；兼热加梅、连，或加白芍。盖苦辛酸三者，为泄肝之主法。以苦辛合能开泄，酸苦合能泄热。此法即左金、越桃、水火、金铃子散诸方所从出，而反本源，即在乎仲景乌梅丸一方为之祖也。一法曰通络：如疏肝不应，营气痹窒，络脉瘀阻，治经不愈，即治其络，书所谓"初病在经，久病在络"是也，宜兼通血络。如旋覆、新绛、归须、桃仁、泽兰、郁金之类（辛润通络。屏识）。此法叶氏最善用，亦用之最精，盖从《金匮》旋覆花汤一方悟出者也。一法曰抑肝：如肝气上冲于肺，猝得胁痛，上气而喘，宜抑肝之强，助肺之肃。如吴萸汁炒桑皮、苏梗、杏仁、橘红之属。此法治肝气郁结梅核气最佳，亦即仲景厚朴半夏汤（四七汤）之遗意也。一法曰柔肝：如肝气胀甚，疏之不愈，反更剧者，此肝失柔养，用刚太过，过刚则折，则今所谓肝硬化之症是也。柔者滋荣养血，补其肝体，体足则用自柔。其用"柔"字极妙，所谓"能令百炼钢化为绕指柔"（肝为藏血之脏，赖坎水以滋养，而滋荣养血之品，性多柔润，故曰柔。屏识）。柔有冲和濡润之旨，不背肝木春生万物发荣之性，较之用伐者，相胜远矣。其药如当归身、枸杞子、柏子仁、胡麻仁、玄参、牡蛎之类。兼寒加苁蓉、肉桂。其法出于《金匮》复脉，先于河间地黄饮子。而魏玉璜之一贯煎，高鼓峰之滋水清肝饮（数源头如观螺纹。屏识），均为此症立治。魏氏谓："一切肝气胀痛，苟见苔光脉细，症由血液不充者，便以此方一剂灌服，其验如响。若以理气行气香燥之品，饮鸩止渴，暂效终甚，必尽劫其肝阴。"大有卓见。惟必须苔光脉弦细，唇红面皖方可用，此舌光绛为第一要症，必见此乃云合辙，经方四乌鲗一蔍茹丸亦佳，须重用鲍鱼汁。鲍鱼为养肝阴、柔肝用第一要药（五十年临床积累，厚积薄发。屏识），人多不用，有负佳药。此法乃时医所不敢用，而极有效。以时医之用柔肝，仅用于头晕、心悸、眼花诸肝阳症，决不敢用于作胀作痛之肝气症也。一法曰缓肝：肝苦急，急食甘以缓之，酸以敛之，《内经》之治法也。其症多中气虚弱，其方则仲景淮麦甘枣汤为主，略加白芍、橘饼、玫瑰花、绿萼梅、八月札等和肝之品，或芍药甘草汤亦佳。后人制方鲜有及此者，亦一奇也。一法曰培土疏木：肝虚则受金克，肝实则能克脾，即仲景所谓"见肝之病，知肝传脾，当先实脾"是也。脾土湿则肝木菀于土中，气陷不升，肝失条达，或为坠胀，或为寒热，或为脘痛。体虚甚者用小建中汤，甘、枣、饴糖和中缓中，桂枝、白芍和中疏木；木陷甚者用逍遥散，归、芍、柴胡疏肝升木，云苓、术、草健脾化湿；或用六君子加吴萸、白芍亦佳。此法黄玉楸（一名元御，著《四圣心源》）深喜用之，其论治亦每宗此意，谓"脾司左升，肝木随之而升。木陷之本，由于脾湿。脾湿之本，原于水寒。法用干姜、附子温水寒，茯苓、甘草燥脾湿，柴胡、桂枝升木陷，无论任何肝症，均以此法为依归"。虽偏信太过，然亦一得之明也。一法曰泄木和胃：即与上条疏木和脾者对举之法也。今人对于木乘土一症，每多误会。以为木即是肝，土即是脾，遂以一逍遥散方笼统施治。实则大有分别，不为细辨，安能有效。盖木有甲乙，胆为甲木，肝为乙木。土有阴阳，脾为阴土，胃为阳土。疏木培脾者，治乙木乘阴土之症者也；泄木和胃者，治甲木乘阳土之症者也。大体虽同，细目则异，差之毫厘，失以千里矣。脾胃属土，土为后天之本，中气所生，职司升降，全身气化随之而行，一有乖贰，则成疾病。脾主左升，肝肾亦随之而升，地气上为云；胃主右降，胆肺亦随之而降，天气下为雨也。脾失升举，肝木随之而不升，则为土湿木陷诸证，治以疏木培土；胃失降和，胆木亦因之而上逆，则为土逆木横诸症，治之以泄木和中（历数升降之机，昭如日月，正教人以法程，示人以规矩，名医必然饱学之例也。屏识）。此法黄氏言之极详。黄氏一生得力处，即在升、降二字，而升降之源，又以脾胃为之本也。简言之，则以肝脾左升不升而病者，宜于温升，故以柴胡、桂枝、白术、防风等为要药；胆胃右降不降而病者，宜于清泄，故以苦辛开泄为要法。同一木乘土，一则病在肝脾，一则病在胆胃，故出疏木培脾、泄木和胃二法，以为对举之治也。其症如脘痛、呕吐酸苦、心中疼热，气上撞心、不饥、不便、不寐诸象，均为要点，以胆木上逆，胃失降和，木火上冲，胃失下行为顺之旨，故必见诸症。尤以呕吐酸苦、气上冲心为最要，必见此乃知其病在胆胃，方与不降之旨合。既见上逆，则一切疏木上升者，均当忌用，其理甚显。乃屡见医家治肝胃，每以逍遥与苦泄降和之品同用。若果属肝脾不升、胆胃不降同病者，自能合拍。倘全见不降之象，毫无陷菀之形者，亦含混用之，其不愤者寡矣。此等细节，最易错误，须熟记之（时医每每犯此，不知醒悟，不明脾升胃降之理，但以治病者，岂有不犯此弊端。屏识）。其药如二陈、左金、白蔻、金铃、姜汁、山栀、橘皮、瓜蒌之类，均可采用。二陈之半夏为降胃逆之主药，左金之川连为降胆火之主药，二方合用固佳，二方之药尤要。叶氏医案中，有木乘土一门，徐氏讥其非病名，立论极正。惟其中颇有佳方，而对于肝脾、胆胃一层，分别尤精确，亦不可磨灭之处也。肝气之治既已悉备，再言肝风之治。

肝风一症，虽多上冒巅顶，亦能旁走四肢，内冲胸胁。惟上冒者阳亢居多，旁走者血虚为甚耳。且内风多从火出，气有余便是火。故曰肝风、肝气、肝火三者，同出而异名，但为病不同，故治法有异。一法曰熄风和阳：即凉肝也（发前人所未发，故《王旭高医案》，人多争相购阅，盖学识经验皆富也。屏识）。如肝风初起，头目昏眩，夫人而知之矣。然有见胸痞满闷者，万不可攻痞消滞，一切宽中之药，愈导愈虚，愈疏愈闷；有见四肢遍体刺痛者，亦不可用温燥祛寒、一切痛风湿痹之治。良以内火化风，上下充塞，无所不至，即肝风阳亢，而兼血虚入络之症，宜用熄风和阳法。如羚羊片、桑叶、菊花、丹皮、赤芍、白蒺藜、生石决、钩藤之类。羚羊尤为主药，每用诸药不验，而加羚羊即愈者，其奏效极速极大。而世人以羚羊价高，必用于动风昏厥之际，积久成习，一若除此以外，便不可用，即有智者冒不韪而用之，必遭讥诮，一齐众楚，狂遂不狂，因末如之何已。一法曰熄风潜阳：为熄风和阳不效，或效后再为进步，即当以熄风潜阳为继。以肝风之来，由于阳亢；阳亢之本，源于阴亏（点出此症眼目。屏识）。肝藏藏体不足，即阴亏也；体不足则用有余，有余则肝风、肝火、肝气也。治标之法，当清风火；治本之法，则当育阴滋肝，熄风潜阳，养肝体以柔肝用。如牡蛎、女贞、玄参、白芍、菊花、贝齿、潼蒺藜、白蒺藜、玳瑁、阿胶之类，均是此法要药。乙癸同源，滋肝即滋肾，惟略有轻重耳。症甚者可填补肾阴，壮水之主之法继之，此熄风潜阳之法也。叶氏治肝阳化风、上冲胸胁、脘痞胸闷满胀者，有用黄连阿胶汤、阿胶鸡子黄汤诸法，即是壮肾水、滋肝阴，以潜风阳之意也。一法曰熄风养血：如肝风走于四肢，经络牵掣或麻木者；或四肢刺痛，进熄风和阳法，刺痛已减，而根株未除，举动不利，肢体拘挛者，宜养血以熄风，舒筋而通络，书所谓"治风先治血，血行风自灭"也。用药如生地、首乌、杞子、三角胡麻、归身、白芍、秦艽、牛膝、天麻、钩藤、桑寄生之类，即养肝也。滋肝与养肝颇为相类，惟养肝重在血，滋肝重在液。滋肝主治肝风上冒巅顶、内冲胸胁，养肝主治肝风走入四肢，微有不同耳（泾渭分明，点睛之笔，最需熟记。屏识）。其走入四肢者，又有刺痛作胀与牵掣拘麻之异。刺痛者以凉肝之法为主，而佐以肝火中之清肝法，惟拘麻者则以养血熄风为正治。大凡肝风之症，每从火化而来，而其本则为阴亏、为血少。以阴虚则阳盛，风从阳化；血虚则生热，热极生风也。故肝风之治，不出养肝血、滋肝阴、凉肝热之法（言病之根株，切中要害，不可草草读过。屏识），用药均偏取乎清凉者，以其从火化而来也，此为正治。又有变法，药不取于清滋；而反趋于温养者，其病因多由中虚土湿而来。中虚土湿木陷，木郁生风，如《金匮》所云"风虚头重眩，苦极，不知食味"者是。其治亦有三法。一法曰燥土疏风：风之动也由于木郁，木之陷也由于土湿，故宜燥土湿以升木，疏木陷以宁风。清阳得升，浊阴得降，风自不动，其药如半夏白术天麻汤、清震汤、逍遥丸之类。其症手足振掉，头重头眩眼黑，筋惕肉瞤，饮食呆少，形寒肢冷，便溏不渴（不知食味一语乃辨证关键，其苔必腻或滑。屏识）。虽有风症，毫无热象，故清润熄风常法，均不可用也。一法曰暖土御风：如上症用燥土疏风不效，则当进步求治。风动由于木陷，木陷由于土湿，而土湿更由于肾阳不足，命火衰微，不能生土所致，宜益火之源，以消阴翳。药如近效白术附子汤之类，以暖土御风，即补中也。轻则治标，重则图本。其症标在肝，本在肾，其中在脾。燥土疏风者，标中同治，治在肝脾；暖土御风者，中本同治，治在脾肾。法虽有异，义实相同也。一法曰培土宁风：如肝风上逆，而中虚纳少，用平肝熄风之治，则有碍于中虚，用暖土益火之法，又有碍于肝逆（辨证要点，在便溏飧泄，舌胖大有齿痕，苔白腻，脉弦濡或左弦右濡。屏识），两相掣肘，兼治为难。宜用甘平和缓之品，既以缓肝风之急，且以补中土之虚。如芍药、甘草、淮麦、大枣、山药、玉竹、扁豆、人参、麦冬、甘菊之类，即培土宁风法（加荷叶尤妙。屏识），亦即缓肝法也。肝风之治既详，再言肝火之法。

　　肝火有三，一曰虚火，二曰实火，三曰郁火。其既发之后，火固相同，其未发之先，根萌实异。故治疗方法亦因之而变幻，是当决之于脉。虚火之症，脉当弦细而数，重按无力，或寸关弦数，尺部细小；实火之症，脉来滑数，坚实弦劲，搏指有力；郁火之脉，郁闷不扬，或伏或匿，乍大乍小，轻手不见，重按乃得，上部多和，尺中则盛。既定其脉，再征病象，肝火灼燔，游行三焦，一身之中，上下内外无处不能为病，难以枚举。撮要言之，如目赤狂妄，淋闭疮疡，发痉发厥，小溲刺痛，多属实火；颧红骨蒸，不寐烦躁，嘈杂善饥，头面烘热，多属虚火；往来寒热，呕吐酸苦，乳房结核，颈项瘰疬，多属郁火。若胁痛、耳痛、耳肿，则实火、郁火均有；若吐红、便血、咽痛，则虚实郁火无不可见矣。其症见显明者，尚易治疗，而原因夹杂，最为难效，此通例也。如上所述，不过言其大概耳。症见固无一定，不足为凭，万不能胶柱鼓瑟，当以脉为准，以症为附，合而参之，方不致误，至应付变化，尤在活法之运用。大概实火之症，终日不衰；虚火之症，日轻夜重；郁火之症，时作时止，无定之中亦颇有定（区分实火、虚火、郁火，如老吏断狱，切中要害。屏识）。细心探讨，自能区别，非仅赖于言语形容也。实火之治有三。一法曰清肝：如羚羊、丹皮、山栀、黄芩、竹叶、连翘、夏枯草之类。一法曰泻肝：如龙胆泻肝汤、柴胡清肝饮、泻青丸、当归龙荟丸之类。一法曰泻子：如导赤散、大黄黄连泻心汤、凉膈散之类。初起用清肝，症重者用泻肝，若治肝不应，则兼用泻心，实则泻其子也。泻子之中，又分导赤为轻，凉膈、泻心为重。肝火实证，由浅入深，由轻入重，至此为极，进无可进矣。郁火之治有二。一法曰散肝：木郁则达之，火郁则发之，火从郁出，不能以凉药直折其火，愈清则火愈郁。如火在灰中，拨之则熄，当从《内经》"结者散之"之意，达木郁以发火邪。药以逍遥散为主方。郁甚者，东垣升阳散火汤（柴、葛、升、防、生草、熟草、羌、独、参、芍）治之。古来善治火者，莫如河间，然用药仍趋清降一途，未为奇也。惟东垣独出手眼，遵《内经》之旨，立此升散之法，别树一帜，发前人所未发，人所不敢用者，而竟用之，开后学无数法门。虽不必一切火症均用此法，苟属郁火下陷脾中者，用之其验如响，亦医学上一大发明也。一法曰化肝：郁怒伤肝，肝郁化火，气逆火动，流窜入络，烦热胁痛胀满，动血升散之剂不能受者，则宜改用化肝之法，药如青皮、陈皮、丹皮、山栀、芍药、泽泻、贝母之类，则景岳之化肝煎也。夹痰者合雪羹、黛蛤、蒌贝，以解郁化痰；夹瘀者加旋覆、新绛、郁金，以去瘀通络尤妙。大概郁火之治，首宜升散，次则横通。散肝者宣达升散之法，化肝者横通旁解之方，各有其用，以症而施，但当从症以合方，不可执方以定症耳。虚火之治有二。一法曰壮水制火：如水亏而肝火盛者，清之不应，当益肾水（辨证用药细致入微如斯，尤能畅其理而达其要，名家手眼，非草草从事者所能望其项背焉。屏识）。火之有余，水之不足也，宜壮水之主，以制阳光，乃虚则补母之法（此《内经》"寒之不寒，当从水治"法也。屏识）。如六味丸、大补阴丸之类，亦乙癸同源之义也。火盛者，再合泻南补北法，加入清心之品，如黄连阿胶汤之意，虚实并治。虚者其体，故用壮水以补母；实者其用，故用清心以泻子,均隔一之治也。一法曰清金制木:肝火上炎,清之不已,必致刑金,金本克木,木火盛则心火亦盛,火反刑金矣。当制肝之强,补肺之弱,乃清金以制木火之亢逆也。药如沙参、石斛、麦冬、天冬、玉竹、桑叶、菊花、钩藤、石决之类,以养肺金,金能生水,金旺自能平木,水盛亦能胜火。火炽者,再兼导赤,即《难经》制金平木法也。肝火虚、实、郁、痰之治,不越乎此。肝气、肝风、肝火三症之治,亦均已详备矣。

更有数法,亦治肝病,附志于此,以备取用。一法曰温肝:治肝有寒而呕酸、脉弦、苔白者,如肉桂、吴萸、蜀椒之类。若兼中虚胃寒者,加人参、半夏、干姜,即大建中法也。一法曰镇肝:治肝不藏魂,梦多纷扰,筋惕肉𥆧者,如龙骨、龙齿、牡蛎、石决、代赭石、磁石、金箔、青铅之类。一法曰敛肝:治肝虚,虚气横逆,支满作痛、作胀、作泻者,如白芍、乌梅、木瓜之类。酸补肝体,以敛横逆,此法用处甚多,各症中均可量机参入也。一法曰搜肝:肝风虽从内发,亦有外风引动内风者,则当佐以搜风之品,如天麻、羌活、独活、防风、蔓荆、僵蚕、薄荷、白附子、蝎尾之类,是搜肝风也。若伏邪内蕴,肝络夹痰瘀结为隐癖,如疟母之类,则当进以搜邪,如鳖甲煎丸之类,是搜肝邪也。以上所言,均治病之法。再言调养。一法曰酸温补肝:如制首乌、菟丝子、枸杞子、桑椹子、枣仁、山萸肉、三角胡麻、沙苑蒺藜之类。一法曰补肝阴:阿胶、鲍鱼、白芍、乌梅之类。一法曰补肝阳:肉桂、川椒、苁蓉之类。一法曰补肝气:天麻、白术、菊花、生姜、细辛、羊肝、杜仲之类。一法曰补肝血:地黄、当归、川芎、川断、牛膝之类。酸温养荣为补肝之正治,再分气、血、阴、阳以佐之,补肝之治,无遗缺矣。(王旭高"治肝三十法"学者仰之久矣,经程师演绎点化,使学者明其理而畅其义,尤能得其辨证要领,开启后学睿智多多,厥功伟矣。屏识)

此篇所载,对于历代所发明之肝病治疗方法,大细靡遗,辨论精详,用法确当,按图而索,能如指上观螺,大可为临症南针。惜乎原书不全,所载仅此,不无遗珠之憾,而神龙一角,亦可瞻王先生之学识矣。

按:王泰林治肝三十法,近贤解之者众,各有见地,各具经验。程师此文,乃成于六十年前(约一九二六年),为私立上海中医专门学校教授杂病而写。文气浩肆,笔法灵动,说理明爽,义无凝滞,乃醉心梁任公《饮冰室文集》时也。词意回环往复,文足以畅其理,词足以达其意,言之无格磔不顺之憾。余自龀序听经,以后耳提面命,相处二十年,固已饫闻教益矣。今日校此,犹有不尽之余味。觉其溯源追根,寻出旭高创法之迹,或出《内》《难》,或袭明清诸贤,虽只眼之独具,亦广益于集思。今世学者蜂起,其用愈广,此文自有令人欢喜赞叹者在。

一九八六年三月何时希记于上海皆春楼

第三节 程师会诊中风重症案

何时希 整理

本例病者夏理彬是近代著名医家夏应堂先生之子,又为程门雪先生早年弟子。60岁时患中风,1965年2月27日入院,3月1日组织上海中医界名流进行会诊,每日一次,共九次,终使患者脱离险境,转危为安,渐趋康复,以后又为人民服务多年,后再次复发,则终因年老而不救。由于夏是程门雪先生之弟子,故程老颇为负责,肯出主张,发言独多。从这份会诊病案中我们可以揣摩程老的辨证思路,学习他立法用药的独到经验。现将经何时希先生整理的会诊记录摘抄如下,以飨读者。为保持记录原貌,处方用量仍用"钱"表示。 屏识

第一次会诊:1965年3月1日

程门雪:病属中风,首先分清闭脱,目前症属于闭。昨有脚冷、遗尿、面红,但无汗出。火气旺的闭症也有面红,而脉又洪大,属于类中。以前辨类中、真中,以内风、外风为别。本证肯定内风、痰浊与火。风乘火动,火借风威,蒙蔽清窍。目前亟须吃药,不吃药是与时机不利的。治疗从熄风,化痰热,开窍。内闭至心包即入血分。目前是内闭,进一步即防外脱,冬眠可以不要了。

黄文东:病来势很急,主要是内风,一种是中经,一种是中脏。本证中脏。主要症状是昏迷,是痰热蒙蔽,神明堵塞,热在血分,是内风引起痰火上蔽清窍心与肺。有过抽搐。刘河间谓"心火暴盛,水不济火"。病者平时健谈,体质尚好,是阴虚火旺体质,平时不见有痰,讲话虽多,亦不见其喝水。但此时痰也应顾到,因痰易蒙蔽,故神志昏迷。目前是闭证。不好的是内出血,往往使正气更虚。

程门雪:目前气虚要排除,主要是痰火。

黄文东:需要吃药是给药途径问题,牙关虽不紧,不能吞咽。

程门雪:目前不考虑鼻饲,过去多用口服,不妨试试,药量不宜多。化痰开窍主要是至宝丹同竹沥、羚角粉三味。以竹沥代水,微微口服,能考虑鼻饲时,

可加胆星、竺黄。凉血可用犀牛角,吞咽不下,纳药量就太少了。

夏仲芳:口服恐吸入肺内。药用羚角、竹沥、犀角、石膏、黄芩、大黄。

程门雪:石膏很好。

黄羡明:家属提出用云南白药。

程门雪:云南白药有草乌。目前不出血,可暂不考虑。

巢雨春:夏主任幼时有鼻衄,经常鼻出血,近来也常有鼻血。另外,体质怕热,夏天当风而卧。

程门雪:应考虑很快出现内闭外脱。

夏仲芳:大黄用一钱五分,可以去瘀,防止出血。目前热度尚平稳,防其升高。现在是热盛伤阴。

程门雪:目前滋阴可缓,主要救急,是开闭防脱。

黄文东拟方:

羚角片一钱(另先煎冲入),犀角片五分(另先煎冲入),生石膏二两(另先煎冲入),鲜菖蒲五钱,黄芩三钱,生大黄一钱五分(后下),粉丹皮一钱五分。先服:竹沥二两,送至宝丹二粒(研细末)。汤药煎一汁100毫升,加另煎及竹沥,小量分多次鼻饲。先服一剂。

程门雪:先服一剂,如有好转,不妨连进一剂。如神志不清,而脉仍洪大,药仍可服。如神志不清,右眼较小,不能再服。

第二次会诊:1965年3月2日

程门雪:我想出血是否重要,还是开窍来得要紧。

黄文东:肝阳上亢是平肝为主,若虚阳上浮则当引火归原。今出血乃热所致,脉小是正气不足表现,不是好现象。痰热盛,正气衰,见到出血是很值得注意的。现在是潜阳还是平肝,当鉴别之。

程门雪:"不得气"是经气虚还是经气堵塞不通呢?

陆瘦燕:是经气堵塞不通的关系。

张镜人:我想清火之时当加养阴之法,养阴也就是扶正了。

程门雪:叶天士遇不宜用冰片、麝香时,采用牛黄加珠粉代,以开窍。

巢雨春:牛黄甘凉,好的。

程门雪:为啥脉小了?一为正气不充,另一可能,是用了药的关系。舌淡下来可能也是服石膏关系。

黄文东:病属水不济火,肾本是不太行了,故脉小。目前出血多,使虚象益显。昨日从标进治，今日标本兼顾，但滋阴宜轻清之品，如鲜生地等，西洋参也可考虑以扶正防脱。开窍方面，至宝丹、紫雪丹均可不用。菖蒲、郁金是好的。羚角、犀角也可考虑。用时分量可以调整。我的原则跟大家是一致的。

黄文东：用黄连代大黄更宜些。

程门雪：黄连之类对神昏不会起啥作用，羚角也不会起作用。开窍方面当加重些为妥。石膏是否轻些，用一两算了，因右手脉已缓和些了。

夏仲芳：我照古方，考虑石膏二两是不重的。

商定方：

生石膏二两（先煎），犀角五分（另煎），羚角片一钱（另煎），西洋参二钱（先煎），光杏仁三钱，牛黄粉三分（另服），生大黄一钱五分（后入），鲜生地一两，鲜石斛五钱，广郁金三钱，黄芩三钱，竹沥二两（冲）。一剂。

第三次会诊：1965 年 3 月 3 日

程门雪：脉不像前天洪大，虽小些尚属正常。昨天左面太溪等于没有，今天已有，是起衰的关系。左手脉亦较清，救阴是主要的。虽有咬牙，属于实的。

夏仲芳：热势朝上有所改善，舌苔可见阳明气火盛，希望能稳定，体温不要过高。脉仍数，而促的现象少。太溪有脉，都是向下的表现。

黄文东：今天有转机，脉调匀，原来下虚上实，目前上实的情况平和些。舌焦糙质红，舌缩情况与昨天相似，津液仍不够。出血无变化，血压亦较稳定，脉小是正常的。坏象不见发生，知觉似有好转。

程门雪：有似温病气血两大虚。涌泉埋针，恐有好处。

陆瘦燕：从脉证呼吸看有好转，主要是针刺有反应，最好是太溪脉起。目前脉数，阳虽敛而阴转虚，养阴仍主要。呼吸阵阵，主要是痰火盛，今天针要粗些。今天胃火好些，阴要保，不使再伤。

程门雪：昨天方药有效，基本可不要大变动，但要注意抽搐。

黄文东：可加点钩藤。

处方：①羚角片一钱，犀角片五分，西洋参二钱，鲜石斛一两。均另煎，日间服完。②鲜生地二两，生石膏二两（先煎），大黄一钱五分（后下），鲜菖蒲五钱，黄郁金三钱，光杏仁三钱，双钩藤四钱（后下），黄连二钱。煎二汁，日间服头汁，晚间服二汁。③西黄三分，竹沥二两，立即。

第四次会诊：1965 年 3 月 4 日

程门雪：总的是症状无好转而脉坏下去，现在要以脉为主，是病情严重阻止不住的坏象。目前考虑"精兵简政"，从重点上考虑问题，就是正气不支。中风内闭未开，而外脱症状出现，很可能现在已变，现在就是汗未来。

黄文东：好的现象看不到，坏的多，主要是心气衰弱，脉左微细涩数。总的脉转衰弱。气促作呃，肠鸣音也不是好现象，从脾胃来讲怕转下痢。气衰，心气心阳不足，肾阴衰，今天是虚多实少。

程门雪：今天是病未退而虚显露，而不是虚多实少。虚多实少是好办，今天是应补充兵役，还是攻敌？

夏仲芳：龙、牡、龟板、三甲复脉汤要用生地，也是滋阴熄风，开的一条路放弃。

叶朗清：生脉可否考虑？

程门雪：生脉中之五味子可不用，麦冬当然要考虑。现在是正衰敌未退，不能连敌人一起补在里面。如何熄风引火不助敌，对三甲复脉汤是如何精简的问题。

张镜人：扶正是必需，但怎样使痰火、标的方面除去，否则扶正还是没有用。

程门雪：今天脉如在第一天出现，反而要用大黄。但现在不可用。黄主任你看生脉、复脉怎样来考虑。

黄文东：西洋参不对，要吃吉林参，麦冬要，生地要用大生地，龙齿、牡蛎、龟板好。

夏仲芳：鳖甲不要了。

张镜人：化痰方面用猴枣，还是猴枣散？

程门雪：牛黄、猴枣还是要用，扶正、潜阳、化痰，养气阴和清心为主。

夏仲芳：是否加元参（阿胶不好用）。

程门雪：血压再下来，还是扶正为主，以人参、麦冬为主。今天方子分三步：①独参、生脉；②育阴潜阳；③牛黄、猴枣。

黄文东：牛黄、猴枣要缓一缓，看正气情况再吃，血脱气要脱，与出血有关。

黄羡明：针灸今天"开"不适宜，必要时灸关元。上巨虚埋针可取出，穴位精简些。

程门雪：如血压再下降，脉再微细，下一步考虑怎样？是否可在生脉中加附子？

夏仲芳：中药升压，附子我不敢用。

程门雪：在原方中有痰浊加牛黄、猴枣。如血压下降加附子，妥当些加别直参。中医救危急，总是阴阳二个问题，痰火风阳都可考虑。明天正气回再用石膏还是可以。现在是救阴潜阳为主。如脉搏及血压再下降怎么办？

处方：①野山人参一钱五分。立即。②别直参三钱。必要时服（如血压继续下降）。③大生地一两，大麦冬八钱，青龙齿一两，生牡蛎一两，炙龟板一两。煎二汁，情况稳定服。

第五次会诊：1965年3月5日

程门雪：今天情况较站得住。但第二步如何？有两个并发症。一是肺炎，一是心脏问题。肺炎问题，以前用石膏、黄芩不能控制，是否用西药？心脏，昨天着重于心脏，今天需考虑，是否专用参，但不能治病。

夏仲芳：昨天血容量少，痰胶黏，参继续可使用。

程门雪：中风病阴阳两方时时在变动，抑邪即见阴脉，扶正即见阳脉。

黄文东：脉右较调匀，左脉较小，有间歇，舌干燥与昨天同。扶正可借助于西药，中药扶正仍需要，滋阴不要太腻。另外，和胃降逆化痰如温胆一类。今天仍需着重扶正，熄风目前不主要。

程门雪：通便、感染，今天可不考虑。

黄文东：平稳时用吉林参，如血压下降用别直参。

处方：①野山人参三钱。另煎200毫升。②北沙参八钱，川贝母三钱，天竺黄一钱五分，生牡蛎一两，竹沥一两（冲）。煎200毫升。③别直参三钱。备用。如情况有血压下降，脉弱，立即服。

第六次会诊：1965年3月6日

程门雪：情况不好，脉软仍见数，脉无神，打呃多，似乎以虚象为主。现在风、痰、闭都不要顾了。主要要固本，要救正气、肾气。

巢雨春：痰、火皆不要顾及。今晨已用野山人参一钱煎100毫升分二次灌入，昨夜平稳，未用别直参。

黄文东：小溲多也是现象，阴更伤，肾阳也要脱。精、气、神互关，肾虚向脱方面发展，神志不会清，阴阳皆要顾及。单用参扶阳也不够。用参还是别直参，吉林参不够。

夏仲芳：消耗量太大，补充不够。

黄文东：脉有些歇止，情况由阴虚波及阳虚。

程门雪：桂（枝）动血，尚有出血，不宜。五味子可用，生脉之意。

处方：①别直参二钱。另煎150毫升。②大生地一两，大麦冬五钱，阿胶三钱，五味子一钱，枸杞子四钱，坎炁二条。上药共煎 200 毫升。

每次别直参汤 25 毫升，加药汁 25 毫升，鼻饲灌入，每隔半小时一次。

第七次会诊：1965 年 3 月 7 日

程门雪：肺部情况有好转，寸脉尚好。

夏仲芳：出血多，面色㿠，是否再加入补血汤，用黄芪、当归，不用桃仁、红花。

程门雪：当归补血目前要不要用？开闭化瘀对病，扶正养阴对整体作用。从前大便色黑，未吃过化瘀药。

黄文东：昨天输血、艾灸之后，情况尚好，中药今天仍以救阴为主；救阳以艾灸。黄芪、当归可考虑，是否在别直参以后吃黄芪，化瘀不太适当。今天痰平静些，与昨天大便通有关。今天可分开，一是别直参，一是昨天的方，另外用归、芪。壮阳过多，要考虑到伤阴，中药与艾灸配合。

处方：①别直参三钱，另煎 200 毫升。②大生地一两，五味子一钱，大麦冬五钱，阿胶三钱，枸杞子四钱，坎炁二条，生黄芪一两，当归二钱，炮姜一钱。头汁 200 毫升，二汁 100 毫升。

第八次会诊：1965 年 3 月 8 日

程门雪：今天各种情况较好，原方要否增减？

夏仲芳：增加生地。

程门雪：可加炙草三钱。

夏仲芳：生地改二两。

黄文东：我意见原方炙草是太多，目前稳定，不宜太多，生地是否要二两。甘草甜，易引起恶心。昨天输血 600 毫升，加上中药，是否药力够不够的问题，或者加五钱，加点石斛。

程门雪：炮姜过去从未用过，现在有好转，不要变动。

处方：①别直参三钱。②大生地一两五钱，大麦冬五钱，阿胶三钱，坎炁三条，五味子一钱，枸杞子四钱，炙草二钱，生黄芪一两，当归二钱，炮姜一钱，鲜石斛五钱。

第九次会诊：1965 年 3 月 9 日

程门雪：整个症状稳定，稍有好转，脉仍数。中风一是改善知觉，着重熄风潜阳，瘫痪着重益气和血。目前表现是瘫。昨天方子很对，今天炮姜要不要？黄芪要不要加？益气只能治瘫痪不能治昏糊，要否参入补阳还五汤一类？以昨天药方为主，炮姜似乎可除去，黄芪应加量，地龙是否要加？

夏仲芳：黄芪昨天主张加一倍，脉软、腹软、手脚软，是用黄芪主证。开始尚有顾虑，因尚有浓痰，目前浓痰已少。加了黄芪还要加银花，地龙可缓一步。

程门雪：黄芪可加五钱。呃减是否与用五味、坎炁有关，呃还是虚呃。

黄文东：情况转稳，脉转大，尚调匀，右手微弦。益气和血，地龙可考虑，能使药力入经脉。呃是痰气上逆，抗感染问题有西药。

程门雪：如何解决脉数问题，一是实热，生石膏一类，血热用犀角、地黄一类。一是虚。大剂扶正以后，正气渐复而热未清。昨天、前天用炮姜，可能见脉数，又加上大量灸。今天是否停灸、除炮姜，比较稳妥。

处方：①别直参三钱。煎200毫升。②大生地一两五钱，大麦冬五钱，鲜石斛五钱，阿胶三钱，坎炁二条，五味子一钱，枸杞子四钱，生黄芪一两，当归二钱，炙草二钱。煎二汁，每汁200毫升。

何时希按：内闭、外脱，是中风症的两大生死关头，此例能够闯过这两关，当时会诊的老中医是花了很大的精力的。我和病者也是熟人，读此记录，不禁对他生平引起些回忆：理彬先生体质丰硕，不但健谈，而且健啖。健谈足以耗气伤阴，但何以话多而不甚饮水，则与健啖有关。多食肥腻，虽为丰硕的体格所必需，但毕竟生痰而助湿，湿多者不渴，这是可以理解的。实大则声宏，语促者内热。他平时讲话是声宏的，但音浊而不清，中年时已是如此。又他待人极和蔼可亲，而情性又甚急，如附议你的发言时，可以连续多少次"是是是"，有时令人感到不必如此谦恭，其性急可知。

有些内部早已存在的病因，在未发时可以毫不显露，竟无迹象可寻。必待发作时乃乘虚俱来，诸症蜂起，阴阳交错，虚实互见，有如急水撞舟，罅裂四见，此起彼伏，暂戢又作，稍一疏忽，变乱立出。此病气虚、阳虚、阴虚、失血，非一时并见，而是逐步出现，若非集思广益，必有张皇失措之危。在九天的会诊中，出现如许波折，读之可以发人思路。

第四节　漫谈咳、喘、哮、痰饮的症治

（一）咳

主旨：内因是虚，外因是邪，虚而受邪，为病则实。

过去中医没有"慢性支气管炎"的名称。老年的咳嗽气喘，多从"痰饮"中的"支饮"论治。讲到辨证，离不开寒热虚实，临床表现往往是虚实、寒热错综夹杂，很难截然划分，但老年人属虚寒的较多，实热则属兼因或标症，因此老年慢性支气管炎的治疗，偏重在虚寒方面。

老年咳喘，体质总是虚的，虚就容易受邪，所以最易感冒。由于感冒引发，这种病的内因是虚，外因是邪。《内经》说："邪之所凑，其气必虚。"同时又说："虚而受邪，其病必实。"因此，虚和实不能片面、孤立地来看。大概暴发时属寒的多，应当用温开法（有热的可兼用清凉）；久发的常属寒郁化热，治法上应当温清并用。

这种病大多发于秋冬季节，遇寒就增剧，所以用温开的治法是主要的。至于在春夏季节也发病，那就以寒郁化热为多，可在温化中兼用清凉的治法。例如古方"小青龙汤"是温宣的方子，"小青龙加石膏汤"就是温宣兼清的方子。这两张方子，如果用得恰当，都有一定疗效。又如"厚朴麻黄汤"治疗咳逆上气、脉浮（"上气"是喘的意思，"脉浮"表明外邪未退），方中麻黄、细辛解表定喘；厚朴、杏仁降气平喘；干姜、五味子止咳，这两味药都是主治咳逆上气的，五味子益气温敛，干姜温开，两者同用有很好的效果；半夏化痰；石膏清热；小麦和中。这一方之中就包括解表、平喘、止咳、化痰和清热等几种方法。再如"泽漆汤"治疗咳逆、上气、脉沉，那是表邪渐解，要兼顾正虚，所以用紫菀、白前止咳平喘，半夏、泽漆泄化痰水，桂枝、干姜温开，黄芩清热，人参、甘草扶正补虚。一方之中也包括扶正、祛邪、化痰、温清等法。"厚朴麻黄汤"与"泽漆汤"用脉浮、脉沉来区别有邪、无邪，虽不一定可靠，但对辨证是有启发的。

以上是病情复杂，综合治疗的方例。至于单纯偏温的，以"射干麻黄汤"为最好（麻黄、射干、紫菀、款冬花、细辛、五味子、半夏、干姜、大枣）。

上述各方都是在发病阶段使用的。个人的体会是：治疗上很少有一定不变的类型，只有初、中、末期的分别。大体上初期是重在祛邪，中期要邪正并顾，末期着重扶正。在临床上，纯寒宜温的有，温而兼清的也有，纯热宜清的就很少（这是个人局限的体会）。至于纯宜清润的，则是肺燥肺萎，咳逆上气，少痰无痰，或者吐的是涎沫，那是属于"麦门冬汤"、"清燥救肺汤"一类的证治，这是否也算"慢性支气管炎"的范畴，可以研究。

关于治疗咳喘的验方，临床上用得很多。自己没有用过的不说，已经用过的如"定喘汤"（有麻黄、款冬花、桑皮、黄芩、苏子、杏仁、甘草、杏仁肉、半夏等），对寒郁化热的很有效果，这是《证治准绳》的方子。"黛蛤散"用麻油调服，治疗咳嗽、面浮，是宋代草医的单方，我曾用来治疗咳喘痰内带血，合"泻白散"

煎服，也屡屡有效。体虚，喘得厉害，但咳嗽轻微、汗多的，用"生脉散"煎汤，化服《局方》牛黄丸一粒。阳虚咳喘、痰鸣的病人，借用"阳和汤"的方意，用熟地、麻黄、鹿角霜、甘草、白芥子再加紫菀、款冬花、白前、苏子、杏仁等，也有效果，但没有大量的病例，不能说明问题，仅供参考。

对于炎症的证治，我从前望文生义，以为消炎就等于清热。有人认为祛寒也是消炎，发汗也是消炎，我觉得也有一定道理。这里只谈夹热合化热的治法。从前用这一类药物，不论石膏或黄芩，都是和麻黄、细辛等辛温开泄药同用的。唐代许敬宗认为，用药只宜单味，"立专气猛"，效果好，多味同用，就是牵掣。宋代寇宗奭却认为，病久夹杂，必须复方。我认为应从两点论来分析问题，两种说法，各有所宜，不可一概而论。

至于宣肺、肃肺、清肺、润肺的药物，宣肺如麻黄、牛蒡等，肃肺如桑皮、枇杷叶、杏仁、苏子等。清肺分两种：一是清养肺阴，如沙参、麦冬、花粉、玉竹等；一是清泻肺热，如桑皮、地骨皮、黄芩、马兜铃等。润肺也分温清两法：清润法即在上述清养肺阴药中再加阿胶、百合等；温润法如《时病论》用紫菀、百部、款冬、松子仁、杏仁、陈皮、冰糖（名"温润辛金法"）。"甘草干姜汤"、"麦门冬汤"也属温润之列。以上诸法大都是复用的，例如，宣、肃同用，清、润同用，清、肃也可同用。

肺燥宜润。关于燥气的性质，费伯雄说得很好："燥者干之，对湿言之。立秋以后，湿气去而燥气来，初秋尚热，则燥而热；深秋既凉，则燥而凉。"所以临床上治燥咳，有温润、凉润二法：寒燥在表用"杏苏散"（苏叶、杏仁、前胡、茯苓、半夏、陈皮、甘草、桔梗、枳壳、姜、枣）。《温病条辨》："燥伤本脏——肺，头微痛，恶寒，咳嗽稀痰，鼻塞，嗌塞，脉弦，无汗，杏苏散主之。"燥热伤肺用"清燥救肺汤"（桑叶、石膏、人参、甘草、麻仁、阿胶、麦冬、杏仁、枇杷叶。人参可用太子参或沙参代）。《医门法律》："气促干咳，无痰或少痰，咽喉口鼻干燥，舌干苔少，或痰中带血，用清燥救肺汤。"即是。

咳嗽有甚于晨，或甚于晚，如何解释？一般来说，晨起咳嗽，痰先稠后薄的，属肺脾湿痰；甚于晚或在午夜后更甚的，属肾虚。但这不是主要的，仍当看具体情况来决定。

关于老年慢性支气管炎"咳、痰、喘、炎"四大症的治疗，个人的点滴体会：一般性治疗应以化痰为主，化痰方中以"二陈汤"为主。痰多的用"六安煎"及杏仁、白芥子加"二陈汤"；夹热的加黄芩、黛蛤散、贝母、海浮石；消痰用白芥子、莱菔子、"雪羹汤"(海蜇头、荸荠);涤痰用"皂角丸"、"葶苈大枣泻肺汤"等;豁痰用枳实、郁金、远志;滑痰用竹茹、竹沥。涤痰法在运用时应注意体质,如果体虚久病须慎用,或以不用为好。以上所举的药物都是咳嗽痰多的。至于"礞石滚痰丸"、"指迷茯苓丸"、"导痰汤"等,一般习惯不作为止咳化痰之用,不列在内。

总之,治疗咳喘,中医有几句名言,即"治咳嗽不离乎肺,不限于肺"、"治实必顾虚,治虚必顾实"、"实喘治肺,虚喘治肾",我认为很有道理。咳喘虽是二证,但咳久可以致喘,喘亦可由咳引起,所以二症常难以截然划分。

要言选辑:此病以冬季为多,遇寒增剧,治以温开,以射干麻黄汤最好;在春夏季发病,或为寒邪郁久化热,小青龙加石膏汤,温开兼清。厚朴麻黄汤治咳逆上气,而脉见浮数,一方而熔解表、平喘、止咳、化痰、清热等于一炉治;泽漆汤治咳逆上气,而见脉沉者,一方之中,兼扶正、祛邪、化痰、温清等多种法则。与厚朴麻黄汤之纯属祛邪涤痰平喘为务者,遥相对峙,正教人辨证凭脉之方法耳。文中程师集其平生所用验方,《证治准绳》之定喘汤,宋代草医的黛蛤散、贝母、海浮石;消痰用白芥子、莱菔子、雪羹汤;豁痰用枳实、郁金、远志;滑痰用竹沥、竹茹;涤痰用皂英丸、葶苈大枣泻肺汤。久病体虚者须慎用,或以不用为好。皆是金玉之言。 屏识

(二) 喘

主旨:在肺为实,在肾为虚,实者邪实,虚者元虚,肺虚则少气而喘者少,肺虚而痰热逗留肺络者至多。

中医对各种疾病的辨证,都有一个纲领。譬如喘,我欣赏叶天士论喘"在肺为实,在肾为虚"二语。徐灵胎批语"二语道尽治喘之法",也是同意叶氏提纲挈领的看法。叶氏此二语,应当与张仲景所言合看。张氏说:"实喘者有邪,邪气实也;虚喘者无邪,元气虚也。"在肺为实,实者有邪;在肾为虚,虚者元虚。外感痰浊逗留肺经者,固然属实,即所谓虚喘之本在于肺肾,虚中仍有实在。因为咳喘之症,单纯属于肺虚,如《证治准绳》所说"肺虚则少气而喘"者较少,肺虚而夹痰热逗留肺络者则至多。尽管肺肾两亏,气阴并伤,而见舌质光红,只要咳痰不爽,痰黏厚腻,补中仍当佐以肃化痰热之品。王孟英说得好:"感后余热,阻气机之肃化,搏津液以为痰,此关不通,一切滋补无从着手。"所用方法大都采取《千金》苇茎汤(一般不用桃仁)、"雪羹"、竹沥等等,参入熟地、沙参、冬虫夏草、肉苁蓉、女贞子、旱莲草、紫石英等药中用之,以为清上实下、下虚上实之

治，亦即叶氏所谓"在肺为实，在肾为虚"，虚实同病者之治法。必须指出，痰热阻塞肺络者，不一定表现在苔，而应当注意在脉，右寸滑大，则为的据。本来肝司左升，肺主右降，升降失度，治节不行，所以为咳为喘。但治节何以不行？肃化何以受阻？主要是热搏津液为痰，痰阻肃化之故。王氏此点，说得甚透，适用得甚广，取效殊佳，是值得取法的。王氏又有"治外感须于实处求虚，治内伤须于虚中求实"二语，亦是治疗关键语。虽系泛指一切外感内伤，但虚中求实四字，引用到治喘，还是非常适合。上面所说是指痰热之症而舌光净的，如果舌剥而苔腻布，则是脾虚有湿痰，如用前法，就必须复入"金水六君"方法了。熟地用汤泡或后下，取"浊药清投"之意，《王旭高医案》中每每用之，他联系咳嗽、气喘、痰饮、虚劳三四门方法合而为一，这就是临床随机变化了。

大概内伤久病，苔脉相参，脉为重要。我从前曾经治一气喘病人，但坐不得卧已十余天，舌苔厚腻满布，脉则右尺滑如驶。所服的药，"小青龙"、"三子养亲"、"平胃散"、"二陈汤"，化痰之法无不遍投，病家已备后事。吾根据病者脉象，而且看到化痰药已用过不效，处方用大剂"复脉法"治下，参入肃化治上，初亦缺少把握，不料一剂能卧，明日苔腻尽退，转为花剥，舌露光绛，始悟其本质原属阴虚火旺，腻苔乃十余日张口呼吸、浊气上逆之故，这是变法中之变法，是很难遇到的。又按所谓肺实当右寸滑大，还要按其两尺，两尺虚才是上实下虚之据。如果两尺不虚，右寸独大，那又可能是实证了。如《古今医案按》记李士材治史明粦经年咳嗽，历久无效，自谓必成虚劳。李曰"不然。脉不数不虚，惟右寸浮大而滑，是风痰未解，必多服酸收，故久而弥盛"，用麻黄、前胡、苏子、杏仁、橘红、半夏、桔梗、甘草，五剂止，十剂痊愈。尤在泾亦谓久咳，脉不数，口不渴，未必即成虚损，多属痰饮为患。又《医述》载程星恒案：一商，心胸胀闷，大汗气喘，不能坐卧，昼夜惟行步，不能暂停，诊脉浮而微，右寸似无，方用人参五钱，生姜十片，水煎，频频缓服，喘急少安，能就枕，再服遂愈。人参补肺定喘，肺实则气收而汗自止矣；肺属金喜辛，姜佐人参引经，补肺而开肺部之闷胀。"右寸如无"，方用人参，比之李案右寸浮大而滑，虚实判然，脉之重要，于此可见。外感重苔，杂病重脉，不可不研究。至于脉的分部和配合脏腑问题，我认为任何病都以分部来辨是拘泥，但各种病中如见到某部独异，往往为所配脏腑有病，则确应重视，从而使我们在治疗中注意某脏的虚实，也是有益的。

定喘要分虚、实，实喘用"苏杏二陈汤"，重则用"三子（苏子、白芥子、莱菔子）二陈汤"；虚喘用"金水六君煎"，根据我的临床体会，治喘咳痰多，舌苔光而痰有咸味的，往往有效。如果胃口不好，大便带溏的，用"六君子汤"。又虚喘还可随症加紫衣胡桃、五味子、坎炁（脐带）、河车、蛤蚧、钟乳石等。

要言选辑：尽管肺肾两亏，气阴并伤而舌质光红，只要咳痰不爽，痰黏厚腻，补中仍当佐肃化痰热之品。王孟英谓："感后余热，逗留于肺，阻气机之肃降，搏津液以为痰，此关不清，虽与滋填培补之药，亦焉能飞渡而行其事耶？"可谓至理名言。痰热阻塞肺气者，不一定表现在苔，而应当注意在脉，右寸滑大，则为的据，如《古今医案按》记李士材治史明翁经年咳嗽，历久无效，自谓必成虚劳。李曰："不然。脉不数不虚，惟右寸浮大而滑，是风痰未解，必多服酸收，故久而弥盛"，用麻黄、前胡、苏子、杏仁、橘红、半夏、桔梗、甘草，五剂止，十剂痊愈。又《医述》载程星垣案：一商，心胸胀闷，大汗气喘，不能坐卧，昼夜惟行步，不能暂停，诊脉浮而微，右寸似无。方用人参五钱，生姜十片，水煎，频频缓服，喘急少安，能就枕，再服遂愈。人参补肺定喘，肺实则气收而汗自止矣；肺属金喜辛，姜佐人参引经，补肺而外开肺部之胀闷。"右寸如无"，方用人参，比之李案右寸浮大而滑，虚实判然，脉之重要，于此可见。程师曾治一气喘病人，但坐不得卧已十余天，舌苔白腻满布，脉右尺动滑如驶。所服之药，小青龙汤、三子养亲汤、平胃散、二陈汤等化痰之药无不遍投。程师根据脉象、化痰药服用数帖，遍无效用，乃大制复脉汤治下，参入肃化治上，不料一剂能卧，明日腻苔尽退，转为花剥，舌露光绛。始悟其人本质属阴虚火旺，腻苔乃十余日张口呼吸、浊气上逆之故。这是变法中之变法。所谓肺实当右寸滑大，还需按其两尺，而尺虚弱，才是上实下虚之据。 屏识

（三）哮

主旨：在于喉中似水鸡声，喘哮促急，依息不得卧，来势骤急，屡发屡止，势成顽疾。

哮的特点之一是屡发而顽固。"喉中水鸡声"，形容哮象是最适当的。我的体会，《金匮》"射干麻黄汤"是哮症祖方。"射干麻黄汤"与"小青龙汤"不同，二方均主麻黄，但前者摒弃了辛温解表的桂枝汤不用，而以苦寒清咽的射干与麻黄为配，又取款冬、紫菀的辛润下气以为佐，合辛开、苦泄、酸收为一方，主治显然在肺，应为治哮的专方。

病而为哮，已较支饮进一步。哮症必有顽痰胶固，发时非攻不可，至若不发之时，又非健脾补肾、扶正调养不可。王旭高治小儿哮症，用"六君"、"平胃"加川贝、榧子为末，塞入大枣内，葶苈同煎，意甚巧妙，可资取法。我曾借用外科

"阳和汤"法[熟地 30 克，白芥子 3 克（炒研），鹿角胶 9 克，姜炭、麻黄各 1.5 克，肉桂、生甘草各 3 克，水、酒各半煎，加五味子 1.5 克]，治一儿童色㿠体弱，阳虚哮症数年，亦获良好效果，可见治法的运用各有所宜。《张氏医通》"冷哮丸"（麻黄、川乌、细辛、蜀椒、白矾、牙皂、半夏曲、陈胆星、杏仁、甘草、紫菀、款冬）与"三建膏"贴肺俞穴，及丁氏"哮吼紫金丹"（白砒、豆豉）也是很有效的。

用"定喘汤"治哮，对阴虚痰热之症，似未尽符合。杏轩《医述》所载哮喘一方，可资参考。方用熟地 15 克，当归 3 克，茯苓、半夏、橘红、金沸草、麦冬各 4.5 克，甘草 1.5 克，淡豆豉 3 克，黑山栀 3 克，海浮石 6 克。立方本旨："金水六君"为主，合滋阴养血以治痰，山栀、豆豉清火，金沸草咸能消痰，海浮石咸以降火，配合似乎很全面，如果合"黛蛤散"用，则更好。

要言选辑：《金匮》射干麻黄汤是治哮之祖方。方中辛温宣肺的麻黄，与苦寒清咽的射干配伍，相反相成，乃君臣之制，又取辛润下气的款冬、紫菀为佐使，合辛开、苦泄、酸收为一方，主治显然在肺，应为治哮之专方。病而为哮，较之支饮更进一步，其内必有顽痰胶固，发时非攻不可，不发时又非健脾补肾、扶正调养不可。 屏识

（四）痰饮

主旨：人身气血，贵乎流行，一有瘀凝，便成疾病。血不行则结瘀成积，气不行则留饮凝痰。

有人认为痰饮究竟是什么病，临床上很少看到，这是各人的看法不同。《金匮》四饮之外，譬如眩晕一症，有肝阳，也有痰饮；心悸一症，有血虚，也有痰饮；哮为伏饮，喘有痰饮，咳嗽更可能有痰饮。总的来说，人身气血，贵乎流行，一有瘀凝，便成疾病。血不行则结瘀成积，气不行则留饮凝痰。王清任活血化瘀方法，近来在治疗上起了很大的作用。气血是相对的，活血化瘀和化痰逐饮同样处于重要的位置。我个人私见，《金匮》痰饮，着重在饮，后来发展，着重在痰。一切怪病多生于痰，所以痰饮随时可见。认识痰饮，是辨证上一个很重要的问题。

有人问："临床上遇阴虚痰饮，若宗饮为阴邪，以温药和之，常不能得手。"这是对的。要知饮为阴邪，非温不化，虽是主法，但是相对的。痰饮夹热，可进"小青龙加石膏"；痞坚伏阳，治以"木防己汤"，石膏、桂枝可以同用。治阴虚痰饮最好方法，应推张景岳"金水六君"。本是主治肾虚水泛的方，肾虚水泛四字有语病。陈修园《新方砭》、姚球《景岳全书发挥》都有意见。可是，以治阴虚而夹痰湿之咳嗽，则确乎可取。王旭高屡用之。张景岳变化古方，确有心得，即如

此方脾肾同治，燥润同调，确比"六君子"起了进一步的作用。同样，《景岳新方》"补阴益气煎"系从东垣"补中益气汤"化裁而来（人参、当归、山药、地黄、陈皮、甘草、升麻、柴胡），但改黄芪、白术为地黄、山药，就变补中为益阴，这种变化古方的方法，使人得到不少启发。看古人书须要一分为二来看，如果看了陈修园等一面之词，以为《景岳新方》完全不足取，单单依赖几张古方，那就没有进步了。当然，张氏之滥用熟地，也未尝不是可议的。

有人问：《金匮•痰饮篇》阳虚证有少腹拘急一症，少腹拘急是什么症状？我说：少腹拘急当与小便不利二症相连，即俗话所谓小便解不出、小肚子绷紧之意，阳虚者二症常常同见（见《金匮•虚劳篇》"肾气丸"条中）。又《金匮•痰饮篇》的"肾气丸"条，却只有短气一症，但有"当从小便去之"一语，小便不去则少腹拘急，二条相互参证，可知少腹拘急与小便不利二症，是"同因异症"的辨证关系。这是一种读书方法，短气是阳虚症象，但利小便法既可治，则知"当从小便去之"一法，是治因小便不利而潴积的水邪，水潴不去则少腹拘急，如果水从小便去，则少腹拘急可以自已了。这是虚中有实之证，实证急者可先治实，肾气丸即补阴温阳，又化水利水，虚实并顾，用此为最恰当。饮水不去，留渍于上，可致痰多气短；肾气不续，中气虚弱，亦致气促；水潴于下，则为小腹拘急，小便不利，诸症均属于阳虚，所以肾气丸可以上下兼治之。

要言选辑：王清任的活血化瘀方法，近年来应用广泛，疗效卓著，影响颇大，对中医的发展，起到推波助澜的作用。气血是相对的。活血化瘀和化痰逐饮同样处于重要的地位。程师以为，《金匮》论痰饮，着重在饮，后世发展，着重在痰。诸凡怪病，多生于痰，眩晕亦不离乎痰，所以痰饮为病，随处可见，而认识痰饮，是辨证识病的一大关键问题。 屏识

第四章　程评叶案存真

引　言

据何时希先生墨迹,《叶案存真》评注于乙亥年(1935),时程师年三十四岁,正当精力充沛,力学不倦,学识经验日趋成熟之际,时常彻夜不眠,致力于《伤寒论》《叶氏医案》之研究考核,学有所得,付之笔端,其遗著十二种,大都作成于此前后十年之际。

程师一生,对叶天士尤为推崇,誉为"直探仲景骊珠第一人"。从《未刻本叶氏医案》校读记中,可见其敞开心扉,抒发胸臆之愉悦心情:"方多偶,用奇者十之一二耳。六味最多……六味中四味不甚更换,换者二味,如咳嗽门沙参、花粉、川贝、桑叶四味尤多也……聚而玩之,制方选药,因症转移之理,十得八九,且其选药味至精湛,一味之换,深意存焉。六味之中,涵咏不尽,每含古昔名方数种为一炉冶,加减变换之美,从来所无,清真灵活,如思翁书法、渔洋绝句,令人意远。余读其案方结构之美,则则有味,最为相契。平生心折,实缘于此,非徒然也。"程评《叶案存真》,采用的是周学海评本。考周氏为清光绪十八年(1892)进士,授内阁中书,官至浙江候补道,论脉尤为精辟。慕宋元人善悟,故于史堪、张元素、刘完素、滑寿诸家书,皆有评注……博览群书,费时二十年,刻《周氏医学丛书》三集,共收医籍三十二种,一百八十八卷。试想一位官场风云数十年、仕途腾达的显贵,上下左右应酬斡旋,已非易事,且又性好博览、著述等身之儒医,何来闲暇深究临床实践,这与程师一切从临床实际出发的治学态度,不啻有霄壤之别,故程师讥其周评总是理想,脱离临床实际,恣尚空谈,不知医者辨证之难、用药左右为难、相互掣肘之苦。尤为不能容忍者,竟然不分外感内伤,动辄言外邪引动,如此等等,程师实难忍受,直言批评指责,以免贻祸后学,显示他中医临床学家、教育家的责任与良知。

癸巳腊月丁学屏敬识

诸虚劳损

凡忧愁思虑之内伤不足，必先上损心肺。心主营，肺主卫，二气既亏，不耐烦劳，易于受邪（周注）。惟养正则邪自除，无麻桂大劫散之理，故内伤必取法乎东垣（程注）。今血止脉软，形倦不食，仍呛咳不已，吐痰若黏涎，皆土败金枯之象。急与甘缓补法（周评一）（程评周一）：

生黄芪，炒白芍，炙草，饴糖，南枣（周评二）（程评周二）。

周注：凡治劳伤，须先察有无外邪。

程眉评：大病劳损自与外邪不同，一见可分。惟既病之后，肺虚不能抵抗外邪，容易感受风邪，每有今日服补药甚好，明日反剧，病长日多，自难免此，偶一不慎，即将新邪补住，此最当留意者也，周氏旁批犹未得髓。

周评一：此所谓外疾思虑而心虚，故邪从之者也。内伤夹外邪，虽无大劫散，初起总宜兼解外，若连邪补住，永无愈期。

程评周一：兼解外用黄芪建中不去桂可也；补中益气之升柴，亦能兼解外邪。气药流行温暖，多服自能托邪，不致连邪补住。血分腻补如熟地等，则真当留意。

程注：此桂乃言汤之简称，非指一药，若重用芍、轻用桂，如建中法者，可用无碍也。

程眉评：虽云取法东垣，实则仍乳法仲景建中。

周评二：太甘，于痰咳不食未宜。

周总评：内伤夹外邪，重者急与驱邪，但须保定胃气及下元真气，迨大势已杀，乃急补之。若外邪本轻者，调理荣卫是一捷法，即所谓养正则邪自除。

程评周二：保定胃气及下元真气，言之固易，试问于驱邪方参入何药，始可不碍。

程总按：徐批《指南》于虚劳之建中大为不满，不知虚劳与劳瘵本自不同，叶氏用建中治虚劳，深得《内经》温养之旨，细于症象考之，自可得其分别处，非统治一切劳瘵也。若概投清润滋阴，必致减食便溏不治矣。统言之，无论何症必有虚实、寒热之不同，两相对立，决无偏理，医道通《易》，太极一图，两仪定位，即相对论也。千变万分，均从一阴一阳互为消长而来，差参多少则有之，绝对一偏则决无者也。

此程师五十年临证实践经验积累，不可草草读过。　屏识

大旨：从上损心脾者，可温养，宜建中；从下损肝肾者，宜滋阴，不宜建中也。形寒自汗、面㿠唇白,脉虚大者,为虚劳;但热骨蒸、盗汗、面赤颧红唇赤者,为劳瘵。一则脉虚大,一则脉细小;一则大便溏,一则大便结;一则舌绛淡,一则舌绛鲜。且虚劳多腹中痛,此其大别也。若遗泄、咳嗽,两俱有之,不是确据,此言其常耳。若临时权变,活法在人,固无定法也。 门雪

此程师从《金匮》《内经》顺流而下,旁取《理虚元鉴》《五书》,结合自身经验,泾渭分明,用心良苦。 屏识

诸虚劳损

幼年久有遗精目疾,不耐劳烦,先后天未曾充旺。秋季疟邪再伤真阴。冬月夜热嗽痰失血(周注),不饥不食,盗汗伤阳;阳浮不藏,渐干胃口,皆久虚劳怯之象。此恙屏绝酒色怒烦,须安闲坐卧百日,必胃口渐旺,病可渐除,古称精生于谷食也(周评)。

周注:是阴伤而邪陷之。

周评:嗽痰总因外邪未清,虽不宜直攻,总须设法兼治。夜热盗汗,是阴分有邪,营气不安。

程评周:有邪无邪,临症自有权衡,不能胸中先横一邪字,此所谓胸有成见。

北沙参,女贞实,茯苓,炒麦冬,米仁,川斛,芡实。

周评:此证宜补阴中之阳,俾得鼓正气,达邪于表,所谓胃口渐旺则病可除,即此义也。沙参、麦冬清肃,伤阳敛邪。

程评周:补阴中之阳乃活络语,以此阐明,反增疑惑,参、麦二味,在脾阳伤者本不可用。此清养胃阴法也,劳症有不受健脾温阳者,故以此调之,乃叶氏之独擅。其分别在苔脉及素来经过,细诊自明,不能混言参、麦伤阳敛邪。须先分别脾阳、胃阴,及是否有邪乃断。

胃属戊土,容纳为务,以通为用;脾属己土,职司消谷升运。纳差,便难,舌尖红者为胃病;食入腹胀,便溏,舌胖大苔薄者乃脾病。最须辨别清楚。屏识

劳怯,形肌日瘁,食减自利,腹痛寒热。由阴虚已及脾胃,无治嗽清滋之理。姑以戊己汤加五味摄阴为议,是难愈之症。

周评:损病过脾不治,自利腹痛,非大气入中,即木郁土下,治宜温疏。

炒白芍,炙甘草,北五味。

周评:死矣,案中明言脾胃,如何只顾阴虚,仍是治嗽清滋。

程评：照病仍当用建中出入，或彼时别有情形，或用过建中不合，故转方如此，无前后案，不可知矣。芍治腹痛本仲景法，甘缓酸敛，亦有其治，唯病象过深，恐不可治，以此塞责耳。脾虚木乘者，味过于酸，实不甚宜也。当以他药和之助之。

入情入理，切合临床实际，妥帖公允，如老吏断狱。　屏识

嘉兴，十八岁，肾肝内损，必致奇经失职，俗医混称阴虚，仅以钱仲阳小儿所用六味，曰补阴和阳，益脏泄腑。要知此时仲阳非为虚损设立。

人参，紫河车，坎炁，人乳粉，秋石，茯苓，五味子，紫衣胡桃。

周评一：先生亦常以治虚损，此盖病重药轻故也。

周评二：秋石太咸，咸能凝血伤津，且大损心阳，最不宜于咳喘多痰、失血及心虚之病，吾从臌证忌盐悟出。王好古云："肉苁蓉骤用妨心。"亦此义也。

程评周：臌症忌盐，每以秋石代之，不忌秋石也。臌症系肾病，与心病不同，不能拟比，王语亦不尽然，评误。

程总评：此病喘咳痰红，在所必见，系冲气上逆，已有脱象，故用方颇重。此方以膏丸为宜，或非煎剂。

从方药而论，人参、人乳粉、茯苓补后天以养先天，坎炁、胡桃肉摄纳肾气，五味子收敛耗散之精气，紫河车大补气血，秋石咸寒入肾，引诸药直入窟宅。人乳粉、坎炁、紫河车均是血肉有情之品，具动跃之势，与熟地、胡桃等泥膈之品有间焉。程师谓叶氏用药之精，则则有味，非虚语焉。　屏识

心中空洞，下焦寒冷，兼有遗精便溏，议用三阴补方。

人参，山药（炒），茯苓，五味，杞子（炒），建莲，线鱼胶，熟地（炒）。

周评：据证是寒湿久郁，渐欲化燥。急宜温润以壮胃气，方味甚合。

程评周：症属内伤，何能断为寒湿化燥，六淫外感，评谬。内伤、外感尚未辨明，而云方味甚合，此方脾肾双补，治内伤虚症固合。既云寒湿，则此方万无合理，矛盾之至。

形弱脉小，腰膂酸软，足跟痛，是下元精血暗亏，未老先衰，防致痿痹。温养宜柔，勿以桂、附刚愎。

周评：精血亏者不宜刚愎，极是。陈修园乃极诋之。

线鱼胶，沙苑，蒺藜，甘枸杞子，首乌，茯神，虎骨胶，牛膝，柏子仁，溶胶为丸。

程评：精不足者，补之以味，此血肉有情之治法，修园诋之，未免过当。

精不足者，补之以味。《内经》立于前。血肉有情，韩氏《医通》谓具动跃之势，最有活力，发明在先。叶天士广大应用在后，为中医理虚治痨，添一源头活水。徐氏、修园非之，以其不明其动跃之势，最具活力之理耳。若处处固守故步，中医药学岂能发展壮大哉！ 屏识

阴液枯槁，阳气独升，心热惊惕，倏热汗泄，议用复脉汤，甘以缓热，充养五液。

人参，阿胶，炙草，麦冬，牡蛎，麻仁，细生地。

周评：肝主疏泄，心液不濡则神不敛，肝气因之妄动。治宜养心，镇摄肝气，方甚合。

程评：纯系心脏之病，益心阴之敛阳，复脉法最效，余常用之。与肝气妄动不干。

复脉甘味补中缓急，充养五液，为仲圣治伤寒邪从热化、耗伤阴液者，立一法程，临证用之，效可立见。 屏识

无锡，二十二岁，嗽血，秋季再发，夜热汗出，全是阴亏见症（周注一），大忌肺药理嗽（周注二）。绝欲百日，助其收藏。胃口尚好，肾肝阴药中，必佐摄纳。

周注一：是阴亏而邪陷之。

周注二：极是极是。

周评：因嗽出血，非正血也，病起外感，正宜治嗽，所谓忌肺药者，指沙参、麦冬辈耳。夜热汗出，是邪陷阴分，治法滋阴宣阳，透邪于表乃合。

程评周：所谓邪者，外感六淫之邪也。外感自外感，内伤自内伤，不能以邪陷混言。不知虚劳内伤发热，乃脏气不足，气血偏胜之故，非热即有邪，嗽即有邪也。不辨内外，但统言邪，不知此邪是何物。

外感、内伤是辨证总纲，不明虚实内伤发热之证而言脉证，何以言医。 屏识

熟地（周注），五味子，山药，芡实，湖莲，茯神。

肝肾阴药中，必佐摄纳，指五味子纳气，茯苓摄神。尝读《临证指南医案》，凡见吐血、咳血诸症，叶天士必用茯神。病人见血，必然心漾神浮，茯神潜摄心阳，此叶氏独得之秘，特志之。 屏识

周注：熟地滋阴，不宜助湿。

程评周：药有偏长即有偏短，滋阴者助湿，必然之理。案中明言全是阴亏，可知无湿，更何有于滋腻助湿之足言。若无湿亦忌之，岂非使熟地一无用处。

上假热，下真寒，肝肾大虚，加减八味丸。

熟地，茯苓，丹皮，山药，五味，当归。

程评：既云下真寒，似可用桂、附引火归元之法。

肝肾两亏，虚火烁金，用纳气法。

熟地，牛膝，白芍，青铅，童便，山药。

周评：可稍加血肉之品。

程评：明言虚火烁金，或有失红之象，血肉之品当缓。

吴江，二十七岁，肌肉日削，竟夜内热，是内损阴虚，渐延劳怯。安逸可久，天暖气泄，病必渐加。

周评：津液耗竭难复，治宜填阴撑阳，此证所谓阴虚阳旺，卫降营竭也。

程评周：周氏屡云"撑阳"，不知如何撑法及用何药。

早晚服牛乳一杯，另服补阴丸。

周评：苦寒不能撑阳，所谓撑者，阴充则阳气外达而复其位也。

程评周：照此言，此撑阳仍是滋阴。

周又评：丹溪大补阴丸，黄柏、知母俱盐酒炒，地黄、龟板、猪脊髓。又有补阴丸即杨氏还少丹少楮实一味。

程按：照丹溪之说，则知、柏为滋阴妙品，非用以苦寒泄热也，两存之，择症而施。肾精下损，乏阴气上承，浮阳上灼，咽喉痛痹，有喉宣发现。咳嗽喘促，是下焦元海不司收纳，冲脉之气上冲所致。故日进润剂，望其咳减，为庸医之良法，实酿病之祸阶。现在胃弱便溏，则非治嗽可疗矣。劳怯不复，当以固真纳气，培扶胃口，希冀加谷则吉。

周评：方论俱平实，用之必有效。

人参，茯苓，芡实，坎炁，湘莲子，秋石，五味子，胡桃。

程评：下损及中，下症仍甚，最难投剂，以损过中不治，必先顾中，而中药多碍下也。此方坎炁、秋石、胡桃、五味纳气，治下而不滋腻碍胃；参、苓、芡实、莲子治中，健胃而不碍冲气虚火。选药之佳，无与伦比，最可取法。

下焦元虚不可摄纳，冲脉之气上冲之咳嗽喘促，须填补肝肾精血，第下损及中，最忌滋腻重浊之品，壅中碍脾。故叶天士取秋石、坎炁、胡桃、五味纳气归窟，冀其喘促平息而不犯中州；选人参、莲子、茯苓、芡实淡养胃气，微甘养脾阴，取法明代胡慎柔《慎柔五书》。故程师誉其选药之佳，无与伦比。非谙熟《内》《难》者，何能有此功力。　屏识

郁

脉涩小数。质弱，平昔喜饮，酒性先入肝胆，故易生嗔怒。且涂次侍亲烦劳，郁热自情怀而升。病属郁劳，惟怡悦为上，用药不易奏功。

桑叶，川贝母，粉丹皮，山栀壳，天花粉，蜜炒广皮。

程评：此方治郁，人嫌其太轻，无法之法也。昔赵养葵主百病均生于郁，其方宗六味出入，滋水涵木，失之呆补。易思兰主百郁均由气滞，其方专理气，理气诚是，惟气药香燥，郁于内者必有郁火，化燥药不宜多投。故郁之著症如乳岩、如噎膈、梅核气等，最难投剂合度，不求有功，先求无过，方能立住脚步。此方固一时难效，然舍此另求，更有窒碍。与第五案一轻一重，均从柔润着想，无法之法也。此等处非临症经历，不知其难。乃信口胡訾，妄评是非，岂知当时斟酌苦心。解人难索，为之一叹。

程师临证五十年，深知病情用药矛盾之苦，故有此叹。　屏识

易思兰，名大艮，明末医家，江西抚州人。存有医案十六则，由卢复收集编成《易氏医案》一卷。该案据脉求因，层层设问，以剖析病情病因、病理变化及处方用药特点，治法以开郁为先，继用补益，案末附有自创经验方十一首。此书收入《医林指归》。　屏识

悲忧哭泣致病，不饮欲呕，病属郁症，治当条达肝胃。第胃为阳土，肝寄相火，虽结瘕气，燥热未宜。

周评：理极是，但治瘕气本无庸燥热耳。

制半夏，白茯苓，炒丹皮，炒神曲，吴茱萸，夏枯草，黑山栀，川连。

周评：悲忧哭泣，属肺金制木，木郁则克土。宜疏肺宣肝健脾。方温升与淡渗同用，甚妙。而大旨仍是苦降辛开法。

程评：方仿越鞠丸而选药特好，可法。温升与淡渗同用乃逍遥法，亦黄氏"脾胃为升降之枢机，木陷土中，土湿木壅，温升达木，淡渗燥土"之意，须审症用，非

定法也。是方之茱萸乃温泄，非升药。观仲景用萸多治吐逆，可知其降而非升矣。

木陷土中，土湿木壅，人多不识，其人素禀痰湿之体，或嗜好肥甘醇酒，故湿浊困脾，木陷土中，失其条达之性，胁肋膜胀，肢体困顿，头目眩晕，苔腻，脉濡滑。　屏识

因嗔怒，心胸痞胀三年，左胁下坚凝有形，偶触劳忿，则寒热无汗，此属郁痹气血，延成肥气。治当宣通营卫，流行脉络，佐入攻坚，俾寒热得止，再议。

周评：此症何不径用䗪虫丸，佐煎方以和营卫。

炒柴胡，生香附，半夏曲，丹皮，桃仁，青皮，姜汁炒栀仁，生牡蛎。临服入鳖血五匙。

程评：方用柴疏木郁，附开气郁，夏化痰郁，栀清火郁，丹、桃通血郁，青以消痞，牡以软坚，鳖血生气灵动，引入血络，仍是鳖甲煎法也。䗪虫丸不及此方合度多矣。选药参用越鞠丸治六郁法。姜妙山栀即越桃散之变法，治郁而化火之痛颇灵，亦苦辛开泄也。

鳖血生气灵动，引入血络一语，法乳仲景。　屏识

据述泻血五日，血止即患咳呛；左胁下有形如梗，身动行走，必眩晕欲仆；春夏减食，秋冬稍加；交冬人迎脉络结瘿。诊脉虚，左关尺数。此肝肾精血，因惊恐忧劳所伤，阳失阴恋，络中空隙，阳化内风，鼓动不息，日就消烁不肯复，为郁劳之症。四旬以外，生气已浅，非治病可却。春夏身中真气不耐发泄可知。屏绝家务，开怀颐养，望其病缓。

周评：此燥化之幻证也，为百病中最难治之症。凡燥化多生于郁，而郁久多见燥化。治之总宜温润疏通之剂，观此与下案方药可见矣。

石决明，女贞实，杞子，黑芝麻，桑叶，阿胶，寄生，柏子仁，茯苓，炒当归。

周评：方对症而嫌轻，且病起于血止，宜加导瘀通络。

程评：此症诚不易治，年届中岁后者，尤不易见功。此方所治，重在"阳失阴恋，阳化内风，日就消烁"数语。药仿柔润滋养以熄内风，与薛生白氏之滋液养荣膏同意，均仿喻氏清燥法也，非直接治郁者。其佳处在选药纯粹，古来各家无及叶氏者，同一方法，择药不精，法虽合而治不灵。且内伤劳损杂病，每多兼夹复杂之象，偶一不慎，非徒无效，且有引动他病之误，故选药之重要如此。评语不知甘苦，其不能重，以其不能胜重，故用药恰到好处，加药则剧矣。

药仿柔润滋养以熄内风,与薛生白氏之滋阴养液同意,均仿喻氏润燥法。点睛之笔。　屏识

娄门,六十七岁,左右为阴阳之道路,向衰年岁,操持经营,且不获利,心境失畅。气血不和,久则拘束为痛(周注),甚于夜者,阳气衰微,入夜阴用事而病加也。十二味养营法。

周注: 郁极化燥。

程评: 此劳思过度,心脾两亏之虚症。虚与郁不同,故药用气血双补,不当入郁门症,宜列虚劳门内,以免误认。

人参,白术,茯苓,炙草,当归,白芍,地黄,黄芪,陈皮,桂心,远志。

周注: 加桃仁。

客邸怀抱不舒,肝胆郁遏,升降失度,气坠精开为遗泄(周注一),地萸龙牡钝涩,气郁者更郁。理气和肝获效,未经调理全功。当今冬令温舒,收藏之气未坚,失血之后胸中隐隐不畅,未可凝阴,只宜降气和血(周注二)。

周注一: 见理精透。

周注二: 论治亦极有法。

程评: 此遗泄之另一理由,"肝胆郁遏,升降失度,气坠精开"三句须记。理气和肝,不用补剂,以免郁者更郁,临症遇逢补涩益甚之遗泄,可以此法参酌。

阅历精深者,方可识得此证。程师点明"肝胆郁遏,升降失度,气坠精开"三句,开启学者思路。谨记。　屏识

钩藤钩,降香,米仁,郁金,茯苓,杜苏子,丹皮,炒桃仁。

问病起于功名未遂,情志郁勃。人身之气,左升右降,怒必木火暴升,肝胆横逆,肺反为木火乘侮,全无制木之权。呼吸病加,络血被气火扰动,亦令溢出上窍(周注)。更加勤读苦攻,身静心动,君相何由以宁。春夏频发,地中气升,阳气应之。内起之病,关系脏真,情志安和,庶病可却。

周注: 此即吾所谓卫气窜入荣道,则血涌出是也。

丹皮,钩藤,金斛,白芍,米仁,苏子,藕汁,真降香。

程评: 此即缪氏三法也,宜降气不宜降火,故用苏子、降香;宜和肝不宜伐肝,故用金斛、白芍;宜行血不宜止血,故用丹皮、苡仁、藕汁,治血大法不离乎

此。但亦须脉症合节，可遵而不可泥，遇可伐、可止、可降火者，不必顾忌。

程师点明叶氏治血症用药，取法缪氏宜降气不宜降火，宜和肝不宜伐肝，宜行血不宜止血三法，但须脉证合拍，可遵而不可泥，可谓至理名言。此五十年临证积累，为后世治学之楷模。　屏识

咳嗽(附：哮喘)(周注一)

老年冬季喘嗽，是元海不主收摄，冲阳升举，饮邪上泛，阻遏流行，喘嗽愈甚。阅古都主八味肾气，温养坎中之阳，收纳散失之真；不主消痰清肺，意谓非因六气所致。奈体质不受桂附，年前议进柔阳通摄；若以建立上中之阳，乃心脾甘温之剂，与下焦不纳无谓(末三句周注二)。

周注一：前痰饮门系实证，此系虚证。

程评周：痰亦有虚证，咳嗽皆多实证。此言虚实，非释病名之理，乃自道其编案之例耳。

周注二：亦须不碍上中之阳。

程评：方案辨内外上下用药之理极明白。

紫衣胡桃肉，茯苓，补骨脂(另用胡桃肉拌蒸，晒炒)，鹿茸(切薄片，盐水浸一日，烘燥)，肉苁蓉，五味子，远志肉，青盐，柏子霜。蜜丸。

周注：有饮邪不宜用咸，千古无人见及。

程评周：此病在非真正痰饮方中可见。肉苁蓉可用无碍。因有鹿茸故以青盐济之，少用亦无大害。桂附久服必有遗患热毒；且本身无补力，必得他药合化，乃成温补。此方所选药，则温补柔养，通而不腻，且重摄纳之力，较八味尤佳。又可久服无弊，高年内伤久恙调理最妙。虚证用此方摄纳，亦八味意，不过舍桂附之刚温，而济之以柔，及无遗患耳。案有饮语，方不治饮，盖即虚痰之互词，毋泥于句下。

程师谓桂附久服必有遗患热毒，且本身无补力，必得他药合化，乃成温补。此方所选药，指紫衣胡桃肉、茯苓、补骨脂、鹿茸、肉苁蓉、五味子、远志肉、青盐、柏子霜、蜜等，则温补柔养，通而不腻，且重摄纳之力，较八味尤佳。又可久服无弊，高年内伤久恙调理最妙。可见其祖仲景之法，而不泥其方，处处以临证实效为依归。　屏识

老人久嗽，古人但以温养脾肾，未必以肺药见病治病贻害。但身小质薄，络脉单弱，桂附雄猛(周注)，液枯必犯肺痿。此温剂通纳，为无弊耳。

周注：陈修园辈未见及此。

程注：金石之言，阅此而不悟者，其人必有狂怪癖矣。

程评：此即所谓辛热刚药遗害也，周氏谓修园见不及此，即一切毁叶氏者，又何尝能见及此耶。山膏如豚，厥性好骂，近有自命长沙的派者，不问病情，桂附重剂每方必用，又必佐以石类重镇，以济其力，其间固有合者，但何能人人尽合耶。余实莫测高深。至其专骂叶氏，较陈修园尤过之，恨不令一见此案此评也。

姜汁制熟地四两，补骨脂一两五钱，枸杞子二两，怀牛膝一两五钱，茯苓四两，五味子一两五钱，胡桃肉霜三两，淡苁蓉一两，车前子一两五钱，角沉五钱。蜜丸，淡盐汤送下。

王公美，脉沉而咳，不能着枕而卧。此老年下元虚，气不摄纳；浊气痰饮，皆为阴象，乘暮夜阴时窃发。发散清润皆非，当以小青龙法，开太阳经，撤饮下趋。

周注：与前案合参，当得大彻悟。

程注：一虚一实对待法也。

程师读书，每每前后对比，大彻大悟。　屏识

程评周：既自著例曰痰饮门皆虚症，咳嗽门皆实症，则此案当列入痰饮门中，何乃自乱其例。

小青龙去麻、辛、草。

周注：脉沉为咳嗽所忌，然浊饮太盛，或兼挟外寒者往往如此。治法淡渗、辛温并用，俾表邪外透，饮邪下趋，阳通则脉起矣。

著左卧即咳甚，是脏阴血液伤极。用益气甘药者，缘有形生于无形耳。

周评：失血后多有此证，最危而难治。先生不分左肝右肺，只从气血升降上设法，有识。凡病偏著一处，其中必有实邪，专虚者，不能偏著。

程评：注言乃肝著左胁引痛不得卧，病在络中，故用旋覆新绛通络之法，所谓偏著一处必有实邪也，与不痛无著之左卧咳甚不同。况案中明言脏阴血液伤极，其非实邪可知。注者未辨在脏在络之分，又以不痛之不得卧虚证，与痛之不得卧实证相混，故有此说。而谓方不合，实其自误。著左卧则咳甚，乃败症，劳损见此，病根已深，不易治矣。案明言脏阴血液伤极，并用益气与养血并行之理，亦已详矣。其不分左肝右肺者，乃在脏之故，在脏则两面不得卧或咳甚，均属劳损之症，气血大伤，用药差同一理。若在络在气，则必分左肝右肺，今人验肺在左,以驳经文肝生于左、肺藏于右之不合,不知乃言藏气所主、血络所属,而非言脏体之所在也。

人参,黄芪,当归,白芍,南枣,炙草。

周注: 此方未必有效,络中虚枯而浊痰居之,治宜生津活血。

著左卧则咳甚,乃败症,劳损见此,病根已深,不易治矣。前人辨别病之深浅,难治易治,全凭经验阅历,气色神情,指下功夫。忆及三年级时,曾有63届一女生,患高热不退,程师断为饮邪,后果确诊为心包炎,印象极为深刻。特志之。　屏识

咳呛频多,必呕吐涎沫,明理者当知,咳呛自冲脉气冲,不司收摄,为肝肾阴气不足。咽喉久病者,缘少阴厥阴脉循喉,阳气刻刻扰动无制,多属阴亏。脉形细动,不受温补,肺药久进,必伤胃口。

周注: 阴亏即下不摄纳也。世皆以有形之精为阴,滋腻黏滞,何怪不受。观脉细而动,全是气结出入不利,以致升降气逆,用清肺更扑灭之矣,必下泄而死。凡阴虚阳陷,其中必热,用温补则药之热复结于中,是以火济火矣,宜其不受也。重镇轻散,行血通络,则血活于内,阳通于表,而真气自固,邪气自散。

程评: 此注颇佳,可参阅之,中段所言尤合实际;后段出法而不出方,仍是趋避巧法,余意言之虽善,用亦未必有大效,故曰可参阅耳。

熟地炭,女贞子,湘莲肉,茯苓,芡实,川石斛,炒山药。

周评: 甘涩,非摄纳冲气法。此等病不从升降出入上设想,岂能有济。

程评周: 此症温补不受,凉药碍胃,用药难矣,故选药如此,亦不得已之法也。不用摄纳重镇,半由此故,半由症无气喘,但咳吐涎沫,即此已足耳。升降出入设想,言之似好,但不出药味,何济于事,反增人惑耳。自处则善,为人谋则不忠,此风乃徐洄溪启之,周氏仅学其唾余,想取巧之徒,后当更厉。

程师此评,公允切当。升降出入设想,但不出药味,何济于事。鄙意可加当归、苏子,当归治咳逆上气,《本经》言之凿凿。《得配本草•奇经药考》之冲脉为病,逆气里急,与叶氏"咳呛自冲脉气冲,不司收摄"相合,当归之用,尤为贴切。苏子,《日华》"调中,益五脏……消痰止咳,调心肺",与案中咳呛频多正相契合。　屏识

脉数,左促右小,咳嗽已一年,喉痒火升食减;经水仍来,从未生育。凡女人以肝为先天,肝阴不充,相火上燔莫制。嗽久痰带红丝,皆劳怯势成,日见消

烁。清肺凉药不效，根本先亏也。急养肝肾之阴，不失延久之计。

周注： 此风寒失治所致，喉痒者，寒束络外，热结络中，血为灼败也。可含药以行瘀止痒，服辛温以散上焦久寒，再用温镇固之丸以补纳下焦，庶可有功，无凉药清肺之理。痰带红丝，只是嗽久伤络，非真吐血也，但求其致嗽之因而治之，嗽止即血止矣。

程评周： 亦无此容易治法。血症血多犹可治，血丝最难疗也，周注总是理想，未曾实验之谈耳。

血症血多犹可治，血丝最难疗。五十年心血之凝聚，度世金针也。 屏识

程评周： 风寒失治，极多喉痒，含药本有太平丸法可用。唯风寒失治，既已成劳，决非即用疏散风寒可愈，无此简易理也。况辛温发散，尤为血家所忌，服之恐血更溢，更致音哑，将如之何。凡事未经亲验，不可但凭臆想，误己误人，罪过不小。

乌骨鸡，大熟地，麦门冬，炒白芍，清阿胶，当归身，川贝母，炙甘草，地骨皮，北沙参，焦黄柏。鸡（去毛、肠、头、足、翅），入药在肚内，酒煮烂，去骨，用其药肉，捣晒重磨，余汁打糊丸。

周注： 脉数总有外邪，宜另用汤剂，调理荣卫，以透外邪为要。

程评周： 脉数主症非一，内伤、外感均有之，若云脉数总有外邪，言之过易矣。盖因读伤寒之书，而不研内伤杂病之治，先入为主，遂觉无病不有外邪矣。

门雪记： 咳嗽门各症，仍多属劳损，不必分为两门也。本案怯症已成，痊愈者少，此仿葛氏《十药神书》白凤膏方，可则也。但云"不失延久"，可知亦是带疾延年之计耳。

肺痿

南浔，廿三，凡外热入肺而咳嗽者，可用表散药。若内伤累及于肺而致咳者，必从内伤治，汗之则泄阳气。肺痿音低，显然药误。

周注： 凡外寒入肺者，用辛温；外热入肺者，用辛凉；内饮射肺者，苦降淡渗；阴火灼肺者，填阴潜阳。

程评： 好言有邪者，当观此案，方知其害。

黄芪，黄精，枣仁，白及（周注）。

周注： 白及无用。

程评： 方选药极有用意，何云无用。病属内虚，音低肺痿，又不能用养阴寒凉

药，故用黄芪补肺气，黄精养肺痿，二味滋养不助寒湿，而均培土，培土即所以生金也。病由误汗，汗为心液，故用枣仁养心；病属肺痿，故用白及补肺损，二味为佐，苦心独运。而评者反非之。杜氏所云"文章千古事，得失寸心知"，我云医亦如是。

妙极！　屏识

江宁，廿九，病人述：上年五月住直隶白沟河，北方不比南地，湿蒸则热，夜坐仍凉。想是时寒热，亦是轻邪，医用滚痰丸下夺，表邪闭结不出，肺痿音哑，喉瘰咽物艰难。仿徐之才轻可去实，用有气无味之药。

射干，生甘草，大力子，麻黄苗，蝉衣，囫囵滑石，连皮杏仁。

周评：也是见病治病，未必能效。

程评：此轻开肺金法。病实如此，只能如此用药，试问不见病治病，当用何药，如何始可有效，曷不另出方治耶。周氏不解"轻可去实，有气无味"之义，实不足以语此。

轻可去实，语出南北朝北齐医学家徐之才，叶氏"有气无味"四字，点出其真谛。　屏识

嘉善，三十二，肺痿失音，形枯气损。用甘药调和，不宜辛散滋寒矣。

周评：肺痿乃大病，非小方轻药所能治，诸案无甚精义。

程评：肺痿失音，本属不治棘手之症也，重方大药，愈治愈剧，不得已而用小方。轻药虽无大功，而害亦少，此症论治之精义，目所未见。周君徒责人之短，殊未见其补出一法，抑亦大言炎炎，中无所有者耳。

黄芪，白及，米仁，茯苓。

痰饮（周注："即咳嗽哮喘"）

徽州，三十九，仲景论痰饮分二要：外饮治脾，内饮治肾（周注一）；又云凡饮邪必以温药和之。阅方从肾藏主治，不为背谬。阳气微弱，浊阴固聚，自下上逆，喘不著枕，附子走而通阳，深为合理，第其余一派滋柔护阴，束缚附子之慓疾（周注二）。

周注一：仲景虽无此文，理却不差。

程评周：虽无此文，是从苓桂术甘治脾、肾气丸治肾悟出。

周注二：庸医每犯此病。即有一二中病之品，每致掣肘无功。

茯苓，白芍，白术，附子，生姜。

程按：温是大法，亦有用凉者，是饮化热或夹热，然必以温药夹用，如越婢、小青龙加石膏之类是。再"和"字要细味，水饮积非一日，亦非一时可去。大辛热骤进，饮未去而弊至，故以温和之法，缓缓温阳化饮也。此案想前医必用过肾气丸，此丸虽出仲景，不能治痰饮大症、急症，因其中阴药多也。经文亦言"有微饮"用此，温气化，"从小便去之"，可见不能治重饮大症。后人以其和平，故多乐用，有名无实，只能治虚多饮少之症，或大邪已去之调理方法耳。详见拙著《痰饮病解》中。

水饮积非一日，亦非一时可去。大辛热骤进，饮未去而弊至。至理名言。来自五十年经验积累。　屏识

来安县，四十六，病起痰饮，渐为嗽喘，外寒遇劳倦即发，发必胸膈气胀，吐出稀涎浊沫；病退则痰浓气降乃已。凡饮邪皆阴浊凝聚，两年之久，渐渐腹中痞闷妨食；肛门尻骨坐则无恙，行动、站立时时气坠，若欲大便。显系肾虚不能收摄。惑于在前见痰治嗽，苟非辛解，即属寒降，乃致酿成锢疾。

肾气汤加紫衣胡桃、沉香汁。

程评：此案虚多于实，故用肾气加味，治冲逆作喘有效。其行立则肛门坠胀，案论属之肾虚不能收摄，以肾司二便也。鄙意从肾虚治，此方摄纳力大，提吸力小，治喘逆虽有效，治气坠恐无功，须加通补之品，如巴戟、狗脊、苁蓉等方合。按肛门气坠，里急欲圊，属气虚者多，补中益气最效。此症因有气逆，不可升提，故不得已思其次，仍从肾治之。

首案论肾气治饮，阴柔太多；次案即用肾气，可见理无一定，照症而施，拘迂者可悟其理矣。

向来下部赤疥，湿热下注，本乎质薄肾虚。秋冬微感外邪，肺气失降，气坠为壅，水谷气蒸，变湿气阻，横渍经脉，膀胱气痹，小溲不爽，不司分别清浊。湿坠大肠便稀，痹塞自下，壅逆及上，喘息气冲，坐不得卧，俯不喜仰。甚于夜者，湿与水皆阴邪，暮夜阴用事也。夫膀胱为肾腑，宜开则水通浊泄，初因外感，太阳先受，治不得其要领，《孟子》谓水搏激过颡，在人身逆而犯上射肺，则肺痹喘息矣。仲圣凡治外邪致动水寒上逆，必用小青龙汤为主方，与《内经》肿胀开鬼门取汗、洁净腑利水相符，宗是议治。

周评：叙病机来踪去迹，历历如视螺纹，议论平正，字字坚切，真是老手。近日此证无不逼入劳损，沙参、贝母千方必用，死者接踵，医家病家全不知悟，岂非厄运使然。

麻黄八分，桂枝一钱（去皮），白芍一钱，杏仁十五粒（去皮尖），茯苓三钱，甘草三分（炙），淡干姜一钱，同五味子一钱捣，罨一夜，上午服。

程评：痰饮治虚用肾气，治实用小青龙，平调用苓桂术甘、小半夏，此定法也。而当推小青龙，若合症立见奇效，非余方可比。盖治实者法峻力专，治虚者方缓力迟，且实邪易去，根本难除，故一则易见功效，一则无近功也，非方之优劣，实病之浅深虚实不同耳。

历练有得之语。熟读仲景书，临证五十年。勤于揣摩推敲，宜其名满江南，非人人能达此境界。 屏识

周评以治劳药治痰饮，当然不效，惟著书立说有体，不必引证何方何药，危辞耸听。因方不合病，无论何药均能致害，不能即云此药之害也。言者矫一时之弊，只图一时快意，读者先入为主，以后对于此等药味必心怯胆怕，当用亦不敢用。若为外界人读之，众口流传，浸成戒律，往往引为口实，一遇医家开方中有此药，不问病之合否，必先质问为难；设有病变，更众口一词引为故杀，虽有百口亦难辩白。凡为医而稍有责任心者，行道之时每遇此等事件，必遭不白之冤，只能辗转相戒，避而不用，而医道苦矣，又岂当时著论者所料哉。因其意足而言太过，故引申平时经历之感慨如此。

考周学海（1856—1906），字澄之，一字健之，浙江建德人。清光绪十八年（1892）中进士，授内阁中书，官至浙江候补道。儒而精医，论脉尤为精辟。著《脉义简摩》八卷，《脉简补义》《诊家补义》《诊家直诀》《辨脉平脉章句》各两卷……慕宋元人之善悟，故于史堪、张元素、刘完素、滑寿诸家书，皆有评注。试想一位宦海达人，官场系是非争诉之地，立足已实不易，且喜博览群书而好评骘著述，何暇涉足临床实践，能知医家辨证用药之艰辛者几何。故程师讥其言多理想而多指责叶氏处方平易浅显，确系疏于实践，胸中无物，訾尚空谈。 屏识

噎膈反胃

关格者，经言脉数俱盛四倍，阴阳结邪，相离而不复相营，赢不及于天地之精气，则危矣。极言关格之不可治，前贤拟方亦皆未尽善。愚意离愁郁结，病属七情，果难措手。今此症由甘肥积热，酒性慓悍，致伤脏腑津液。治以清通清

滋，或尚可希冀。

程评：此案论理透切，惜无见症，意必境遇顺遂，无致关格之内因；膏粱之体，体气充实，形丰脉盛，毫无虚象，舌苔必厚黄。或曾作虚治反不适，乃出此方耳。此关格之实症也，换言之，即湿热壅塞，类于关格耳。

程师最擅从无字处读书，此评即其例也。　屏识

川连，生草，栝蒌皮，元参，枳壳，胆星，苦丁茶，柏子仁，元明粉等分，蜜丸。

频频劳怒，肝气攻触胃脘，胃阳日衰，纳食欲吐，胃不主降，肠枯不便。仿仲景食谷则哕，用吴茱萸汤。

人参，黄连，茯苓，干姜，吴茱萸。

程评：周氏恶茯苓想渗利伤阳，恶干姜想因肠枯液少（按：周氏于此二药左旁加一直线，以示非议），其实不能以辞害意。虽云胃肠日衰，而下接纳食欲吐；明知其阳虽衰，脾胃湿浊甚重；肠之枯也，症在不便，不知下之津枯肠燥，实由上之津结不布，阳结湿夹而来，上湿下燥，症甚明也。苓姜温通胃肠以化湿浊，上不结则下亦润，此化湿润燥妙法。况黄连反佐，无干姜以和之，则不足成苦辛开泄之功，且重伤胃阳。吴萸一品，力薄无济。茯苓和脾化湿，又有人参生津之品为君，化其偏而合其功，立方配合稳极矣，何必恶姜、苓二味耶。

明白阳结湿夹，上湿下燥之机，始能悟化其偏而合其功之苦心。　屏识

春夏阳升，肝木乘胃，呕吐不已，寝食减废。气失下降，肠中不通。病乃怀抱抑郁，两月之久，不敢再以疏泄为治。

人参，川连，乌梅，川楝肉，生白芍。

周评：上吐下不通，正宜调其中。苦酸只能平肝，不能疏畅中气。

程评：此甘酸养阴、酸苦泄肝降逆法也。病久体虚，明言不能疏泄，且呕吐不已，用药先求能受，故用方如此，可望吐止。周注谓疏畅中气，言之成理，盖对抑郁言也，惟用何药乃能解其郁而已其吐耶，仍是缓不济急之空言耳。

此亦叶氏喜用仲景圣法之明证，法乳乌梅丸。　屏识

十九岁。翻胃，三月粒米不存，左脉大空虚，右脉细小虚涩，纳食少停即涌出口，面白神瘁，大便燥结。此阴血枯槁，阳气郁结，已成膈症，勉拟补中纳下法。

人参，於术，麦冬，苇茎，牛涎半夏，益智，茯苓。

周评：方未合。

程评：此症已深，方则平正无差，唯病不易治耳。所云方未合者，不知在何处。此等症非另求奇方特法，决不能治。治病须应付环境，一法不效，另寻别法，纵有极妙理论，倘一服而剧，只能束之高阁，必求药与症安，决不可刻舟求剑也。其效与不效，乃确然之证明，是非立见，毫无假借。议论千万言，头头是道，而治病不效，无益也。批评者则不然，事实已过，但空言得失，古人已去，不能起而自辩，而后人读书，一旦误信其言，则流弊无穷，害人不浅。苟能憬悟，已误于先，况其传误于无穷耶。治病之误杀人少，著书之误杀人多，立言不可不慎也。

此程师临证五十年之经验实录，情真意切。 屏识

脉弦，舌白，吐涎，食入膈上即涌出，自述由动怒得之，春病至霜降不愈，心中反痛（周注）。以肝病犯胃治法。

周注：有瘀仍恐有虫。

金铃子，延胡索，良姜，茯苓，炒半夏，砂仁壳。

程评：此方和肝胃而稍偏于温，与脉苔症均合。而病源由怒起，气上血逆，则温恐动血矣。叶氏于此仍依脉症舌苔用药，若依周氏理论必不然矣，于此可见其优劣。盖可合治则合治，不可合则择要而治，先后缓急均当活法随机，不必拘泥也。唯适可而止，至七八分时，则转用和平之剂矣。

食下脘中噎阻，背胁气逆而痛，脉右寸独大。据述由嗔怒致病。当与清金制木（周注）。形瘦津少，勿用破气燥血。

周注：制字改作疏字更好。

程评：此肝气流窜入络，上行犯肺之候，故药用肃降，应乎脉之右寸独大也。二香磨汁，恐其燥津血耳。制木与清金联属，疏木则两途矣，不宜改。

此亦源由怒起，与前同也，而方则平降而不温，若用上方真动血伤津矣。可见法无定法，当活用之耳。若周氏见怀抱郁结则不主甘酸、酸苦，而曰疏畅中气；见经营劳瘁，则不主温运，而曰调和心脾，实则纸上谈兵，不参脉症，固无济于事，而反有害耳。

枇杷叶，桔梗，紫降香汁，川贝，苏子，生香附汁。

中年饱食，虚里穴痛胀，引之吐出，痛胀势减；必起寒热，旬日乃已。夫脾

主营、胃主卫，因吐动中，营卫迭偏，周行脉中，脉外参差，遂致寒热（周注）。且纳物主胃，运化在脾，皆因阳健失司，法当暖中，用火生土意。再以脉沉弦细参论，都系阴象。有年反胃格胀，清阳渐弱，浊阴偕窃为多。症脉属虚，温补宜佐宣通，守中非法。

周注：句中有许多书卷。

程评："有年"二字须审。反胃吐食，决非一理，除骤发暂起，多属胃火、肝火、胆火、郁气等因，如河间引经"诸逆冲上，皆属于火"者外，久病有年吐食，多为胃无火化，釜底无薪。古训以食入即吐与朝食暮吐，分有火无火，亦是一法。但不能全信，更当问其起因久暂，以及脉症舌苔以资分别，庶不致毫厘千里，一顺一反，生死掌握之间也。夫寒热虚实，不易辨明者，则脉学尚矣。

此三句，金玉之言。　屏识

生淡干姜，茯苓，人参，熟半夏，白粳米。

凡久病必入络脉。医但写药凑方，不明入络之理，药由咽入，过胃至肠而已。此症由肝络而来，过膈入胃，胃翻呕吐，致吐致胀之由，从肝而出也。偏胜病起，务以急攻，用药如用兵，直捣中坚，使病溃散，然非入络之方，弗能效矣。议于病发之时，疏理肝木，病缓再安胃土。

人参，厚朴，茯苓，熟半夏，磨入蓬莪术五分。

程评：此案重在肝络犯胃，而方中走肝络药太少，未知何故，似与案不甚符。虽云直捣中坚，方用人参，仍是攻中带扶正，东垣法也，亦与案语不甚符。且仅有莪术一味攻病，力量太单，此方似须斟酌。照方义是扶中平胃化痰，佐消痞攻积也，案论实佳，为胃反另开一路，可以取法。

又按：噎膈是不得入，多属胃管枯槁；反胃是食入而反出，多属脾胃阳衰。治膈取上多，反胃治下多也。

噎膈是津枯肠结，古法重辛燥热药通阳开结；至后贤乃发明生津润枯，实是两法均当取用，依症偏轻偏重可也。亦有一种下枯全由上湿凝结而来者，如水寒凝冰，冰亦燥也，徒进清凉生津，上湿益结，下枯仍甚，阳不化气，不过徒加涎沫而已。此种膈症则全重辛开温运，使燥湿相调，则病可已矣。普通多是生津润枯与开结化痰或辛通理气并用。

辛开温运一法，使燥湿相调，治下枯全由上湿凝结而来之噎膈，可谓别具只眼，法外之法。　屏识

吐血(附：衄血)

脉细奚涩，气冲失血，寐欲遗精；今纳谷不运，神思日倦。缘操持太过，上下失交。当治中焦，心脾之营自旺，诸症可冀渐复，偏热偏寒，都是斫丧真元。

周注：此阴津已虚，而阳未甚亢，治宜摄纳和肝，以杜其渐。

人参，归身，於术，广皮，枣仁，茯神，白芍，炙草。

周注：可加龙牡镇冲摄遗。

程评周：龙牡镇摄，于失血气冲及遗泄者，本有益可用。唯此方用药均是甘酸温行动之品，但加龙牡镇摄，自相矛盾，反碍药力。当待脾胃复后，用育阴补肝肾方中，乃可加之。凡看病须通盘筹划，何者当先，何者宜后，步骤既定，乃按序用药。周君未明此义也。

门雪记：上下交争治其中，亦是一法，其用处都是虚未及甚，而中焦运化失常，或治上碍下，治下碍中，不得已先治其中者。以损症无论上下，均以过脾为不治；而久病以胃气为本，如此症纳谷不运，神思日倦，脾胃之困已极，治上清润，治下滋补，均所不受，有碍胃气。故另出此法以补不及，即归芍异功加减也。培土可以生金，金水可以相养，亦为隔一隔二之治。待胃气旺，饮食受，自能生化精血矣。此症之眼目在"纳谷不运，神思日倦"两句。

循循善诱，中规中矩，无愧一代宗师。　屏识

气冲失血，於术本非所宜，想叶氏治脾胃，发明健脾阳、养胃阴之对待，岂有不知用山药、扁豆等代於术之理。想此症气冲已成过去，或此时本不剧，而脾胃阳虚却重，故以异功为治，不合养胃阴法也。案中不详，其妙处当意会之耳。

当夏四月，阳气大升，体中阴弱失守，每有吐衄神烦，已交夏至，阴欲来复，进甘药缓补，所谓下损不得犯胃也。

熟地，莲肉，炙草，山药，茯神，芡实，阿胶，柏子仁。

程评：此方乃育阴养脾肾平剂，用莲子、山药、芡实、茯神、炙草乃平养脾肾之阴，亦名培土生金。足知上案之用於术者，见症不同，另自有故，可以健脾气而不可养胃阴也，可见叶氏选药之严。

积劳阳动，气蒸上咳，已三四年。仍然经营办事，夏四月地中阳升，遂失血，咽痛音低。男子五旬以外，下元先亏，此显然五液不充，为久延不愈之沉疴。见血见嗽，与寒降清肺，是夯（通笨）极者。

周注：今日通病，无不逼入劳损。惜方中仍不出此套，然则如之何而可，曰滋胃养心，摄纳肝气。

生地黄，清阿胶，鸡子黄，云茯苓，麦冬，桔梗。

周评：生地损心阳，麦冬损肺阳，凡积劳虚火上燔，不可以咸苦大寒，扑灭心之真阳。宜润药镇药，佐以横疏。何者，气能横通，则不直上直下也。

程评周：但空言法，不出方药，乃洄溪故智，自欺欺人之谈也。若出方药，便为人窥破真实本领，读者勿为所慑。试思积劳音低，离麦、地又用何药？

此二句妙语连珠。　屏识

门雪又按：此病此药是治心肺之阴伤者，阴伤则阳亢，养阴即以配阳。周氏言此药伤阳，若改用阳药，岂非更重伤其阴耶。药性本偏，借其偏以治偏病，若忌其偏，纯用和平之药，岂复能治病哉！

男子脉大为劳，暑月阳不伏藏，初夏阳升血溢，皆内损少固。填精固气，是为药饵，静摄绝欲，经年可复。

线鱼胶，真沙苑，五味，茯神，淡菜，胶龟版，金樱膏，石莲，芡实。

周注：厚腻酸涩，有累中气。

程评：精不足者，补之以味，此法是也。厚味填精，佐以涩滑，当必有遗泄，故用药如此。血后调理，非血发时服也。须知此方胃弱者不宜服，服亦不受，注语当参，审症用之可也。

怒伤肝，恐伤肾，二志交并，真藏内损；烦劳则阳气扰动，值春木之令，络血随气上溢，失血过多。阴炁下空，阳无所附，上触清府，致木反乘金，咳呛气促，肺俞恶寒，脉弦数（周注），乃下损之疾。

周注：据脉证显是气郁血瘀。

周评：议论彻底澄清，惜方未协。按怒则气升，恐则气降，升降逆乱，荣卫相激，而血喷溢矣。治宜用和解法，缓清缓散，疏气活络是也。失血过多，别加滋补而已。

程评：此损症失血后气喘咳嗽方法也。注虽有理，只就案中怒恐两伤立论，有误解方治之处。症实内损，案首两伤不过述其诱因，症实重于此，故用药着重填阴纳气，引火下行。方合案语亦合，周氏不善读书，乃有此说，但所言亦有别理，可用。

山萸肉，五味子，咸秋石，青盐，熟地。

周评：酸咸太过，更令血凝气结，病何由愈？

程评：酸咸太过，令血凝气结，自有此理，惟此是血后变症治法，非治血也，且气乱血溢者，当用缪氏法，不用此方矣。拘于案首两伤之语，可笑。

廿三岁，病人述：遇春季失血，烦劳必有衄血。凡冬月大气藏伏，壮年自能聚精汇神。不加保养，春半阳生升发，反为发病根机。是皆身中精气之薄，胃旺安纳，能自接引，静养则神乃藏。

熟地，萸肉，山药，芡实，湘莲，茯苓，金樱子，五味子，青龙骨。

周评：纯是收涩，未合。宜用清肃镇纳为法。

程评：凡失血、衄血等症，不过病人述其经历，非此方服时之象也。"不加保养"四字极有意义，想必房劳好色，不便明言耳。故下文有精气薄之语，此方当有效。必有遗泄或见行动多喘之症，故方多收涩。案中衄血、失血之症，原是宿疾，遇春烦劳则发者，明见其虚。凡读医案，其案语不详者，可据方以推其余，勿拘泥于句下，但片语只字，亦当仔细推敲，勿轻轻放过，而信口讥评。

秋暑失血，初春再发，脉右大，颇能纳食。《金匮》云："男子脉大为劳，极虚亦为劳。"要知脉大为劳，是烦劳伤气；脉虚为劳，是情欲致损。大旨病根驱尽，安静一年可愈。

门雪记：余补之曰：脉右大，故知烦劳伤气；左极虚，故知情欲致损。更申之曰：情欲致损，脉多细数；烦劳伤气，脉多虚大。脉大而虚弦者，可用建中法；脉细而弦而数者则否。

炙绵芪，北沙参，炙草，白及，苡仁，南枣。

门雪记：凡肺气虚，呼吸胸部不鼓，肺痿由于血后，用此方极佳。芪枣补中益肺，培土生金；沙参养肺阴；苡仁去余瘀痰热；白及补肺坏络损，面面顾到。白及补肺损，本草载有明文，亦有验过者，惟性腻碍胃，多致胸满不能食，此症能食，故用之。此药在失血初止，用以填损宁络颇佳。

分析纤毫入微，真良师也。　屏识

吐血（附：衄血）

杨，十九，冲年阴火未宁，情志不和，易于动怒；气火逬逆络道，血随之上溢；问纳食不旺，气冲血上，必抚摩气降，血不出口。但络中离位之血，恐致凝遏（周注），越日必气升涌逆矣。

周注：所虑极是。

程评：此病最合缪氏降气行瘀法，逐瘀下行从大便出，得粪色黑，是瘀出兆，渐渐转黄，则瘀尽矣。

四句道出辨瘀关键，如老吏断狱。 屏识

苏子，丹皮，降香末，炒桃仁，米仁，炒查炭，韭白汁。

稚年吐衄，热伤为多，今脉小，肌松食少，胃虚阳升，已露一斑。进甘凉益胃方。

炒麦冬，生扁豆，北沙参，茯神，木瓜，炙草。

程评：可补东垣甘温益胃之不及，肌松食少而患吐衄，温养不受者，此为正方。

自失血，半年以来，心悸怔忡，胁左时动。络脉空隙，营液暗伤。议甘缓平补。

周注：《内经》曰："胃大络虚里，在左乳下，其动应衣，宗气泄也。"此大动气脱也。若内动痛胀，则为瘀血凝痰，故又曰结而横，有积矣。

酸枣仁，柏子仁，桂圆肉，生地，茯神，杞子，炙甘草。饥时服。

程评：不用金石重镇药，见地极高。重镇则悸反甚，余屡试之，方治心悸络动最好。病胀而动，瘀痰阻络，气不流通，与此见征大异，《金匮》新绛旋覆汤有效。

隔噎反胃

高年少腹气冲脘下，心肋时痛，舌底流涎，得甜味或静卧少瘥。知饥不食，大小便日室，此皆阴液内枯，阳气结闭（程注），喻西昌有滋液救焚之议。然衰老关格病，苟延岁月而已，医药仅堪图倖。

程注：八字隔症金针。

程按：舌底流涎，廉泉、玉英窍开不固，虚风鼓液上壅，虚象也，可用地黄饮子法，此症多成痱中。亦有脾不摄涎者，此症得甜味则少差，似脾不摄涎。静卧少减，似虚风涌涎。总属脾肾二脏虚象。又有一种痰盛流涎者，须重用导痰汤、温胆汤及指迷茯苓丸之类，当看其余症、舌苔、脉象而分别之。

大麻仁，柏子仁，枸杞子，肉苁蓉，紫石英（周注），炒牛膝。

周注：镇逆不必用石药，且紫石英亦不切。

程评：此方全系润下燥，佐以镇逆，石英治少腹气冲，如何不切。方非不合，唯以案言之，似不易见效，上药嫌少，宜加剂以合症。

舌底流涎，程师断为廉泉、玉英窍开不固。析其因为三：虚风鼓液上壅，虚象也，可用地黄饮子法，此症多成痱中；亦有脾不摄涎者；又有一种痰盛流涎者，须重用导痰汤、温胆汤及指迷茯苓丸之类，当看其余症、舌苔、脉象而分别之。其学识经验之积累，五十余年，博学广闻，半来自教学之相长，半由于临证之积累。一生孜孜以求，为其成功之诀窍。他曾言：断无俭腹之名家。信哉！　屏识

阳气结闭，已成关格，病属不治。姑用进退黄连汤上下合治。

门雪记：药不治上下，而云上下合治者，脾升则肝肾之气左升，胃降则胆肺之气右降，中治则上下合治也。黄氏《四圣心源》中言之最详，可以参看。

黄连，白芍，桂枝，人参。

门雪记：余谓桂枝、人参辛甘合化，二味另煎；黄连、白芍酸苦合化，二味另煎；和合服之，尤与法合。桂、参升肝脾之阳，连、芍降胆胃之逆，甘辛合化、酸苦合化也。关格上吐逆、下闭结，应治其中，脾胃为升降之枢机，旋转之总持，人身气化生机之原也。欲其升降复常，非从此消息不可。即黄元御一生学问之精髓，数十万言无非阐明此理，理非不充，惟必曰万病不离乎此，均从此治，以一法而统治百病，偏执之弊难免，此其所以仅可为一家言欤。叶氏偶亦用此，审症而施，非曾有成见也。药四品，法对举，偶方、复方之法具，药甚简者，以合化治疗，药多则味杂，恐失其真之故。此当取法，记之勿忘。

叶氏治阳气结闭之关格，姑用进退黄连汤上下合治。程师注曰："余谓桂枝、人参辛甘合化，二味另煎；黄连、白芍酸苦合化，二味另煎；和合服之，尤与法合。桂、参升肝脾之阳，连、芍降胆胃之逆……关格上吐逆、下闭结，应治其中，脾胃为升降之枢机，旋转之总持，人身气化生机之原也。欲其升降复常，非从此消息不可……叶氏偶亦用此，审症而施……药四品，法对举，偶方、复方之法具。"此经方之法度，渊源于仲景。　屏识

同里，五十六，酒热深入血分，瘀呕盈盆。越六七年，病变反胃妨食，呕吐涎沫；问大便仍通，结闭止在中脘。先宜通瘀开闭。

门雪记：此瘀隔胃反之治也。从病之经过知其瘀，仍当另求瘀之见象。从

大便仍通，知其结不在下，此问诊之巧妙。去瘀虽同，药之轻重、清浊、走上、走下不同，故此问大便通否，与用药之效否，大有关系，勿忽视之。用药不轻不重，故行中脘。

韭白汁，金墨汁，生桃仁，生蒲黄，延胡索，片姜黄。

程师辨证之极致，叶氏用药之巧妙，珠联璧合。　屏识

通下，下通，脘中仍结，上下格柜者，乃上热下寒。古人用麻沸汤煮凉药以解上，浓煎温补以治下，使阳气不脱，郁热自罢。今仿之。

周注：既云下寒，何遽通下。或者久秘上喘，暂用温通以救急耶。

程评：通下，下通，乃述经过，或非叶氏方也，即属其方，下寒而闭，温之亦通，非必峻药寒下也。如此吹毛求疵，直是死于句下，非看穿牛皮之辈。

黄芩、小川连、枳实，右三味入滚水煮五沸、十沸即滤；人参、淡附子、干姜，上三味煎浓汁一杯，和入前药服。

周评：分煎合服，即复方法。人参可删，当再加生附子。熟者守补，生者乃能祛格逐寒。

程评周：非大寒实，何必生附子之猛烈耶。

程评：此方极妙，服法尤佳，推而广之，凡一切上下不同，内外不同，寒热虚实燥湿并病一身，而非一处，且未交混者，均可用此法之意为治，举一反三，金针暗度，嘉惠后学不浅。此方非但治上热下寒，更是治上实下虚，观案文及用药自明。上方之芩、连，对下方之姜、附，一寒一热也；上方之枳实，对下方之人参，一实一虚也。虚实为主，寒热为附，何以知之？经云："君二臣四，偶之制也。"此方枳、参对治虚实，为君二；姜、附、芩、连对治寒热，为臣四，故名之耳。周氏谓人参可删，附熟易生，非特于案中"温补治下"一语未顾及，且易为上实下实之法，于案中上下对举之义未合，而成为有实无虚矣。此案有论无症象，只能玩味其立方之巧妙，论治之细腻，若欲改窜其药味，实是无据。

程师从撰文、用药、煎法、服法、前后参照，誉此方极妙，服法尤佳，推而广之……举一反三，金针暗度，嘉惠后学不浅。观案文及用药自明。上方之芩连，对下方之姜附，一寒一热也；上方之枳实，对下方之人参，一实一虚也。虚实为主，寒热为附，何以知之？经云："君二臣四，偶之制也。"此方枳、参对治虚实，为君二；姜、附、芩、连对治寒热，为臣四，故名之耳。经文、经方法度，分煎合服，是为复方。名家手眼，可谓点石成金。　屏识

第五章 《金匮》妇人病解及女科三种

引　言

何时希先生整理《金匮篇解》时，已有《女科三种》之踌躇，故《金匮篇解》短少妇人一门，今次女科三种面世，增补《金匮》妇女一门，使《金匮篇解》终成完璧。　屏识

第一节 《金匮》胎前篇

何时希　整理

妇人胎产，列为专科，代有名家。妇科之书，浩如烟海，非能以数言尽也。《金匮》亦列妇女一门，明乎胎产之证。虽非专家，而其大旨，亦当知晓。故今所言者，乃仅释《金匮》之妇人病耳。妇人门共分三证，及妊娠、产后及杂病也。妊娠、产后，均为妇人所独有，杂病治法，本同男子，惟有独为女性所有之杂病，则不得不别出治法。

今先言妊娠，妊娠及胎前也。胎前之证虽多，大要不出三种，一为因胎而成病者，一为因病而伤胎者，一为病不关胎，病自病，胎自胎，而治病之法，恐有妨胎，故不得不另设治法者。胎前各证，无能出此范围者矣。

《金匮》妊娠篇第一条，乃言妊娠之脉证，因其脉证，而借以断其妊娠，并及治法及救误。其原文曰："妇人得平脉，阴脉小弱，其人渴，不能食，无寒热，名妊娠，桂枝汤主之。于法六十日当有此证，设医治逆者，却一月加吐下者，则绝之。"按此条文，有许多不可通处，按之事实，亦无大用，只能阙疑，存而不论也。（《金匮》年远代湮，遗文残缺颇多，如妊娠第一条条文，程师直截了当，指明有许多不可通处，按之事实亦无大用，只能阙疑，省却从学者不少精力！屏识）如妊娠本非病，何以必主桂枝汤？既用桂枝，何以无寒热？六十日当有此证者何证？岂即阴脉小弱、其人渴不能食之证耶。此证二月之间，殊不多见，不知何所

见而云然。况即有之，亦非要病，何以无病而医，竟至医治而逆耶。加吐下则绝之之"绝"字，尤以费解。或谓绝其病根，或谓绝其医治，或又谓绝其妊娠。聚讼纷纷，莫衷一是。实则《金匮》为医家之书，非训病家者。绝其医治，乃告病家之言，非以训医者，意不相合也。若谓为药苦，当勿药有喜，于妊娠本可通，何以又用桂枝汤。又何以云医治逆者，有逆必有顺，必非勿药之证矣。若云绝其病根，则语太浑融，何病不当去其病根，何治不当去其病根，而必谆谆于致误之后乎，意亦不当。惟绝其妊娠之一解，尚无破弊，但亦无益于事理。故吾谓可存而不论。揣其大意，则其中恐有缺义，而其辞意可分两段：首一段，乃以脉证断妊娠之是否。次一段则言妊娠恶阻之治法也。何以言之，妇人得平脉，是脉不病也。月事不见，虚者当见虚脉，瘀者当见涩脉，今脉无病象，而月事不来，即其停也非病可知，当属妊娠无疑矣。此即《素问·腹中论》"身有病而无邪脉"之义。断孕论脉，以此最确。余若寸口脉动、阴搏阳别诸法，虽出经文，却难必其有验。（此程师评骘经典、著书立说之一贯主张，一切以临床实践为依归。省却后人精神目力。屏识）只以月事不至，脉无病象，断之最效而最易行，故仲景取之也。此第一段，以脉证断妊娠是否之义也。二段则言恶阻，原文"于法六十日当有此证"，而不明言其何证，惟推其语意，则此证为妊娠二月所必见者，故曰于法六十日当有此证，可知其证必普通常有，而非奇异之证矣。妊娠而二月最常见者，莫如恶阻，则呕吐喜酸恶食是也。原文又谓："医治逆者，却一月加吐下。"吐而曰加，可知原来本吐，特因其医治不合，故加重耳。吐则恶阻也，六十日当有此证，而证中有吐象者，即不明言，无论何人亦知其恶阻矣。女子以肝为先天，受胎之后，血养胎而不涵木，肝体亏而肝用强，犯胃则呕。胃受克而恶食，肝体虚而求助于食，则喜酸。孕则经停，经停之后，精华以养胎元，其中浊气无从发泄，乘肝之逆而犯于胃，胃虚正不胜邪，则呕吐作矣。其必发于六十日者，以六十日为肝胆养胎之时也。（从"女子以肝为先天，始至六十日为肝胆养胎之时也"，程师演绎妊娠恶阻之理，细致入微，明白晓畅，使学人如观画图。屏识）由此言之，恶阻之因，虽由于经阻，而恶浊之气上逆，血不养肝，木来乘土，胆胃不降，尤为恶阻之主要病因也。桂枝汤方中，桂枝辛通，初受胎时，凝结未牢，不可轻用。甘、枣味甘，呕家所忌。唯生姜和胃降逆，去秽恶，芍药和肝，为必用正药。全方却不足取，不能盲从。恶阻轻症，不治自愈，二月一过，其证自平。重者日夜呕恶不绝，上逆甚，则下必脱，恐致殒胎。非药不可。其治亦不出柔肝和胃、芳香豁中数法，惟一切行气破气滑利之品，当忌用耳。半夏为止吐主药，后人以动胎忌之，甚可惜。或谓姜制则不碍胎，亦理想之谈。惟众俗所趋，不得不随波逐流，实则不必忌也。妊娠篇第二条："妇人宿有癥病，经断未及三月，而得漏下不止，胎动在脐上者，为癥痼害。妊娠六月动者，前三月经水利时，胎也。下血者，后断三月衃也。所以血不止者，其癥不去故也，当下其癥，桂枝茯苓丸主之。"此条则言妊娠之变证，而非寻常之病矣。古文太简，又有脱落，后来解者，无一人能明白通畅。反致惑人，不如不释。今特为解释如下，知仲景之文深有至理，固非模棱之语、敷衍之词也。未释此条之先，当先知妇人受胎之种别，平时经事调匀，停后毫无病脉，经停而受孕者，常也。然有居经者，三月一至。有避年者，一年一至。当详问平素，不能以其经停即谓之孕也。又有垢胎者，受孕之后，经行如常，经并不停，胎已渐长，不能以其经行而断其无孕也。此条所言之妇人，则垢胎之体耳。其曰"前三月经水利时胎也"，明谓其经行之时，即已受胎矣。垢胎之体，孕后仍当经行，今行而又停二月余，是与素体不合，可知其停，并非因孕而停，乃凝瘀而蓄耳。平常之人，经停受孕之后，而得漏下，则为半产，急宜固胎为主。今体与平人不同，停不因孕，而为瘀凝。即见漏下，亦宿瘀之泄，非殒胎也。故申之曰："下血者，后断三月衃也。"明言其所下之血，乃停三月之瘀蓄，是衃而非胎矣。按之常理，胎动当在六月，动时当在脐下，今经断未及三月而动，动有不在其下，而在脐上，其故何哉？盖其中有二因存焉，胎动应在六月，今未及三月而动。在常人本为不合，若在垢胎之体，则知其受胎之日，远在前三月经行之时，益以经断之二月余，是亦六月矣。从其经断三月之不当动，而推其受孕不在经断之时，非一妙法欤！胎无三月能动之理，今虽未及三月而动，实则仍六月也。此理历来注释者均无人知，犹谓三月而动，乃胎之变。或谓三月而动，乃衃非孕，最为无稽之谈。仲景妙文，精华内蕴，为后人所湮没丧失者众矣。此其胎动在未及三月之理也。至其动在脐上者，则另有因，原文不谓其人有癥病乎，癥者真也，瘀血所结之痞块也，胎动本在脐下，今反在脐上，又询知其人素有癥结，则知其动在脐上者，乃癥痼在下逼其胎向上而动耳。癥碍血行，故经断三月。经断三月，衃留益多，满而外泄，故得漏下不止。是即经之停，经之漏，胎之不安，均属癥痼为害。庆父不去，鲁难未已，不去其癥，病无已时也，故曰当下其癥。下癥当用去瘀之品，有胎之体，亦无碍。《内经》曰：有故无殒，亦无殒也，大积大聚，其可犯也，衰其大半而止。所主桂枝茯苓丸，方中祛瘀之品，不过桂、芍、丹、桃。其所以不取用大黄、芒硝等猛剂，殆亦衰其大半之意耳。其言甚可思，凡有孕而当行攻下者，盖当以此为法乎。（妊娠篇第二

条，程师开端即揭示，此条则言妊娠之变证，非寻常之病矣。程师此说，释千古谜团而教人法程焉，厥功伟矣！屏识）

其第三条曰："妇人怀妊六七月，脉弦发热，其胎愈胀，腹痛恶寒者，少腹如扇，所以然者，子脏开故也，当以附子汤温其脏。"此条文字，本极明显，无须注释，意谓怀妊腹痛，证有由于子脏开而得者。其症状原因之治法，均详列无遗，照病断证，照法施治，固甚易也。乃为后人一注，便生错误，其胎愈胀，非病象也，乃以为病象；少腹如扇，解作阵阵作冷，如扇扇之，尤误。乃千篇一律，更无独出手眼者，仲景有知，亦当呼冤于地下，今特为正之。怀妊至六七月，其胎已渐渐长大，非复从前之渺小，故曰其胎愈胀，并非谓其病胎愈作胀也。胎长大则胀，胀则子脏开，不观妇人临产之日，先有白汁淋漓不绝之象乎，则胎胀子脏开，液不藏之原因也。因胎胀而子脏开，因子脏开而受寒，述其因也。恶寒发热，腹胀，少腹如扇，言其证也。发热恶寒，有似表证，脉不浮而弦，弦者寒也。更见腹痛，知其寒在里也。少腹如扇，乃言少腹一起一落，高低急促，与呼吸相应也。如扇乃象形，与鼻扇之扇同一解释。里寒腹痛，脉弦，而见少腹高低，起落如扇，则知寒入子脏，挟冲而动，肝木横逆，胎儿不安，势非轻浅，盖妊娠腹痛之重证，急宜温其子脏之寒。即见寒热，但里重于表，仍从里治。况其寒热，无头痛骨楚之象，非必表证，仍因腹痛脏寒而起者耶。故曰：当以附子汤温其脏。附子汤方缺而未见，或谓即伤寒附子汤。以药证之，附子温脏寒，为君；白芍和肝止痛，为臣；参、术温脾固胎，为佐，固极相合，其信然欤。（笺注经典，着重临床，程师告嘱再三。屏识）此条本明显无奇，惟历来注释者，均以少腹阵阵作冷，如被扇之状，释子脏如扇之证。穿凿附会，点金成铁，为可异耳。

第四条曰："师曰：妇人有漏下者，均以半产后续下血都不绝者，有妊娠下血者，假令妊娠腹中痛，为胞阻，胶艾汤主之。"此言妊娠腹痛，有胞阻之证也。《医宗金鉴》妇科谓"妊娠腹痛曰胞阻"。大误。要知胞阻乃妊娠腹痛之一证，非尽腹痛均可谓胞阻。古人解经，可笑如此。本条主要论述妊娠腹痛下血之证治，余俱陪衬之文字。胞阻二字，照字面解之，乃阻胞中之气血，似乎当用通利。但以见证及所用胶艾汤方合之，又似不协。愚意当以方证相合为主，不必定从名称上着想，若但以胞阻病名论治，必不能见下血之证，即见下血之证，亦当如前一条因癥下血之论治，何能主胶艾汤。今以方证合之，当是血虚气滞。其下血乃冲任不摄，血不归经。血若不止。必有殒胎之险。方中重用地黄补虚恋胎，为君；归、芍、胶、艾养营和肝；佐川芎以行滞气；艾叶以温子脏；且炮黑姜又能引血归经，乃一补多行少之方也。此方及胶艾四物汤，女科以之统治调经、胎、产一切虚寒腹痛下血之证，无不效如桴鼓。本条胞阻既用此方，其证有相同，则其病因，断无纯属气血阻于胞中之理，当舍名取实可也。又有土湿木菀、木陷土中之痛，脾主湿。脾虚则湿聚。肝主血，木郁则血菀。如第五条所谓"妇人怀娠，腹中疞痛，当归芍药散主之"者是也。疼痛者，绵绵而痛，痛无休时也。方用归、芍养血和肝，川芎以行血中之滞气，苓、术健脾，泽泻以泻土湿之有余，亦肝脾并治之法也。方中分量，芍药最重，和肝脾为君也；泽泻次之，渗土湿为次也。其意岂不昭昭若揭乎。从第三条起至第五条，均言妊娠腹痛之证，而各各有别：有子脏开受寒者，宜附子汤温子脏；有下血腹痛者，为胞阻，宜胶艾汤调冲任；有土湿木郁者，宜当归芍药和肝脾。推而广之，其变化无涯举矣。（程师读书，善于前后上下比较类推，从《金匮》妇人门腹痛例之，症各有别，方治亦异。如此读书，推而广之，其变化无涯矣，故能饱学如此。屏识）

本文："妊娠呕吐不止，干姜人参半夏丸主之。"半夏降逆和胃，干姜温中祛寒，人参补中益气，方只三味，以其功能推之，则知此条所谓呕吐不止者，证系脾胃虚寒之呕吐，故以扶正祛寒、和中降逆之方法治之。又可知此条所指之呕吐，必见呕吐清水，苔白脉迟，诸虚寒证，方可用此法也。（程师读书，于条文简易处每用此，以方测证方法推理，既符合辨证论治大法，又可取效迅捷。屏识）

本文："妊娠，小便难，饮食如故，当归贝母苦参丸主之。"此条眼目在"饮食如故"四字。盖小便难为脾肾阳虚，膀胱宣化失司，则必见食少纳减之证。今饮食如故，肾阳能蒸动可知。肾阳自足，则不当见小便难，可知其并非肾阳不足，膀胱不能宣化。又无身重腹满之证，则更非水气不行。以其所用方剂证之，当归行血疏肝，贝母解郁化痰，苦参清火泄热，是一疏肝解郁泄热之方。乃知其小便难者，为郁结伤肝，肝失疏泄，五志化火，火郁不伸之证矣。推其证候，小便难之外，必兼烙热黄赤之象。脉必弦数，苔必黄，舌必绛，方合肝郁化火、郁结不舒之证，方可用当归贝母苦参丸之法。后人柴胡清肝、龙胆泻肝等方，均从此脱胎者也。（如此读书，方能慧眼独具，棋高一着。屏识）

本文："妊娠有水气，身重，小便不利，洒淅恶寒，起即头眩，葵子茯苓散主之。"此论胎前有水气之证，即后世所谓子肿、子满、子气各证也。小便不利，而见身重，水湿不能宣化，而溢于腠理也。水湿内蕴，阳气痹塞不通，则洒淅恶寒；水湿伤阳，清气不得上升，则生眩晕。但用葵子茯苓散淡渗水湿，水湿去则诸病悉愈。惟葵子滑利，胎前所忌，后人每不敢用。且胎前肿满，每起于七八月间，太阴司胎之时。脾肺气虚，亦生肿满，便不能再行渗利。后贤薛立斋谓：胎前作肿，纵生水湿，终属脾虚。所定全生白术散（白术、茯苓、大腹皮、橘皮、姜皮）、四君子、六君子等汤，均为健脾之剂，颇能高出一筹。实则肺气虚不能行其津液，水精不布者，尤居多数。前人有以春泽汤去桂枝（方出《证治准绳》）治子肿，寓有深意，可以取法，胎前作肿，不外健脾渗湿、顺气安胎八字。（胎前作肿，不外健脾渗湿、顺气安胎八字，确从临床实践中总结而出。可谓字字金玉。屏识）如《济阴纲目》所言：但一泻气利水，则愈。此谬论也。

本文："妇人伤胎，怀身腹满，不得小便，从腰以下重，如有水气状，怀身七月，太阴当养不养，此心气实，当刺泻劳宫及关元，小便微利则愈。"此条亦属胎前子满、子肿之类。惟与用葵子茯苓条，有虚实之辨矣。此言伤胎，非胎伤之后始见各证，乃先有腹满等证，然后伤胎，乃倒装文法。能通其文理，则意义自明。人身之水，化而下行则为溺。水中之阳，化而上升则为气。气为水所化，故仍化为津液。气结子胎，亦结为水衣，实积气以举胎也。故将产先破水衣，护胎亦赖水衣，水衣护胎而不坠者，气统血故也。若有形之水不行，则逼胎下坠，气陷而不升，则胎不举，故曰伤胎。推原水之不化，由于肺不通调，又由于心火克金，故刺泻劳宫、关元，以泻火行水。劳宫心穴，关元肾穴也。刺法不传，代以汤剂，则养肺清心，导心府，宣膀胱，在所必用。昔人谓胎前宜凉，实本此义，惟数典忘祖，不知所自出耳。文中身重，或谓重即肿字，古文通用，且重既有水有湿之象，义本通也。（数典忘祖者，不可小觑，大有人在，人身之水等六句。源自《灵》《素》，有几人能知其渊源哉！屏识）

本文："妇人妊娠，宜常服当归散主之。""妊娠养胎，白术散主之。"此二条，言胎前通用养胎之法也。当归散用归、芍和营，川芎行气，黄芩清热，白术安胎，乃胎前体热者之法也。芩、术为安胎之药，人多知之，以胎前多热，热则伤胎元，胞系于脾，虚则胎坠。故用黄芩清其热以保胎，白术健其脾以举胎也。但胎前虽属热者多，亦有寒湿之证，如第二条白术散，用白术、牡蛎以燥湿，川芎温血，蜀椒祛寒，则胎前寒湿者之方治也。仲景列此养胎二方，极有深意，恐后人之偏凉畏热，故出一当归散以清热，即出以白术散以治寒水，以示无偏之意。而识医之用药，有经有权，不能以一言蔽之也。二方之中，通用川芎，川芎温行，后人忌用，不知补中无行，便成呆补。且平时不疏利气机，临产必多窒碍。故二方均用川芎，以示行动之药，不必尽忌。用之有法，碍而不碍也。（程师示人以规矩方圆，用心良苦，学者识之。屏识）仲景著书时，一若预知后人有胎前忌热、忌通行之陋习，而先为此矫正之，不亦异哉。妊娠门中，共文十一条，方十首，丸散居七，汤居三。盖汤者荡也，妊娠当以安胎为主，攻补皆不宜骤，缓以图之耳。

尚有一条在妇人杂病门中，亦当移入胎前，即转胞之证是也。本文："问曰：妇人病饮食如故，烦热不得卧，而反倚息者，何也？师曰：此名转胞不得溺也，以胞系了戾，故致此病，当利小便则愈，宜肾气丸主之。"此言胎前转胞之证也。下不得通，则反上逆，因不得溺，而见烦热、不得卧、倚息，则病在上而本在下。其病因盖由胎重压胞，胞者脬也，胞系了戾不顺，胞为之转。胞转则膀胱宣化不利，故不得溲溺。水气无有出路，反从上逆也。肾气丸化气通阳，气壮举胎，胎举则膀胱宣化得行，小便通利。下通则上病自愈。此以肾气丸利小便之意，非谓但利小便，既可以治转胞也。其证少腹必坠胀难忍，小溲点滴。其病因亦不止胎重压胞一源，惟胎前者居多数耳。《甲乙经》云："转胞不得溺，少腹满，关元主之。"明言转胞有少腹满之形，且当从肾脏主治，关元肾穴，仲景肾气丸有本矣。后人论此证，则有虚实之分：如饱食疾走，忍尿入房，忍精不泄，脬热闭塞，均实证也；血少气虚，胎气不举，下压膀胱，则为虚证。治法除肾气丸外，有以沉香、木香利气者；有以盐汤探吐开上，上窍开则下窍利者。而丹溪以补气升举之品为君，佐以探吐。惟上举各法，尤为虚人所宜，故学者每多取用；实能补前人所不及，至足法也。

第二节 《金匮》产后篇

何时希 整理

《金匮》产后病，首标三证，即病痉、病郁冒、病大便难也。产后不只三证，而独以此三证为言者，以其每易相因同见，而为产后病之大纲也。（点睛之笔。屏识）后人不察三证为三大法，如太阳之麻桂青龙焉，实为错误。盖三证之本固同，惟兼见不同，知其本则其末自明，纵有变幻，亦能指挥若定（三句提纲挈领，把握标本。屏识），故仲景特提出常见之三证本末同异，以为标准，庶乎有所取法耳。新产之后，血去太多，血虚乃必然之理，血为阴，血虚则亡其阴。亡阴血虚，阳气独盛，热逼汗泄，故喜汗出，汗多亦必然之理也。血虚亡阴、阳盛多汗八字，则为新产三证之本。熟此八字，然后再观其流变。如汗出表虚，腠理不固，风邪乘虚入中；血虚阴亏，不能荣养筋骨；汗出津亡，不能润泽关节。阴亏阳盛，阳盛则生热，热盛则津液愈亏，风邪鼓动，风火交扇，筋骨不荣，则背反强，脚挛急，手搐搦，而为痉病。若亡血之后，复得多汗，血去阴伤，汗多津竭。胃为阳土，肠为燥金，津液既亡，肠胃益燥，肠无津润，宿垢无以下达，传导之令不行，水涸舟胶，则为大便难。血虚于下，则为下厥，阴厥于下，不能配阳，孤阳无依，独越于上，则为冒。阴弱于内，阳浮于外，逼汗外泄，汗出孔疏，外寒易袭，则为郁。寒束于外，阳无所泄，独冒于上，独头眩晕，独头汗出，则为郁冒。（下厥、冒、郁、郁冒，四者症情有异，病机不一，故病名亦不同，教人辨证求因，审因论治方法，固有医圣之尊。屏识）阴涸于下，则便坚。气冲于上，则呕逆。便难呕逆，而与头晕头汗出同见，是大便难而兼郁冒矣。头晕汗出，而见肢搐背张，是郁冒而兼痉厥矣。大便难最轻，郁冒次之，痉厥最重。三证可以同见，可以依渐而见。以其标虽不同，其本则同，同者何，即血虚阴亏、阳盛汗出八字是也。至言治法，经未出方，然可以意想得之。痉为血液不足，汗出受风，宜养血祛风，而柔筋脉，借用桂枝加栝蒌根汤合四物汤，颇合病证。后人清魂散、古拜散，用黑芥穗祛营分之风，甚妙，再参养营舒筋，治无不效也。大便难，经方可用脾约麻仁丸，时方若吴氏《条辨》增液汤、增液承气、陶氏黄龙汤、玉烛散等，亦佳。惟纯虚者，用养营润燥，少佐行气通幽，如苏子、麻仁之类；虚中夹实，则朴、枳、硝、黄，亦可合补药用。仲景治产后便坚用大承气者有二方，虽非常法，聊备一格，非绝对不可用也。当以证为辨，痞满坚拒作痛，方可用之。但硬不痛，惟有滋润一法，不能攻下。《伤寒》谓苔滑者不可攻，滑字极有经验，一切病证，应行攻下，均当于此致意，不独伤寒一门也。郁冒，经出小柴胡一方，先疏其郁，郁去则冒亦减，意良美也。惟阳升而冒，柴胡究不相宜，南人体虚，尤为枘凿。冒宜养阴潜阳，郁宜疏解辛散，求其疏郁而不升阳增冒者，其唯黑（荆）芥、焦防（风）之属欤。（详其郁冒治法，加减出入之美，无与伦比，其效如响应。屏识）以言时方，似以清魂散合养血柔肝、潜阳为当。（清魂散出《济生方》人参、泽兰叶各三钱，川芎五钱，荆芥一两，紫草一钱，研为细末，各服一二钱，沸汤温酒各半盏服下。童便尤良。屏识）总之，三证之治，虽有差池，而养血补虚，终为要著。丹溪谓产后无论何证，总以补血为主，不为无见。但当察其兼证，以定制方之法耳。

新产之病，除三证外，次则腹痛。以新产之时，恶露未净，血滞气凝，最易腹痛。故生化汤为产后必服之剂。仲景则出枳实芍药散一方。枳实炒黑入血，祛血中之结滞；芍药和肝调营佐之；下以大麦粥。大麦和肝养心脾，心生血，脾统血,肝藏血,产后血虚正虚,故用之以扶正补虚,虚实并治,为产后恶露未净、血瘀腹痛之正方。后人妄言产后忌芍药,真不读仲景书者也。方仅三味,虚实均已照顾,较之后世女科产后腹痛祛瘀之方,药多意少,高明多矣。枳实、芍药和肝祛瘀,和剂也。仲景既定为产后血虚,肝木侮土,恶瘀未楚之正方。又从本方之偏胜极则,而分攻补两法:本文"产后腹中疞痛,当归生姜羊肉汤主之。并治腹中寒疝,虚劳不足"一条,是则产后腹痛,偏于虚寒者之治也。疞痛者,旧释为缓痛,缓痛固属虚,然不必虚痛尽缓,缓痛二字不能尽虚寒之见象也。无论缓痛、急痛、大痛,抵以喜按、喜热、喜蜷伏为辨。若见其证,更参色脉,毫无热症实象,方可断为虚寒。则疞痛二字,当指虚寒之各证而言,非一事也。当归温血,羊肉补虚,生姜散寒,为血海虚寒之圣剂。产后气血大伤,胞室空虚,客寒内犯,寒搏血虚,血得寒则血凝而不流,血不行则气停而作痛。其喜热者,寒得热则行也;其喜按者,虚则喜实也;其喜蜷伏者,寒则收引,蜷则阳气团聚,令暖内温,欲以胜其寒也。用当归生姜羊肉汤无一不切。或谓羊肉太补,非痛所宜。不知羊肉气温味厚,味厚能补,气温能通,是通补,非呆补也。加以当归温行,生姜辛散,系一完全通补奇脉之方。痛虽属虚,寒则宜散;虚虽当补,滞则宜行。昔人谓痛无补法,非真谓绝对不能用补药,惟纯补、呆补,则终非合法耳。此方治虚痛,其妙在能用补药,而尤妙在选药制方,通补之方,固无出此三味右者,用之屡屡,验亦屡屡。若胃虚不能受羊肉者,服之恐吐,不得已而思其次,胶姜饮、胶艾汤亦可代之,惟功力稍逊耳。

本文:"师曰:产妇腹痛,法当以枳实芍药散,假令不愈者,此为腹中有瘀血著脐下。宜下瘀血汤主之,亦主经水不利。"此则产后腹痛,偏于瘀实之主方也。设用而不应,或见虚象,当从虚治。假令不愈,非不合也,乃方轻不能胜病,病证仍在,反见纯实之象。自当更进一步论治。瘀血着于脐下,桃仁攻瘀,䗪虫破络,方极重峻。以产后体虚而有实邪,急祛其实,免致迁延伤正。炼蜜和丸,甘缓以和药性。以酒煮服,温行以助药力也。其证必见脐下坚结,拒按大痛,便黑目黯诸瘀结状,方可用此。非投枳实芍药不应,即可攻也。产后腹痛,分此三法,而以枳实芍药和肝祛瘀为主。偏虚纯虚者,当归生姜羊肉汤温之补之。偏实纯实者,下瘀血汤攻之荡之。若嫌过峻,则生化加参汤、生化汤加五灵脂、百草霜等,均可代用,是在临证之权衡矣。(产后腹痛,程师约为三法:枳实芍药散,和肝祛瘀为主;偏虚纯虚者,当归生姜羊肉汤温之补之;偏实纯实者,下瘀血汤攻之荡之。经方圣法,示后人以法度准绳。屏识)

时希按：程师此篇，仅郁冒、痉、大便难三大证及恶露为论，不涉产后诸内科病，简明可法，其《胎前篇》亦然，深合仲景《金匮》以女科病分妊娠、产后、杂病三篇之旨。女科专著自陈自明《妇人良方》始，于调经着墨不多，而于胎前、产后诸内科证，大量护列，连篇累牍，多至二十四卷。既非胎产专证，治法亦借用内科诸方，徒乱人意，实不取也。拙著《妊娠识要》，摒子疟、子嗽、子喘、上血、下血、伤寒、热病等内科范围之病而不出，则因母气之虚实而致病，及因胎而致病，因病而碍胎者，仅有二十余病，盖本此旨。

第三节 妊 娠 篇

何时希 整理

小 引

此篇与《胎前篇》，意几相近，而旨趣相远。《金匮》胎前篇，系程师早年教授《金匮》所作，意在解释《金匮》原文，排疑解难；此则程师五十年之临证实践心得，如验胎之法，恶阻虚实轻重治法，处方举例，皆历验不爽之方也。 甲午仲秋丁学屏识

胎前之病甚多，然以大要分之，有二大别：一为因胎以成病者，一为因病而碍胎者。因病碍胎，无论外感、内伤，均能致此，当于杂病门中求之。唯未伤胎时，以去病为主，安胎为佐，既伤胎后，以安胎为主，去病为佐，为不同耳。

因胎而成病者，以其必有胎，然后有此病，故为胎前专候。今专就此论之，以免滋蔓。一曰验胎：何以知其有胎？曰：当于脉中验之。书中言胎脉者甚夥，而各不同。有谓寸口脉动甚为有子者；有谓有胎之脉，当阴搏阳别者；有谓脉滑大为有胎者；又有谓当脉动如珠者，左大为男，右大为女者。然诸说有验有不验，未能确定一是，故医者每以验胎为难事。

实则诸说之真谛，不过形容有胎之脉当生机流动，无涩滞而已。（一语贯的。屏识）以余考之，验胎之法，当以"身有病而无邪脉"一语为最佳。何谓身有病？月事不行是也。月事不行，乃不通之象，当见涩滞之脉，今无邪脉，是不见涩滞，而反见滑利。滑利则生机流动，与病不符，则知其经停非病，而有胎矣。以此消息，验胎之脉，无有善于此者矣。（真经验之谈焉。屏识）

若初次有娠者，可于乳头验之。有娠三月，乳房发胀，乳头变黑，不如此不

成胎也。怀胎六月，腹中必动，间有不动者，必有漏红之急。漏红太甚，血不养胎，胎萎不长，故不动。但能漏止血足，其胎自动，当以法治之。至于验腹分男女之法，当于五月以后行之，男胎背朝外，故形如釜；女胎足朝外，故形如箕。此法甚验，以其从实践而来（以脉分男女，难以把握，而以腹形分男女，可保无误，其从实践而来也。屏识），非虚语也。

二曰恶阻，普通有胎者，必见之病状也。其期每在受孕二三月中，轻者不治自愈，重者非药不除。其因有数：一为肝胆之气上逆。以一二月中，肝胆养胎，受胎之后，血尽养胎，不能兼养肝胆，肝胆无制，胆火上逆，胃亦随之，呕恶酸苦，喜食酸物，木之味酸，虚而求助于食，故喜酸也。宜养肝体以柔肝用，泄胆火而平胃逆。（"养肝体以柔肝用，泄胆火而平胃逆"二语，恶阻治法包罗无遗矣。屏识）养肝滋血，如白芍、乌梅、石斛、木瓜、元参、阿胶、稆豆、胡麻、女贞之类；清泄胆胃，如金铃、姜山栀、川连、黄芩、黛蛤散、橘皮、竹茹之类。甘酸、酸苦最为要药，甘酸化阴，酸苦泄热，且酸能补助肝体也。

如呕吐痰水甚多者，胃有痰湿，宜复以二陈、温胆之类。（胃有痰湿，宜复以二陈、温胆法，勿以平淡而忽之。屏识）如呕恶昼夜不止，势甚剧者，上逆甚则防其下脱，急宜降逆和胃。当辨其舌苔脉象，以定治法。如苔黄腻，边尖绛，脉弦数者，胆火上炎，前方不应，可用黄连解毒、龙胆泻肝诸法。大便闭者，幽门不通，上冲吸门，非通下不可，当归龙荟丸不能以有胎忌攻，当从有故无殒之例。（此历练有得之语，勿以其有胎而忌之！屏识）此症此治，曾经验过。如舌光绛无苔，脉细数者，阴虚肝阳化风，气火上逆，洋参温胆加黄连，或十味温胆汤亦可。如再不应，则以大剂育阴增液之品煎汤，以苏梗、香附、乌药、陈皮等，行气降逆之品磨冲或研末冲服，育阴而不碍气，顺气而不伤阴，亦良法也。（育阴增液之品煎汤，行气降逆之品磨冲，大有巧思！屏识）

一为浊气上冲。女子受胎，则月事不行，月事者血之余也，平时有余则闰，而月一下，既已有孕，则下以养胎，上为乳汁，无余故不下。故有胎则经停，乳子则经少，其明证也。惟其中有精有浊，其停也不能专取其精华，而遗其糟粕。其精者以养胎以化乳，其浊者停而不出，无所发泄，反从上逆。胞胎系胃，胃脉通心，由脉上冲，则为呕恶，故俗名恶心，良有以也。惟其上冲之路，必由胃逆。胃气强者，冲不至上，故恶轻，或并不恶。曾见有一生受孕，从无恶阻者，即是胃气强之故。亦有体虚甚而无恶阻者，则以其血质甚清，浊气不多也。此系体质之故，无关病理。若胃弱而浊气重者，则断无不恶之理。其治以芳香化浊，为惟一之法,故藿、佩、砂、蔻,在所必用,夹热加茹、连,夹湿加姜、夏,夹寒加吴萸、丁香。而和胃健中,亦不可少(芳香化浊一法,为胃浊而湿气重者而设,则恶阻治法,尽善尽美矣。屏识),以浊之上逆,必由胃虚,故四君、异功等汤,亦当合用也。

第四节 带 下 篇

何时希 整理

江南之人,十女九带。良以土地卑湿,风俗靡侈,或以思想之无穷,或属六淫之侵贼,故病者甚众。然轻者不为害,重者则非药不可。带下之名,亦有数说:带脉环腰,状如束带,带失约束,白液绵绵而下,故曰带下,此一说也;带下者妇人隐疾,不便明言,古人束裳以带,故讳言腰以下之隐疾为带下,此二说也;痢出后窍,乃邪热传于大肠,带出前阴,乃湿热注于胞中,二证大致相同,痢古称滞下,带亦即滞下也,其云带下者,滞下之误耳,此三说也。虽各不同,均有其理,但与带下之病理治法无干,可以存而不议。

至言带下之病源,则《素问》以为任脉为病,其文曰"任脉为病,男子内结七疝,女子带下瘕聚"。王注谓"任脉起于胞中,上过带脉,似束带状,故曰带下"。但以文义言之,不曰带脉为病,而曰任脉为病,则带下之名,决非如上述带脉似束带状之义。以带下与瘕聚并言,则滞下之理似当,若以带脉不束为论,则不当引经义任脉为病之旨。然以实验所得,则带任二脉,均有造成此病之可能。且普通带病,亦不能限定一因,其源甚众。

言病则有内因、有外因,言症则有虚有实,虚者有寒、热之不同,实者有风冷、湿热之不同。更有纯虚之症,当全用填补者;纯实之症,全用攻下者。以言乎治,则温清通涩、升补攻下均可依症而施。今特分言如下:《素问》曰:"思想无穷,所愿不得,意淫于外,入房太甚,发为白淫。"即白带如泉,清而腥气特重,近身即闻。其因则以思想无穷、所愿不得八字为总纲。而有室女与已嫁之别,意淫于外,所愿不遂,每多发于室女,以及师尼寡妇。若已嫁有夫之妇,则入房太甚而得者为多。

细言之,则内因之中又分二种:意淫于外者,为纯粹内因;入房太甚者,为内因中之兼不内外因者矣。论治则房室太过者,以寡欲为根本解决之法(一言点中要害。屏识),以多欲则阴精消耗,水竭泉枯,相火愈炽,火铄津液,如泉而下,不竭不止。左尺主水,右尺主火,水亏火旺,故右尺必数驶弦数。节欲之外，再以方药治之，则养阴清火，滋肾制相，为一定不移之法，如六味丸、知柏八味丸、大补阴丸、三甲饮之类，均可按症取用。若脉不数而迟，不弦而弱，面色萎黄，唇口㿠白，舌淡纳少，少腹作痛，腰酸冰冷，或重坠如带重物，则属虚而兼寒，又非温补不可，初则温脾，继则温肾，终则以有情血肉温补奇脉。温脾如异功、理中、香、砂、豆蔻、益智之类；温肾如肾气、四神、胶姜、胶艾之类；温补奇经如鹿茸、鹿角、狗脊、巴戟、羊肉、虎骨胶之类。

初起宜温，温之不应则补之，补之不应则升之，升之不应则涩之，涩之不应则非治奇经不可矣。其腰重坠而作冷者，近效附子白术汤甚效。若带下如崩欲脱，非大剂补中益气加熟附、龙、牡不为功，体虚者每多此症，不可不知也。若症见虚弱，而有口苦咽干、五心烦热、脉数苔黄、舌绛诸象，是虚而兼热，其带必兼黄色，或赤白相杂，宜补虚之中少佐清热为用，如洋参、沙参、川斛、麦冬、天冬、莲子、玉竹、扁豆之类，一派清灵之品，补而不腻者为君，以治其虚，少佐知、柏、丹、泽、芩、连之品，一二味为佐，以治其热。其必取用苦寒者，一则以苦寒之品，能清下热；一则以苦寒之质，能坚阴也。若胃气强者，可用厚味，则三甲复脉、大补阴丸、知柏八味各方，均可加减取用。兼赤者，丹地四物、荆芩四物、六味丸均属效方，依症进退，治无不效。此虚热带下之大要治法也。

其属实症者，有风冷所致者。《圣惠方》曰："妇人带下，由受于风冷入于胞胎而成。"严用和亦云："劳伤过度，冲任虚损，风冷据于胞络，此病所由生也。且妇人平居之时，血欲常多，气欲常少，方谓主气有原，百疾不生。倘或气倍于血，气倍生寒，血不化赤，遂成白带。"其症腰冷重坠，下半体无汗，带下清稀，子户作冷，少腹时痛，喜热畏寒。虽无虚象，实属寒邪，治非温散不可。杨仁斋谓："带下之由于风冷停宿者，官桂、干姜、细辛、白芷为要药。先散寒邪，后为封固。若初起即用温补，风冷便无出路。"可谓要言不烦。

其治宜用辛温香燥之品，燥以胜湿，温以胜寒，辛以散风也。风冷甚者，可以坐药暖之，风冷既除，再用温肾燥土之剂，以善其后，如参、术、艾、附之类可也。若无风而但属湿痰胜者，其人必属体丰，体丰多痰，痰滞下流，带脉不举，带下稠浓，白滑如涕，腰但重不痛，脉来沉滑，宜二陈、平胃、星香、导痰之类。或用风以胜湿亦可。但治其痰，痰清而带自减；痰滞结者，可用十枣、涤痰之类攻之，峻去其痰，源清则流自洁，此通因通用法也。药虽峻而用灵，症重者非此不效，惟少见耳。世传威喜丸为湿痰带下效方，实则黄蜡油腻，犯胃欲恶，殊不适用。惟带脉虚滑而脾有湿痰，虚多湿少者颇宜，亦当煎好去油，然后可服也。

其湿热带下，带色必黄，身无虚象，但常带下，苔黄口苦，小溲短赤，宜苦辛燥湿，苦寒清热，如二妙丸之苍术、黄柏同用，甚为可法。傅氏女科用苡仁、黄柏一方，以治湿热带下，清灵周到，取用极效。兼赤者夹心火，心与小肠相表里，小肠为火府，宜泻小肠，用导赤散加山栀。兼青者夹肝火也，土湿木陷，肝郁不舒，郁而化火者，宜加味逍遥散，或黑防风、白芍、川楝、乌梅、左金等疏之和之。肝胆相火有余，热逼下注，症现有余者，龙胆泻肝汤、柴胡清肝饮之类泻之，湿热既除，始用清养之品，以资调理。若赤白带下已久，少腹作痛，来而甚多，体见弱象，而气滞血不调者，用震灵丹（禹余粮、紫石英、赤石脂、代赭石、乳香、五灵脂、没药、朱砂。屏识）虚实同治。气滞血凝，故用乳、没，体虚滑脱，故用禹、脂。一则涩其久带，一则温通其痛，亦一通补之良方也。而世人莫用，药肆中十九不备，妙药不传，其湮没者众矣，诚可惜哉。

昔谓女科带下，有如男子白浊，均为湿热下流，非通不可。其言诚是，惟不能统治一切带下耳。昔人有分白带、白浊、白淫为三症者。谓白带时时流出，清冷稠黏，白浊则浊随小便而来，浑浊如泔；白淫常在小便之后而来，来亦不多，此男精不摄，滑而自出也。其辨白淫，另出一解，颇觉新颖。其症亦多，其因非相火旺，即肾气虚。肾气虚不能摄精，相火旺亦不能摄精。至其所论白带，乃白带属虚寒者之一种耳。所论白浊，与带下之属湿热者同治，而异其名。固可辨而不必辨者也。大抵湿热带下，初起宜通利，如四苓、八正、六一、分清之类，治浊者均能治带。久则伤其肾阴，纯用通剂，或致虚之流弊，当育阴与通利同用。猪苓（汤）之用阿胶，春泽（汤）之用人参，威喜（丸）之用黄蜡，六味（丸）之用地黄、山药，均是虚实同顾。王冰谓壬水患其不流，癸水患其不足。其不流者，正由不足而来。欲通其流，诚非滋其不足不可矣。此湿热带下之大略也。（此言湿热带下，初起宜通利，久则伤其肾阴，当育阴与通利兼顾，如猪苓之用阿胶，春泽之用人参，威喜之用黄蜡，六味之用地黄、山药，皆其例也。屏识）

更有纯虚之症，宜于用补者。如脾虚者，甘温补脾，必佐升阳；肾虚者，咸温补肾，必佐涩精；肝虚者，甘酸敛肝，必兼伸木；奇经虚者，更以血肉填补，兼以介类潜之，石类镇之，咸以引之，酸以收之，苦以坚之，涩以固之，治虚之法备矣。（此言纯虚之症，宜于用补者，须补之有法。如脾虚者，甘温补脾，必佐升阳；肾虚者，咸温补肾，必佐涩精；肝虚者，甘酸敛肝，必兼伸木；奇经虚者，更以血肉填补，兼以介类潜之，石类镇之，咸以引之，酸以收之，苦以坚之，涩以固之。屏识）又有纯实之证，非攻不可，带下本为通病；而更用通法，即所谓通因通用也。洁古谓湿热带下，冤结而痛者，先以十枣汤下之；子和治痰实带下，以导水禹功丸泻之；丹溪治痰滞带下，以小胃丹通之，均为痰水结滞，纯实之症立法。若《准绳》所谓肠有败脓，淋漓不已，腥秽特甚，脐腹结痛者，当祛瘀排脓，《金匮》所谓"小腹里急，腹满……曾经半产，瘀血在小腹"者，宜去瘀破蓄，则又为瘀血结滞，纯实之症立论矣。总之，纯虚之症，治不离于肝脾肾，而极于奇经。纯实之症，治不出于瘀凝痰结。（纯虚之症，治不离于肝脾肾，而极于奇经。纯实之症，治不出于瘀凝痰结。此程师由博返约之总纲也，便于学者之记忆也。屏识）论带至此，其大法已渐备，若再详其细则，考其变迁，则在乎博览各家之专书矣。

第五节　崩　漏　篇

何时希　整理

主　旨

崩漏，重症也。轻者缠绵成损，重者立致殒生。昔人云崩如山崩，忽然大下；漏如卮漏，不断淋漓。一则横决莫制，一则漫无关防，症见虽有不同，其为血之不守则一也。

要言选辑

原其致病之由，有因冲任不能摄血者；有因肝虚不能藏血者；有因脾虚不能统血者，有因元气大虚，不能收敛其血者；有因热在下焦，迫血妄行者；有因宿瘀内阻，新血不能归经而下者。因既不同，症亦各异。冲任不能摄血者，当分阴阳调治。阳虚者血来必淡，肤容必㿠，唇口不荣，爪甲无色，肢体畏冷……热之不暖……脉来沉迟而微弱。治分缓急，急者阳微欲脱……唯有回阳固气，佐以潜降，参附、芪附、龙牡、真武，为必用之要方也。缓者症虽阳虚，暂无脱象，当宜血肉有情之品，佐以温肾填精，参伍摄纳之品，固补奇经。血肉有情如鹿角、鹿茸、羊肉、羊肾、膃肭、河车之属；温肾填精如苁蓉、巴戟、狗脊、故纸、骨碎补、杜仲、肉桂、茴香之类；摄纳如紫石英、赤石脂、五味、金樱、龙、牡之属。视病情轻重，进退制方，此冲任阳虚之治法也。冲任阴虚者，血色必鲜，面白唇赤，时时颧红，心嘈心热，食过如饥，腹中气冲，外寒内热，热在骨髓。舌绛苔少，脉来细数，或两尺数驶。此血去阴伤，阴虚阳亢，涓涓不塞，五液将枯。治非育阴潜阳，凉荣清火不可，亦分轻重两法：轻者热重血鲜而多，热重于虚，凉荣清火为主，育阴滋燥佐之。凉荣如生地、白芍、桑叶、丹皮、地榆、地骨、青蒿、白薇之类，清火如知母、黄柏、黄芩、黄连、童便之类；育阴如女贞、旱莲、阿胶、天麦冬、鲍鱼之类，滋燥如麻仁、芝麻、柏子仁、鸡子黄之类。待其火热渐平，方能全用育阴之剂，以为善后。重者阴虚为甚，血鲜而少，点滴不绝，皮肤干涩，骨蒸无汗，咽干口燥，鬓发焦枯。非用大剂滋阴壮水，不能制其炎盛之阳光。宜大剂三甲复脉为之主，而以上列育阴诸品佐之，更当复入潜阳摄纳之法，以冀挽回于万一。 丁学屏识

崩漏，重症也。轻者缠绵成损，重者立致殒生。其治可不审乎。昔人云崩如山崩，忽然大下；漏如卮漏，不断淋漓。一则横决莫制，一则漫无关防，症见虽有不同，其为血之不守则一也。原其致病之由，有因冲任不能摄血者；有因肝虚不能藏血者；有因脾虚不能统血者；有因热在下焦，迫血妄行者；有因元气大虚，不能收敛其血者；有因宿瘀内阻，新血不能归经而下者。因既不同，症亦各异。因其症异，而考其病因，就其病因，而酌为治法，庶几乎病无遁形，治无遗漏矣。

冲任不能摄血者，当分阴阳调治。阳虚者血来必淡，肤容必㿠，唇口不荣，爪甲无色，肢体畏冷，软弱不仁，热之不暖，似无感觉；腰脊酸软，畏寒尤甚；或腰冷如冰，背寒如浸；脉来沉迟而微弱。治分缓急两法：急者，益气以培生阳；缓者，温摄以固下真。以冲任阳虚，本宜温摄下元，固补奇脉。惟症势急者，阳微欲脱，变在顷刻，温摄之品，只能固补于平时，不能挽回于一瞬，若守成方，缓不济急。此时惟有回阳固气，佐以潜降，暂回欲脱之阳。待其气固阳回，徐图固补。参附、芪附、龙牡、真武，为必用急用之要方也。

缓者症虽阳虚，暂无脱象，当宜血肉有情之品为之主，佐以温肾填精、助阳摄纳之品为之佐。固补奇经，缓图功效，多服久服，自见奇功。血肉有情如鹿角、鹿茸、羊肉、羊肾、腽肭、河车之属；益肾阳填精如苁蓉、巴戟、狗脊、故纸、骨碎补、杜仲、肉桂、茴香之类；摄纳如紫石英、赤石脂、五味、金樱、龙、牡之属。观其病情轻重，进退制方，此冲任阳虚之治法也。

冲任阴虚者，血来必鲜，时时颧红，面白唇丹。外寒内热，热在骨髓。心嘈心热，腹中气冲，食过如饥，舌绛，脉来细数，或两尺数驶。血去阴伤，阴虚阳亢，涓涓不塞，五液将枯。治非育阴潜阳，凉荣清火不可。亦分轻重两法：轻者

热重血鲜而多,热重于虚,凉荣清火为主,育阴滋燥佐之。凉荣如生地、白芍、桑叶、丹皮、地榆、地骨、青蒿、白薇之类,清火如知母、黄柏、黄芩、黄连、童便之类;育阴如女贞、旱莲、阿胶、天麦冬、鲍鱼之类,滋燥如麻仁、芝麻、柏子仁、鸡子黄之类。待其火热渐平,方能全用育阴之剂,以为善后。重者阴虚为甚,血鲜而少,点滴不绝,皮肤干涩,骨蒸无汗,咽干口燥,鬓发焦枯。舌绛中干,脉细数而涩。阳由阴亢(阳由阴亢,于理不通,应是亢由阴虚之误。屏识),热自虚来,五液焦槁,津血皆涸。非用大剂滋阴壮水,不能制其无畏之阳光。宜大剂三甲复脉为之主,而以上列育阴诸品佐之,更当复入潜阳摄纳之法,以冀挽回于万一。(此展示崩漏证治要诀,辨证细微,匠心独具之典范,用药老到,经方法度示后学以章法焉。半由于临证实践,半由于园丁生涯,一生埋头案牍,孜孜以求,今之从学者,多半心浮气躁,有几人能望其项背哉!愿与后人共勉。屏识)惟病至此者,每成不救,以其阴液已涸,而复涓漏不除,生者既难,去者不复,虽有神丹,亦奈之何哉。此冲任阴虚者之治法也。

　　大抵阳虚者每兼脾土,多见食少不运、大便溏泻诸症,治宜兼温脾阳。阴虚者每兼肝木,多见头晕眼花、耳鸣心悸诸症,治宜兼清风木。此又一定之理也。况肝为藏血之脏,脾为统血之所,脾为后天,女子又以肝为先天。故崩漏诸症,肝脾亦为紧要之候,肝虚则血不藏,脾虚则血不统也。纯为肝虚不藏者,当分寒热:虚热者,甘酸咸寒补之,如二至丸、丹地四物汤、阿胶鸡子黄汤之类。若兼脾虚不统者,归芍异功散、归脾汤、当归补血汤、圣愈汤之类。肝脾两虚,藏统失职,治宜并顾是也。更有进乎此者,脾为阴土,肝为刚脏,脾脏喜温而恶凉,病多偏于虚寒;肝脏喜清而恶温,病多偏于实热。每有肝实脾虚,脾寒肝热之症,肝热不藏,脾寒失统,肝实宜泻,脾虚当补者。治既兼乎二脏,尤当温清并进,寒热同投,泻实补虚,温寒清热者,少有不合,便失病机。昔人成方如胶艾四物、胶姜饮、侧柏叶汤、黄土汤之类,均为此症化裁。而交加散一方,尤为奇妙,生地凉肝热,生姜温脾寒,一寒一热,铢两悉称。其生地绞汁不煎,尤有深意,煎则凉润性减,不能散生姜之温,而行其清肝之力也。昔人治崩,热用荆、芩,寒取姜、艾,以为定法。而不知二者合用,尤能立建奇勋。盖夹杂之病多,单纯之症少,故寒热并用者,治效独多耳。

　　又有肝脾郁结之症,肝郁、木失条达者,逍遥散疏之;脾郁、阴火下流者,升阳散火汤散之。书所谓木郁达之、火郁发之、结者散之是也。火为郁火,升之散之,火遂炎上之性,自不逼血妄行。若见热投凉,火愈下郁,崩愈不止矣。旧论以归脾汤为郁伤心脾之主方，加味逍遥为肝脾郁结之主方，其中均有可议。逍遥燥土升木，能治肝脾郁结，其妙处正在只用升散开发，不用降泄，方与治郁火达发之旨相合。若加丹、栀苦寒沉降，火无上达之期，是愈益其郁，自相矛盾矣。归脾养心和肝，调荣益气，自是要方。惟因郁结而经事不行者，用之极宜，无须更动。若因郁伤而崩漏不止者，则方中木香行气之品，断不可用，血既不止，而通其气，气行血行，当奔驶矣。古人谓归脾之妙，只在木香一味，得补中有行、静中有动之旨。但为闭塞之症而言，若言崩漏，则不能作如是解也。

有热在下焦，逼血妄行者，其人平时必经事超前，色必鲜紫，脉必弦数，其症多沸热不断。宜荆芩四物汤加贯仲炭、丹皮、藕节之类。荆芥炒黑，清荣止血，极有功效。热去则血无所逼，漏不止而自止。后以育阴柔肝清荣之品，调理自愈。古人谓暴崩漏宜温摄，久崩漏宜清通。所谓清通，即是热在下焦之症也。其言暴久，亦有分等，盖暴崩亦有宜清者，久漏亦多宜温者，惟当审症施治。大抵宜温摄者，须有虚脱之形；宜清通者，必见热盛之象。久漏不止，而无虚象，则知其漏久不止之故，必别有所因而然。

若属虚症久延，必致殒其生命，即不致此，其虚弱之形，在所必见矣。今漏久而不见虚象，当知非虚，既非虚则漏何以不止。推求原理，必属下焦有热，血海不藏，热逼而血妄行也。治此之症，自当清通为法，非谓一切久崩久漏，均可清通，惟久漏无弱象，或久崩服补摄而更剧者，方可用此。此读古人书所不宜拘泥者也。

有元气大虚，气不摄血者，此症暴崩为多，其来极骤，如堤之决，如山之崩，崩至如潮，奔腾不止。崩后气喘汗出，头晕眼黑，面唇恍白，肢冷畏寒，崩症之血，其色先红后淡，纯至全为黄水。若不速治，或治不如法，即有喘脱之虞，此崩症之至急者也。盖以血随气行，气升血升，气脱血脱，元气大虚，中气不举，气既下陷，血亦随之。况气为血固，血为气恋，未崩之先，气脱则血无所固，如水无堤，岂能免于横溢，而崩遂成。既崩之后，血脱则气无所恋，如魂无依，岂能助其升举，而崩益甚。以此因缘，连环增剧，苟不为施治，非至阴阳决离，气血两脱不止。治之之法，一则由气虚而成崩，当以补气为主；二则血脱者宜益气，亦当以益气为主。可知参、芪为必需之要药，人参大补元气，黄芪补中，兼益下焦卫气，与此症极宜，惟须多用专用，始有大力。凡治此种大症急症，药贵重贵专，轻则力薄，薄则力杂，均不中病。

再当验其兼证，如纯见气血下脱之象者，宜补气为主，佐以升举固涩，升其下陷,涩其下脱也。如补中益气加赤石脂、禹余粮之类,重用参、芪治之。如既有气虚下脱,又兼面赤戴阳,咽干咽痛,脉洪大无根者,宜补元益气为主,育阴潜阳为佐,以血去阴伤,阴虚阳亢,若一味补气升举,与气虚固宜,与阴虚阳亢则不合。且升举为有虚阳上浮者所忌也。如生脉散用人参扶元、麦冬育阴、五味敛虚,颇为合剂,再加花龙(骨)潜恋,则更善矣。或重用黄芪至数两,而以炮姜、艾叶、侧柏、童便之类佐之,以治此症尤佳。补元气,降虚火,引血归经,面面俱到,每有重症险象服之得效者,亦一善法也。总之,元气大虚之症,自非峻用参、芪不可,惟须知补气之品,多助气流通,症既滑脱,稍行其气,血必不止。即参、芪亦能行气,不必乌、附、青、陈始然。故每见气虚补气而倍剧者,此则不知药性之理故耳。(时医鲜有知此要领者,非平时勤临证实践者不能为耳。屏识)用时必兼固涩静恋之品,始能得力,而不致反为所用。或佐升提,或兼固涩,或附滋恋并酸收,审症而施,奏效如响。而止血引经之品,如炮姜、艾炭、黑草、棕炭、牛角腮灰、丝瓜络灰、藕炭、血余灰、釜脐墨之类,亦当佐用不缺。

又有熏法、坐法以为外治:如血崩大虚厥脱者,以黄芪十数斤,煎汤置床下熏之,严闭窗户,使气不泄,药气内达,厥脱自回。稍轻能起坐者,则置净桶中坐之,热气上腾,药力亦速。更内服参附、芪附、龙牡,回阳潜阳,补元固气之剂,内外并治,亦有得生者。此许胤宗法也。

有瘀血阻其新血,积而成崩者,水满则溢,堤涨则决。如《金匮》云:妇人半产后,漏下不绝,唇燥漱水,及宿有癥瘕,续得漏下者。其漏下均为宿瘀阻其生化,新血不得流通,遇瘀而停,日积月累,愈聚愈多,一旦满而外溢,则为崩漏,书所谓"瘀不去,血不止"者是也。其人必腹有痞块,其崩必数月一下。痞块者宿瘀之外征也,数月一下者,以其崩乃盈满而流,必间数月,始有盈满之可能。若时时淋,则漏卮不塞,断不能盈,亦断不成崩也。其治不必治崩,不宜止涩,但当去其宿结,宿积去则血无所阻,新血畅行,按月而下,崩不治而自止矣。此崩因宿积,治宜去瘀者之原理也。轻则桂枝大黄、桃仁承气,重则抵当汤丸、大黄䗪虫丸之类攻之。若素体虚弱,不能用攻。及无坚积不可攻者,倘余症颇同,或未来之先,先有腹痛筋掣;既崩之后,血来成块,色紫者,此气滞血凝,积久成崩,与上所述者大半相同。所不同者,一因瘀阻,一因气滞耳。甚则两目黯黑,肌肤甲错,大类干血瘀象。以气滞则血凝,亦能成瘀也。此不可攻,但当理气,气行则血自调,气不滞则血不停,血不积则崩不成。若用攻瘀,犯其无过,必多遗害。其理以一则由瘀而碍血,一则因气而停瘀。因瘀者其结坚,非攻不下;因气者其结轻，气顺即行。攻瘀者乃破其旧积，非攻其新停之血。以其新积之血，满而自下，无待于攻也。理气者乃防其复积，其已积者已从崩而下，即有余留，亦属易行，行气已足，不必用攻也。其症则因瘀者必见坚凝之象，因气者必有气滞之形。从数月一下，辨其积血成崩；从坚结有无，辨其因瘀因气，思过半矣。简言之，则因瘀而崩者，重则攻崩，轻者但宜调气。因气而凝者，则无论轻重，均以理气为先，古人谓调经以理气为主，确有深意。

第六章　学习经典，由易入难

引　言

　　回顾程师一生，生于婺江之源，青山碧水之间，素禀灵慧聪颖之性，幼读四书五经、诗词赋曲，奠定了他深厚的训诂音韵知识，及其稍长拜入歙县名医汪莲石门墙。汪属新安学派，乃名医荟萃之地。举家迁沪后，以经方大家鸣于世，而有神医之誉。沪上名医恽铁樵、丁甘仁等争叩其门。程师灵慧颖悟之性，赢得汪氏青睐器重，眷顾有加，岁月催人，汪以诊务繁忙，力不暇及而荐程氏于年富力强、声誉鹊起的丁甘仁。丁从学于孟河名医马培之，又寓吴门多年，风气移人，俯拾叶、薛轻灵之法。申城滨海，地处东南，风气柔和，民俗奢靡，易虚易实，脑满肠肥体质，切合轻灵之法，道乃大行。程既从学丁氏，耳濡目染，知其轻清灵动秘诀，实取法于叶氏。乃专研书肆各种版本之叶氏医案，用力既勤，深谙叶氏轻灵之法，实得力于仲景，返本归元，乃勤研仲景之学，专心致诚，得其真髓。《伤寒论歌诀》一书，成就于斯。1921年以优异成绩毕业于上海中医专门学校。1926年留任母校，教授《金匮》课程，撰讲义以授生徒。如对原文不能充分理解，旁征博引，则临场心怯口讷不能侃侃而谈。因教学所需，不容稍事偷息，教学相长，其间数载，所得非浅鲜也。但作为教师，不仅需学问渊博，更需要临证实践。在兼任广益中医院医务主任时，身影忙于学校、医院之间，病房门诊，从不放过实践机会。《金匮篇解》一书，就是根据当时的讲义整理而成的。《书种室歌诀二种·伤寒论歌诀》《金匮篇解》二书，已由人民卫生出版社再版，乃程师生前研读《伤寒》《金匮》心血结晶，厚积薄发，解惑释疑，省却后学精神目力。今次搜集《学习〈伤寒论〉(一)(二)》及《〈金匮〉心得点滴》，便于初学之士，得其门径，若需深究，已有篇解，歌诀在焉。

第一节 学习《伤寒》一二

丁学屏 整理

本文系上海中医学院程门雪院长在"上海市西医在职学习中医研究班"上的讲话，所述均系切身经验与心得，对如何研习《伤寒论》颇有启发，爰加整理，分二期刊载，以飨读者。 屏识

一

《伤寒论》是中医讲辨证论治的第一部好书，是中医的理论基础。辨证论治，首重八纲，《伤寒论》首先说明了八纲辨证的方法。虽然它并没有明文提到八纲，但实际上处处都是讲八纲辨证，而且讲得非常具体，一一都出诸实践，有理、有法、有方、有药，不落空谈，是中医书籍中最切合实际的一部著作，所以历代中医师都非常重视，注释者亦最多。这些注家，对仲景的精义各有发挥，但也正因注家繁多，人自为说，因而莫衷一是，反晦原意，致有注释看得越多反使人有糊涂之感。我认为这是得失相等的。其实，《伤寒论》的原文，除个别句文外，一般还是很好懂的，与《内经》不同。《内经》是古代韵文，例如"曰阴曰阳，曰柔曰刚，幽显既位，寒暑弛张，生生化化，品物成章"等。《伤寒论》则是古代白话文，譬如"啬啬恶寒，淅淅恶风，翕翕发热"等句，都可能是当时的俗语、形容词，都给保留下来了。可见作者的本意，就是要使人易于了解，而不是故意使人费解。

当然，其中也有部分是韵文式，那是另一回事。因此，我主张读白文，不读注解本，尤其是西医师学习中医，对医学与文学都有一定的基础，不看注解，多读原文，不为一家之言所拘，则更能发挥独立思考的作用。读的方法，可拣为数约占十之六七的、容易看得懂的先读；然后拣约占十之二三的、不易懂的读；最后再读那些很难读的条文，为数不过占十分之一。老实说，这些难读的条文，实在已属可有可无的了。这是一。

二

《伤寒论》的八纲辨证方法，是以六经为基础的。讲到六经，就必须承认两点：第一点是承认经络学说，《伤寒论》的六经，是与经络学说分不开的，详言之则分手足十二经，合之则为六经。第二点是承认《伤寒论》六经与《内经·热论》六经的一致性。有些中医同道，对这些问题的看法，思想上很混乱，他们似乎承认经络学说，又似乎不承认经络学说；似乎承认《伤寒论》是《内经》之发展，又

似乎与《内经》不同，这是不对的。尽管《伤寒论》中在某些枝节地方与《内经》有些不同，但它的思想发源、理论指导，是与《内经》一贯的。仲景在他所著的《金匮》中，如《藏府经络先后病脉证第一》及《中风历节病脉证并治第五》等篇内，也说明这个问题。其意义即是：外邪侵犯，由肌腠经络而府而脏，是其常；由经犯脏，或径犯脏，是其变。常者轻，变者重，常者缓，变者速，各有其一定的过程。故离开经络而谈六经，其弊也浅；分割《伤寒论》与《内经》中的六经为两回事，其弊也拘。要知《内经·热论》是根据经络来讲的，它所举的六经症状，虽然不够完全（《伤寒论》作了很大的补充），但毕竟是根据经络而表达的；其具体症状，在临床上都可以看得到，怎么可以说它是不同呢？其中最大的误会点，是在《内经》说"其未满三日者可汗而已，其满三日者可泄而已"的二句话。人们认为《伤寒论》的三阴病多是宜温，三阳病也不尽可汗，无法解释《内经》的二句话，遂认为仲景《伤寒论》是特创的见解，与《内经》不同，不是一个体系；其实完全不合。要知道《内经·热论》是单论热病在六经的变迁，它始终是一热证，后世刘河间心知其意，故云"六经传受，自始至终，皆是热证"，所以在三阴可泄。所谓"泄"，不一定是用"下"法，但是包括"下"法在内。譬如少阴病之急下存阴，是热病，是"下"法；同时少阴病之黄连阿胶汤证，旨在养阴泄热，也是热证，也是"下"法。而"三日可汗"之意，也不是说三阳经都要发汗，而是三阳经可从汗解。太阳不必说，少阳上焦得通，津液得下，胃气因和，濈然汗出而解；阳明欲解时，里气通，壮热退，也多是从汗解的。而整个《伤寒论》却是论六经的各证（主要是伤寒），以其范围广、变化多，补充了《内经》之不及，补充了具体方药，比起《内经》来，是大大的发展了。我常常说，仲景的《伤寒论》丰富了《内经·热论》的内容，叶天士的《温热论》又丰富了《伤寒论》的内容，它们是相互联系而发展着的。如果执而不化，强加分割，则势必步步荆棘、处处是矛盾了。

三

如承认《伤寒论》的六经是从《内经·热论》六经的基础上发展而来的话，由是而知《伤寒论》决非仲景个人所创作，也决非个人经验；因为个人经验，不可能如此丰富而准确。更不是个人的推想与杜撰，如果是杜撰，那是经不起考验的，又不足为训了。我的看法，《伤寒论》有三种文字，不能等量齐观。第一种是已经总结为规律性的颠扑不破的文字。譬如太阳病之脉浮、头项强痛而恶寒；少阳病之口苦咽干目眩；阳明病之胃家实；太阴病之自利不渴、腹满时痛；厥阴病之气上撞心、心中疼热、饥而不欲食、食则吐蛔、下之利不止；少阴病之脉微细、但欲寐等等；均是主要规律性文字，必须熟记的。六经主要方剂，如太阳之麻、桂、大小青龙、栀豉；阳明之葛根芩连、白虎、承气；少阳之大、小柴胡；太阴之理中；少阴之白通、四逆；厥阴之乌梅、当归四逆等，亦是主要规律方剂，也是必须熟记的。第二种是个别经验，其中可能搀杂后来诸师记录用方经验之语在内。譬如宋本《伤寒论》29条、30条，证象阳旦、四逆、脚挛急、谵语等同时并见，治法以先复阳、后复阴，最后用下治其谵语。这方法是否妥当？值得考虑。诚如杨杏园所谓"从未见过，古人亦无此条例"，真是见道之言。这一类经验，固然还应重视，但毋须过分，与第一种的条文相比，两者不能同等看待，如果一律看待，反钻入牛角尖了。第三种是四言韵文式的文字，这与《伤寒论》正文朴实无华、字字着实的文字文法，迥乎不同，不可能是一个人的手笔，这可能是王叔和所加入的。例如116条："微数之脉，慎不可灸，因火为邪，则为烦逆，追虚逐实，血散脉中，火气虽微，内功有力，焦骨伤筋，血难复也。"就是四言韵文一类的文字。当然我们也要重视，但非原作，就不能与规律性的文字等量齐观了。所以必须分别此三者的不同，方能很好地读《伤寒论》。至于文字上面有传写错误的，譬如176条："伤寒脉浮滑，此以表有热，里有寒，白虎汤主之。"就明明是传写的错误了。白虎为清热之剂，如何说是里有寒？白虎汤并不能退表热，如何说是表有热？以前注家对此条各有所解，振振有辞，有的说"寒"字是作"邪"字解的；有的说"寒"是指远因而言，今已郁而化"热"矣；有的说"寒"字古人作"痰"字解，详引古书以鸣其博。此均为妄人妄语，蹈注疏家恶习者也。不思仲师一部大书，千言万语，无非欲使人明了阴阳表里寒热虚实八大纲，焉有于此条则突发奇想，而将绝对相反字面用于其间，引人故入歧途，使后人多出如许议论耶？全部文字处处明了，独此相反，决无其事，理不可通，其误无疑，改之最为了当。但是又有人说，表有寒也不可用白虎，当改为表有热里有热，如《金鉴》引王三阳即作此说法，这就不妥当了。如果如此，即当云"表里俱热"，不应云"表有热里有热"，盖古人文法不如是。应知"表有寒"，不是指寒邪而是指表有恶风、恶寒、肢厥等症之简称，乃续上二条而言之。"里有热"亦是指热症，非指热邪；知此，则文义自顺。后人误以"寒热"二字指病邪，遂觉处处不可通。其实乃不善读书所致，非书之过耳。我个人体会，读这一条，应与厥阴篇350条并看，原文为："伤寒脉浮而滑者，里有热，白虎汤主之。"厥甚者应无脉或者微细、沉细，现在不见沉细，反见浮滑，即可断言其厥是热厥，故云里有热。以此证彼，此条既明言里有热，就不可能另一条言里有寒；此条明言脉滑而厥，即可推知另一条的表有寒，一定是指厥逆症状。此条言滑，另一条言浮滑，可以互通。总之，两条一比，其误自明。此条是精华，另一条即可有可无矣。又如 141 条的"寒实结胸无热证者，与三物小陷胸汤，白散亦可服"，又应当以方证症，来矫正条文的错误。三物小陷胸（黄连、半夏、瓜蒌实）为辛开苦泄滑润之剂，是治热实结胸的轻方，但决不能治寒实；条文既明言寒实，又明言无热证，断非所宜。三物白散（桔梗、贝母、巴豆）乃是破寒结的主要方剂，二方一比，其误立明，或是误抄又经人矫正者乎？然其非一人手笔，固可断言了。又如 38 条："服桂枝汤或下之，仍头项强痛，翕翕发热，无汗，心下满微痛，小便不利者，桂枝去桂加茯苓白术汤主之。"去桂必是去芍之误。因为头项强痛发热，无去桂之理；因无汗、心下满，故去芍；因小便不利，故参五苓意加苓、术，定法面面俱到。文字传抄之误，不仅这一些，还有脱节的、不能解释的，不一一举例了。大概流传既久，又经前贤秘藏（江南诸师秘仲景方不传），这些毛病，都是不可避免的，都应当分别来对待。

四

读过《伤寒论》以后，可能会产生这样的体会：以为病邪不解，多半由于失表或者表不得法（如早用柴葛引入少阳阳明之类）所致；病情的变化，多半由于误汗、误吐、误下所致，甚至因而变成坏病。根据这一体会出发，似乎不失表则病邪不至于发展，不误汗吐下则病情不至于变化；如此说来，不治岂不是更好一点，从前人有"不服药为中医"的说法，可能是由此误会而来的。所以有些一知半解的人，逢到病情急变，每将一切责任，推之于医人的处理不当，而一般注解及讲授《伤寒论》者，也每每根据原文强调这一点，这是我认为不合适的。初读《伤寒论》时，没有分辨的能力，等到临床了一个时期之后，就发现了问题。譬如一个病人，通过很好的表散以后，得汗甚畅，热亦退下，不能说是失表或表之不当了；但是明天热势复起，渐次变严重起来，这是误治呢，还是自然变化呢？也有同一证候，用同样的发表退热方法，有的一二剂霍然全愈，有的一二剂后变化丛生。因而感到这些变化，未必都是药误而来，而有自发的现象在内。表之不尽而转变者，是余邪；表之不当而转变者，是余波，其证多比较轻浅，经过治疗，很快就会恢复。而重证多数是自发于本经，如汗不彻而传少阳之小柴胡证，汗太过而传阳明之单纯燥屎证，是诚有之；而发热汗出不解，心下痞硬，呕吐而下利，往来寒热而又热结在里，脉沉实弦数者，便是少阳病本经之自发症状。

又如汗出、壮热、烦渴引饮、谵妄同见之阳明证，便是阳明本经之自发症状。

因发知受，未发以前，固不易断言者也。葛根黄芩黄连汤证是阳明自发，太阳少阳合病之黄芩汤证也是少阳自发，三阳合病之白虎汤证更是阳明自发。我体会原文三阳证之自利与三阴证自利不同，三阴自利是虚寒，三阳自利是伏热，误下下利不在此例。

五

所谓合病，即外感引动伏邪之意。太阳未解，阳明已见；太阳未解，少阳已见；故谓之合。本经自病，其动也必因外邪；进而体会到原文第5条"伤寒二三日，阳明少阳证不见者为不传也"句，正说明此理。因没有发现少阳阳明的症状，故云"不传"；因本经没有自发的伏邪，故不出现症状。再从第4条："伤寒一日，太阳受之，脉若静者为不传；颇欲吐，若躁烦，脉数急者为传也。"更明显地托出了传变是由于蕴伏自发之症状脉象。烦躁是热征，数急是热脉，欲吐是邪势欲发的先兆，仅一二日还是太阳受病的初期，如果脉静而不见欲吐、躁烦、脉数急等症，便是不传。如果见了，便是传变。故将第4、5两条合并起来一看，就可恍然大悟。病之传变，并不关乎治之得法与不得法、失表或表之不当，而关键在于本经有否蕴伏之邪。如果没有蕴伏，很快就好；如果有蕴伏，那就难说了。所以我强调"新邪引动伏气"的论点，认为外邪无伏气不张，伏邪得外感乃炽。不论其新邪为寒为温，必内有蕴伏才有变化鸱张之可能；如无蕴伏，麻黄汤一剂就能解决了，或者桂枝汤一剂也就解决了。麻黄证有传变的多，因为无汗脉紧，变化是不一定的。桂枝证传变的少，因为汗出、脉缓之症，与脉数急有很大的距离，故变化就小；所以桂枝汤证有十余日还存在而不变者，即内无蕴伏之故。

六

读《伤寒论》各人体会的重点是有所不同的。譬如61条："下之后复发汗，昼日烦躁不得眠，夜而安静，不呕不渴，无表证，脉沉微，身无大热者，干姜附子汤主之。"从来解释的人，都着重在日夜两个不同点上面，因而得出结论，日间阳盛，邪正犹能相争，故烦躁；夜间阴旺，没有相争的能力，故尔不烦；表示比日夜都烦者为更重，说明此汤比四逆汤更为单刀直入。若仅就本条之文来解，言之有理，似乎可通；倘参考各条，何以许多更严重的亡阳证都不说起日烦夜不烦呢？即以本条其他各症来看，没有呕，没有渴，没有四逆，没有下利，没有真寒假热的现象，一切都比四逆汤证轻得多了，如何可说比四逆证更重呢？一定认为日烦夜静是姜附二味的特点，理由是不充分的。纵有，也是仅见此条，不能作为一个普通规律来对待，仅仅是个别经验而已。

我个人的体会不是如此。我认为烦躁本是热病主要症状之一，热邪炽盛要烦躁，热邪深入也要烦躁，阴症阳症俱有烦躁；温病的烦躁，多用凉药；可是伤寒的烦躁，多用温药的（当然，三阳烦躁也用凉）；烦躁而用温药，是要审慎的，要有其必要条件的。这一条对烦躁症用姜附，分别得非常仔细。首先说明其症是不呕不渴、无表证、身无大热，表示并非邪热外盛或邪热内传之烦躁，这就与第4条和38条大青龙证"太阳中风，脉浮紧，发热恶寒，身疼痛，不汗出而烦躁者，大青龙汤主之；若脉微弱，汗出恶风者，不可服之，服之则厥逆，筋惕肉瞤，此为逆也"之文，大大不同了。脉沉微亦与脉浮紧、脉数急作了一个明显的对比，如此即知既非邪热内盛之烦躁，又非表邪闭郁之烦躁，其为虚阳上泛之阴躁，殆无疑问矣。同时更了解到69条"发汗若下之，病仍不解，烦躁者，茯苓四逆汤主之"的病仍不解，决非表邪之不解或里热之不解，乃是烦躁不解耳；或者如38条之汗出恶风、脉微弱之病不解，亦有可能。其次，干姜附子汤只二味，另有一张栀子干姜汤也是二味。前者热药配热药，其力大而专；后者热药配清药，其用复而奇。两条作一比较，如80条"伤寒，医以丸药大下之，身热不去，微烦者，栀子干姜汤主之"，身热不去、微烦，是栀子所主，然则干姜之主症何在耶？《金鉴》对此不得其解，至欲以78条之"大下之后，身热不去，心中结痛者，未欲解也，栀子豉汤主之"互相交换，正以不得其用干姜之证据耳。其实即在"丸药大下"之语，用丸药而且大下，必致便溏清稀，伤其脾阳；极浅者亦必便溏不实，用干姜以温中下者，正在此点。柯氏谓此方乃泻心之化方，甚合；实则缩小范围耳。泻心证亦缘误下而来，与此相似，惟症较显明而重，此即雏型之泻心耳。大下、微烦，均有深旨，不可轻轻放过。泻心之干姜配黄连，与此方之干姜配栀子，同而不同。黄连苦降力大，直通中下，配干姜则成苦辛通降。栀子宣泄力优，配干姜则成辛通苦泄，所以栀配豉成栀豉汤，可以发散，可以宣通；反之，若黄连则不能矣。

前面已经说过，《伤寒论》的中心思想是辨证论治，我们读《伤寒论》，若把有关条文相互联系而作比较，更能体现出它的辨证论治精神。例如，370条："下利清谷，里寒外热，汗出而厥者，通脉四逆汤主之。"371条："热利下重者，白头翁汤主之。"372条："下利腹胀满，身体疼痛者，先温其里，乃攻其表，温里宜四逆汤，攻表宜桂枝汤。"374条："下利谵语者，有燥屎也，宜小承气汤。"

合观此四条，即知下利既有虚寒证，亦有实热证。虚寒以四逆为主，热利当以白头翁汤为主，热实即以小承气为主矣。下利为里证，如果兼夹表寒者，仍当先温其里，后攻其表。先分寒热，后分虚实，再分表里，层层深入，辨证之法，层次井然。分别四者之差后，进一步即知364条的"下利清谷，不可攻表，汗出必胀满"句，正为372条作注脚；366条的"下利脉沉而迟，其人面少赤，身有微热，下利清谷者，必郁冒汗出而解，病人必微厥，所以然者，其面戴阳，下虚故也"，正为370条作注脚；而365条的"下利脉沉弦者，下重也；脉大者，为未止"和363条的"下利，寸脉反浮数，尺中自涩者，必清脓血"，正为371条作了补充；373条的"下利欲饮水者，以有热故也，白头翁汤主之"，亦为371条作补充也。

七

以上所述，主要是谈一些"对于学习《伤寒论》的方法"，现在则看重谈"临床上对《伤寒论》方法的运用"。在运用伤寒方法之前有一个先决问题，就是不可将伤寒的方法孤立起来，在用伤寒方法的同时，必须注意温病学说，用温病学说的同时，要注意到伤寒方法，使两者融会贯通。同时在运用时，要胸有成竹，不可稍存成见。

伤寒、温病之争，虽由来已久，但亦可以毋须争。从两者的病源来讲，六气侵犯，各有不同，故一病一治，各有其宜。所谓"伤寒本寒而标热，温病本热而标寒"，治伤寒刻刻要顾虑其阳气，治温病刻刻要顾虑其阴液。宗伤寒者据"本寒标热"之说，所以在发热时，还主用辛温发散；治温病者据"本热而标寒"之说，所以在恶寒时，就选用辛凉解表。又据清代学者所论，伤寒从肌表而入，所以主张发散；温病从口鼻而入，所以治在上焦，主张清透，即所谓温邪忌表是也。界线似乎分得很清。但在实际临床中，中医治病的"辨证论治"，完全是"因发知受"，在未发以前，无从辨也。已发之后，有变则变；必须"见微知著"，灵活掌握，不能死据一点，而必须从两方面来看问题。譬如，初起恶寒微而继即发热汗出、不恶寒、咳嗽、脉浮数的，应用辛凉解表法，从上焦主治，是毫无疑问的；如果初起恶寒发热、汗不出、体痛、呕逆、脉阴阳俱紧的，当然是遵伤寒法、用伤寒方，麻黄汤主之，也是毫无疑问的。如果服一二剂而愈，问题就解决了；亦可以说伤寒、温病是各有其法，断然不同的。如果治而不愈，或得汗后反剧，即所谓"必恶寒、体痛、呕逆、脉阴阳俱紧"如是等等诸症状，则必有其变化了（不变的当然还可用麻黄汤）。能不能变为"颇欲吐、若烦躁脉数急者为传也"的症状呢？能不能变为"发热而渴、不恶寒者为温病"的症状呢？我们说肯定能。因此，体会到伤寒、温病，不要过分拘泥而绝对划分；温病诸法，大部分都是为伤寒作补充的。一个太阳病伤寒症，既可以转成温病，也有机会转为"反发热，脉沉者，麻黄附子细辛汤主之"或麻黄附子甘草汤的少阴证；只有在临症时灵活掌握，"见微知著"，方能很好地解决问题。

八

伤寒首方即在麻桂，我觉得麻黄汤用麻、桂、甘、杏，和麻杏石甘汤相比较，其中只易一味，此一味之易，即代表了"辛温发散"和"辛凉清解"两个方面。仲景方原是不偏执一点的。伤寒以麻桂治太阳病，而麻黄汤中的麻、杏为肺卫药，桂、甘为心营药，故辨"营、卫、气、血"与温病也并不矛盾的，主要是因寒、因温而取舍有所不同罢了。麻、杏、甘三味是三拗汤，以治风邪犯肺咳嗽，是治在肺卫的方法；增一味桂枝温营，则营卫并顾而为辛温发汗方法，而为太阳病之主方。换一石膏清气，则为辛凉清解法，完全治在肺卫气分。以此推断，即桂枝一味，实为"太阳病，脉浮，头项强痛而恶寒"的主药；如见这些症状，必须用此一味无疑矣；若不出汗的则加麻黄，即成麻黄汤法；若出汗的则加芍药，即成桂枝汤法；有烦躁的则加石膏，即成大青龙法。这些加减、灵活变化，应从"辨证论治"上来考虑，不应当从"风伤卫、寒伤营、风寒两伤营卫"上来考虑。我是反对"三纲"之说的。因为"寒伤营"的不能跳过"卫分"，"寒伤营"的还是要用卫分药，麻、杏不明明是卫分药吗？而且今天是"寒伤营"的，可能明天就见烦躁，一变而为"风寒两伤营卫"；所以这是无论如何讲不通的。

再说一说"表虚、表实"问题。一般均讲，表实麻黄，表虚桂枝；但是用桂枝汤单言治表虚，是非常不妥当的。如果单单表虚，那末应用玉屏风之类以固表止汗，方为妥帖了。应当说，表实邪盛，用麻黄汤温营开卫；表虚邪留，应用桂枝汤和营解肌；不可忘掉一个"邪"字，这样方是全面。严格来说，桂枝汤的适应症，不仅表虚，而且要里无伏邪者，才可放手用之；如有伏邪征兆者，便当谨慎使用，因为桂枝汤中桂、芍、甘、姜、枣同用，不独解肌达表，而且能温和其里，所以对"脉数急烦躁为传"之症，桂枝汤较麻黄汤为尤忌。何以故？盖麻黄汤但辛温解表，其妨碍里热之弊犹不显甚；桂枝汤则不然矣，倘有伏邪者，服之则流弊百出；所以《伤寒论》特别指出"脉浮缓"，是有其意义的。缓必不数，纵数亦必不甚，或者是虚数，所以桂枝汤症有的十日半月依然不变。伤寒脉紧，即变化最多，此大不相同的。

九

温病用桂枝汤需斟酌。吴鞠通《温病条辨·上焦篇》第四条首列桂枝汤一方，是值得研究的。他说："太阴风温、温热、温疫、冬温，初起恶风寒者，桂枝汤主之。"这里有许多论点，都可研究。第一，桂枝汤不是治太阴的方子，这在前面我已谈过了。第二，《伤寒论》原文并没有说："太阳病，但恶热，不恶寒而渴者，名曰温病，桂枝汤主之。"《伤寒论》第6条原文但说："太阳病，发热而渴，不恶寒者，为温病。"这是吴氏的杜撰，因"发热"与"但恶热"不同，"发热、不恶寒而渴"者，已不可用；"但恶热"则更甚矣，更不可用了。第三，吴氏又以"温病忌汗，最喜解肌"之说，因而牵合到"桂枝本为解肌"上去，这是误解，且与他后面自己的按语"桂枝辛温，以之治温，是以火济火也"之文自相矛盾。第四，吴氏又说："虽曰温病，既恶风寒，明是温自内发，风寒从外搏，成内热外寒之证。"既是内热外寒，温自内发，风寒从外搏，如何可用桂枝汤温里解肌！我对吴氏所谓"温自内发，寒从外搏，成内热外寒之证"的论点，完全表示同意，这与我的主张是完全相同的。但对这一个证候仍主张用桂枝汤，则极端反对，因为这不符合实际情况而且是有害的，关系甚大，所以必须提出来谈一谈。

十

外感热病，单纯的比较好治，复杂的比较难治。故对单纯外寒用辛温解表、单纯温邪用辛凉解表论治，不作讨论，而对吴氏所谓"温自内发，风寒从外搏，内热外寒"的说法，我最感兴趣。因此，我对大青龙汤之重视，远远超过麻黄汤之上。大青龙汤合麻黄、桂枝、石膏于一方而佐以姜、枣，使不致因石膏之寒而碍汗，一面仍用麻、桂，不致因石膏之寒而碍表，为外寒束其内热之证出一主要方法（大青龙主证为：脉浮紧、发热恶寒、身疼痛、不汗出、烦躁）。烦躁乃用石膏之唯一主征。但不汗出而烦躁者，仍当以取汗为第一义。其合辛甘发散、辛凉清解于一方，比较复杂而细致，实开后学无数法门，如后来的九味羌活汤（羌活、防风、苍术、细辛、川芎、白芷、生地、黄芩、甘草，加姜、枣、葱）和大羌活汤（羌活、独活、防风、防己、细辛、苍术、白术、黄芩、黄连、知母、生地、川芎、甘草，加姜、枣）等，大多由此发源而来，盖法同而药变耳。由于南方人腠理疏松，容易出汗，温病较多，实际上表而不出汗的很少；如果有，必有其他因素，当参合症情，采取其他方法，如助阳作汗、育阴发汗、养营作汗之类等，这就不是纯表所能解决了。

十一

对"外寒内热"与"外邪内寒"的治法，二者是不相同的。譬如《伤寒论》中的"下利清谷、身疼痛"之证，可以先以四逆汤温里，后以桂枝汤解表；因为温里寒之药亦可祛表寒，至少不碍外寒；急其所急，所以先治其里，后攻其表。"外寒内热"之证即不同，若先治内热，必碍其表；先散表寒，必增其热；所以后贤制方，每每表里同治；如刘河间防风通圣双解之类；推其原始，都是从《伤寒论》中的大青龙汤、大柴胡汤、桂枝加大黄汤诸方化裁而来。所以说《伤寒论》为医方之祖，确非虚话。

十二

在透表退热方面，临床中体会到：柴胡、葛根力量比较大，豆豉、山栀也比较大，桑菊饮则差得多了。某些温病学派，采取山栀、豆豉，对柴胡、葛根则有顾忌，因昔贤有柴胡劫肝阴、葛根伤胃液之说，其实不能如此胶柱鼓瑟来看问题。如果非用不可之时，仍应使用。柴胡可以配养肝阴药同用，葛根也可以配养胃阴药同用，张景岳的归葛、归柴，就是很好的例子；如果遇见肌热烙手、不汗出属于"体若燔炭、汗出而散"的病例，葛根和石膏同用，有很大的作用；如果遇见寒热起伏、口苦、脉弦的病例，柴胡和黄芩同用，也起很大的作用；前人有"早用柴、葛，容易引邪入少阳阳明"之说，完全是错误的看法。我们如能体会到"病由蕴发"的道理，即知苟无蕴伏，决不致剧。同时用葛根以解经邪，即用石膏以清里热；用柴胡以解经邪，即用黄芩以彻里热；这正是顾到表里两面的办法。所以对昔贤之并用羌活、葛根、柴胡、石膏、黄芩于一方之法，未可厚非。如陶节庵之柴葛解肌汤便是，这种方法，原则上我是赞同的。如果有汗而苔黄、舌尖红，便可了解到这种热不是一汗能解，则当慎用了。如果已见伤阴现象，当然更值得考虑。

十三

在清热退热方面，伤寒用石膏、黄芩、黄连，温病也用石膏、黄芩、黄连，此点并无不同，但温病学家发展了一个"轻清气热"法，如银花、连翘之类；发展了一个"凉营泄热"法，如犀角、生地、丹皮、茅根之类；发展了一个"芳香开窍"法，如至宝、紫雪、牛黄丸之类。这是很突出的，在辨证论治上，各有其适当的地位，可以补充《伤寒论》方法之不足。

十四

在"下法"方面，伤寒与温病，都有应用的时候，至于轻重、早晚之不同，也不过举其大概而已，分别也不大。唯有对谵语一症，《伤寒论》除热入血室外，大都用下法，只有一条是用白虎汤的。临床中遇到潮热谵语而一下可愈的，似乎不很多见。相反，凡热病而见谵语妄言者，每属重症险症，且多与壮热神昏同时并见。温病学家补充了"清心开窍、泄化痰热"，如紫雪、至宝、神犀一类方药，是非常可贵的，因为这是重症，有性命危险，添一个好方法，即添一分大力量，如何可以不加重视呢？我的体会是，伤寒之潮热谵语，单纯属于燥屎症者，是不十分重的，如果壮热、神昏、谵语同见，单单一下，很难解决问题，必须配合温病学说，分别在气、在血，进行处理。如果壮热、神昏，不大便而苔老黄干糙的，此属热邪熏蒸心包，症属有热亦有结，应用白虎合承气法；如果大便通的，白虎加人参汤殊为有效。在《伤寒论》中有"三阳合病，腹满身重，难以转侧，口不仁，面垢，谵语，遗尿；发汗则谵语，下之则额上生汗，手足逆冷，若自汗出者，白虎汤主之"。此即唯一说明谵语不可用下之条文，这是关键性文字，极要注意。临床中体会到像这条的症状，应当用白虎加人参汤，比单用白虎汤更为有效。如果壮热神昏、谵语妄言，苔黄腻而不干燥，大便通的，此属痰热蒙蔽心包，应当泄化痰热而开窍闭；如果舌苔红绛的，即属热邪入营、内陷心包，用气分药是没有效的，就非凉营清心不可了。伤寒用下，仅限于潮热、谵语一证，并非全部包括高热神昏在内。"潮热"与"壮热"，距离很大，不能混为一谈也。

十五

讲到心下痞满，伤寒、温病同有是症，唯《伤寒论》强调由误下而成，所谓"病在阳，下之成结胸；病在阴，下之因作痞"是也。但临床所见，不由误下亦见胸痞之象。盖湿热郁结于中，可以致痞；热结于中，亦可致痞；中阳失其转旋，也可能见痞室之假象。《伤寒论》三泻心之治痞，大多数是无寒热，或虽有而甚微，同时又属屡经误下而见下利清谷、腹中雷鸣、下虚上实、下寒上热之象，所以可用苦辛通降治上，扶正温中治下，二者合为一方而施治。反过来，如外症未除而数下之，心下痞硬，协热而利，利下不止之症，又当温中解表而用桂枝人参汤为治矣。三泻心证之下利，腹中雷鸣，是误下所致，而胸痞是湿热痞结在上，未必因误治使然。桂枝人参汤症之协热而利、利下不止，是误下所致，其心下痞硬，乃中阳不运、阳气失其转旋使然，也由误下所致，故可用理中汤温运中阳，桂枝通阳开表为治；但必须注意舌苔，其苔定是白薄的；如果黄腻的，就非用泻心不可了。

热结的痞，也分两法：一是用栀豉宣通，一是用大黄黄连泻热。其分辨主要也在舌苔，苔薄黄浮滑而心中懊侬的，主以栀豉；苔黄沉着而口苦燥，大便不行的，主以大黄黄连泻心汤。栀豉有表热，泻心无表热，亦是一据。温病中胸痞最多，尤其在湿温症中更为多见，这两个方子，都有应用之处。湿温胸闷，对泻心之辛开苦泻，尤为相宜，但不可漫用原方，因湿温之胸痞，不是误下而成，没有下利、腹中雷鸣诸症，方中干姜一味，用时尤须谨慎，一般都以厚朴代之，至于轻苦微辛法，用杏仁、蔻仁、橘皮、桔梗之轻灵流动，更可补前人之未备。总之，治心下痞结、胸痞之法，栀豉与大黄黄连是一对子，一用清而宣，从表解；一用清而泄，从里解。三泻心与桂枝人参汤又是一对子，同样下利、心下痞硬，一则虚实夹杂，温清同用；一则里虚有邪，温运通阳。用《伤寒论》方，必于此等处再三致意，方为有得耳。

十六

在"三阴"方面，温病学者强调"救阴"，认为要处处顾其阴液；伤寒学者则强调"回阳"，认为当处处顾其阳气；这是两派不同之处。但是"伤阴"与"伤阳"，也是相对而非绝对的，只有多少之分耳。《伤寒论》少阴篇中既出"但欲寐"之亡阳证，用四逆法；又出一"心烦不得卧"之伤阴证，用黄连阿胶汤（为温病定风珠方之祖）。温病学说亦注意病人的面色，若色白者，就要顾其阳气；所以温病学说既发展了"救阴"方面的方法（甘寒养胃、咸寒育肾等），同时也并不排除"回阳"的一面；不过稍有区别，即所谓"阳不回者死，阳回而阴竭者亦死"。因为温病的亡阳，是由伤阴之基础上来的，其病日比较长，不似伤寒之亡阳来得陡暴，故在回阳之中，必须顾其阴液，如用到附子，必须兼用阿胶、生地，或兼用龙骨、牡蛎、白芍等。倘使单用四逆以回阳，就容易导致"阳回阴竭"，这就是"阴阳互根"的原理。根据《伤寒论》规律，四逆汤主回阳，白通汤主通阳；临床所见，四肢逆冷之症，多出现于病之后期，多数为正气不足、虚阳欲脱的情况，故用四逆成方的较少，而以用参附龙牡的居多。

至于白通与四逆的区别，前者用葱白，后者用甘草；用甘草是回阳，用葱白是通阳，两者作用不同。但用到"回阳救逆法"时，每属病之末期，应以参附龙牡为佳；用"通阳破阴"法时，其病不一定在后期，而属严重症状之一。《伤寒论》出白通汤之条文中，只有"少阴病、下利"五字，似乎不够明确，然根据《伤寒论》315条白通加猪胆汁汤和317条通脉四逆汤的加减法来研究的话，似乎需要通阳的有二症：一是厥逆无脉，这可算是阳气不通；二是面色赤，也可算是阳气不通；但是还有一个重要症状，即是小便不通。叶天士治臌胀，对大腹膨胀、阴浊凝聚而小便不通的，每用白通加猪胆汁汤，所谓"通阳不在温，而在利小便"，即其意也。总之，用四逆汤治大汗、大下利而四肢厥冷的症状是容易处理的；治下利、四逆而兼烦躁、面赤、咽痛、反不恶寒等症状——所谓"真寒假热"现象，便是更进一步的治法，其脉不一定微细，可能是豁大而空，舌苔不一定白润，可能是灰黑而唇焦，但看去虽焦黑，指按之原是润泽的。阴症而面红舌黑者，是常见的，总以脉大而空为准。如果下利不甚者，景岳六味回阳饮最为有效。还有人字纹舌苔，其舌苔白滑而作两歧，宛如刀割，昔贤有"阴症误服凉药、舌见人字纹"之语；更有舌色如朱，症见畏寒发热，下体如冰，虽饮沸汤亦不知热者，此为肾水凌心，逼其心阳外露，亦可用六味回阳饮治之。

十七

《伤寒论》357条的麻黄升麻汤症，即是四逆汤症的一个很好对照例子。麻黄升麻汤的见症是泄利不止、手足厥冷、脉沉而迟，完全符合四逆汤的主症，但是有一特异点，即咽喉不利、吐脓血、不汗出是也。"咽喉不利"一症，与通脉四逆条之"或咽痛"犹难区别；但本条所述，不仅"咽喉不利"且有"吐脓血"，不但吐脓血而且不汗出，明明是未经发汗而妄用下法，以致上热闭郁，兼虚其中发生这些上热下寒之症。因此，必须另出一个方法，即合发表、清上、温中三法于一方，是为麻黄升麻汤的方旨。此方着重在取汗，故方后云："煮取三升，去滓，分温三服……令尽，汗出愈。"以前诸家，认为本条不足取，其实是没有细玩原文（尤其是方后语，如五苓散之多服暖水，汗出愈。亦然）及时对比所致。我从前也是如此，后来渐有体会；深知复方有复方的好处，复杂的病必须用复方来治。《伤寒论》中如本方及乌梅丸、柴胡龙牡等方，均是复方，但此条所述，则更为突出耳。

十八

讲到厥阴病，《伤寒论》的原文确是太简单了，论中所载的许多"厥"，都是作比较的，原文必有散失，当无疑议。厥阴篇中所述，以热与厥反复发作为主症；厥阴之厥与少阴之厥显然不同，它是以寒热夹杂之症为多，所谓"厥深者热亦深，厥微者热亦微"，治之不善，每易见"口伤烂赤、便血"等热症。然而这些内容，只不过是引引头而已。对于厥阴病之重症如舌卷、囊缩等，篇中没有提到；痉厥动风等，也没有提到；主客交混、气滞血瘀、神昏形默等症，也没有提到。温病学者在这几方面作了很大的补充，有了很大的发展。例如大小定风、三甲复脉法之对痉厥动风，加减三甲散之对主客交混，鲜首乌、鲜生地、鲜芦根、稻根之对舌硬囊缩、神昏发痉等，都是非常精到的办法；至于大便坚加大黄，则为厥阴阳明两治之妙法，盖症属厥阴阳明同病也，亦即泄热存阴之义。少阴病篇中的三条用大承气急下存阴，亦正是如此道理。此三条既非完全少阴病。亦非故意列入少阴篇中以与少阴病作鉴别，而是少阴与阳明同病也。

十九

在少阴篇中的四逆散（甘草、枳实、柴胡、芍药），根据方剂的药性，完全不是治少阴病的，应当列入厥阴篇内。因为方药的功能，乃是从经验的累积而得到的规律，不能随人意志而漫为转移的。《伤寒论•少阴篇》这条原文，其主治只有"四逆"二字，其他都是或有证（或咳，加干姜、五味子；或悸，加桂枝；或小便不利，加茯苓；或腹中痛，加附子；或泄利下重，加薤白等），是不够明确的。我的看法是，其所主治的"四逆"，既非亡阳，也不是热深厥深；如果是亡阳，应该用四逆汤；如果是热深厥深，应用犀、羚或白虎汤；其所主治之症，应着重放在邪郁结不舒上面（此症为临床所常见，故本方应用机会亦多），虽见手足冷、脉沉细紧，不得谓之阴症。辨证的第一要点，应当是大便硬或是泄下而下重；第二个要点是身无汗，或但头汗出；所谓阳气一郁，不但阳症似阴，阳脉亦似阴也。总的说来，从临床体会来看，《伤寒论》的方子，用之得当，疗效很快，若用之不当，其流弊亦很多（不是指《伤寒论》中的所有方子而言）。所以必须看得准，用得确当。如果学"温病派"的人，只会用温病方子，不会用《伤寒论》方子，那就太局限了，成绩不会太大的。反之，学"伤寒派"的人，如果只守《伤寒论》之方法，拒不接受"温病学派"的种种发展，其弊亦然。

二十

外感热病，都有从阴从阳两个方面，都有从虚从实两个方面。关于从阴从阳方面，上面已谈过了，兹不复赘。

从虚从实问题，即"邪"与"正"之间的关系。在具体处理过程中，还是祛邪以存正呢，还是扶正以达邪？譬如伤寒温散，首重麻桂；景岳用温散，即以理阴煎加麻黄，或麻桂饮、大温中饮为增减；对劳倦内虚感邪而不得汗解的人，用之有效。虽一从阳分，一从阴分，其路若异；然而一则为逐于外，一则为托于内，而用温则一。治温病之用黑膏、复脉，亦同其例。

人是一个整体，脏腑经络，不能孤立起来看，其间都有联系；不过以何者为重点，即有不同。讲《伤寒》必须研究《温病》，学《温病》必须在《伤寒》的基础上来进行，既要承认《伤寒论》的重要指导意义，又要承认后来诸家对"温病学说"的发展；认真做到如此，才能胸有成竹而无成见。

第二节 《金匮》点滴体会

丁学屏　整理

主　旨

《金匮》的原文，可以分两类：一类是规律，有具体内容、具体治疗方法的精彩文字，是需要深入研究的；另一类是纯理论性的文字，四字一句，有一定的框框，其中也有好的，但也有解释不通或不符合临床实际的文字。

要言选辑

治杂病之法，大半源于《金匮》，各篇所出之方，几乎无一不妙。总结一句话，经方用之得当，疗效远非时方所及，相反来说，用之不当，流弊亦较显著。

一

《金匮》原文可分二类：一是有规律，有具体内容、具体治疗方法的精采文字，是要加以深刻研究的；二是纯属理论性的文字，往往四字一句，有一定的框框，当然其中也有好的，但也有许多解释不通或不符实际的地方。譬如《水气病脉证并治第十四》载："寸口脉浮而迟，浮脉则热，迟脉则潜，热潜相搏，名曰沉；趺阳脉浮而数，浮脉即热，数脉即止，热止相搏，名曰伏；沉伏相搏，名曰水。沉则络脉虚，伏则小便难，虚难相搏，水走皮肤，即为水矣。"在同篇中又载："寸口脉沉而迟，沉则为水，迟则为寒，寒水相搏，趺阳脉伏，水谷不化，脾气衰则鹜溏，胃气衰则身肿；少阳脉卑，少阴脉细，男子则小便不利，妇人则经水不通；经为血，血不利则为水，名曰血分。"前条不解，后条则大部分能指导实践；只有"少阳脉卑"是可以研究的问题，大部分是好的。（水气篇原文二条，首条不可解，应予扬弃。后条水寒相搏，脾肾阳气抑遏，水谷不化，便溏水肿，男子小便不利，妇人经水不通，脉证相符。程师褒扬有加，惟有"少阳脉卑"四字，于理不通，恐是衍文。屏识）又《血痹虚劳病脉证并治第六》载："脉弦而大，弦则为减，大则为芤，减则为寒，芤则为虚，虚寒相搏，此名为革，妇人则半产漏下，男子则亡血失精。"则有极好指导意义。即是从弦大芤减四个方面来说明革脉的现象，是非常明确的，对革脉所主的症状，亦非常明确。从前人所谓革如按鼓皮，很难体会，通过这一条文的学习，弦—减，大—芤，形容革脉确切得很，就解决了问题，这就是好的条文了。（此条首言脉弦—减，大—芤，形容革脉，真切生动，较之前人"如按鼓皮"贴切形象，妇人之半产漏下，损及奇经矣，男子亡血伤精，肝肾积亏，心相妄动，肺经受灼，伤及阳络焉，程师许之。屏识）又譬如痉病、湿病和暍病，中暑和中湿，湿痹中分风湿、寒湿，风湿中又分虚实两种治法。所收各方，亦是好的。如麻黄加术汤、麻苡杏甘汤、桂枝附子汤、白术附子汤、甘草附子汤、防己黄芪汤，都是著名好方，似乎仍有认真学习的必要。兹将《金匮》中有关这几张方子的原文节录如后：

"湿家，身烦疼，可与麻黄加术汤，发其汗为宜，慎不可以火攻之。麻黄加术汤：麻黄、桂枝、甘草、白术、杏仁。"

"病者一身尽疼，发热，日晡所剧者，名风湿，此病伤于汗出当风，或久伤取冷所致也，可与麻黄杏仁薏苡甘草汤。麻黄杏仁薏苡甘草汤：麻黄、杏仁、薏苡、甘草。"

"风湿脉浮身重，汗出恶风者，防己黄芪汤主之。防己黄芪汤：防己、黄芪、甘草、白术。"

"伤寒八九日，风湿相搏，身体疼烦，不能自转侧，不呕不渴，脉浮虚而涩者，桂枝附子汤主之。若大便坚小便自利者，去桂，加白术汤主之。桂枝附子汤：桂枝、附子、甘草、生姜、大枣。白术附子汤：白术、附子、甘草、生姜、大枣。"

"风湿相搏，骨节疼烦，掣痛不能屈伸，近之则痛剧，汗出短气，小便不利，恶风不欲去衣，或身微肿者，甘草附子汤主之。甘草附子汤：甘草、附子、白术、桂枝。"

以上三张附子汤，虽见证有不同之处，但同样都有"身体疼烦、骨节疼烦、不能转侧、不得屈伸"字样。据我个人看法，风寒湿的痹症，都可应用；桂附治表，术附治里，甘草附子表里并治，只要消息三者的关系，就能很好地运用这三张方子了。

二

外感首重六淫，《伤寒论》和《温热论》，详于风寒与温热，而忽略了其他。这一门首先都标明太阳病，可见太阳病是包括六淫的，学习这些内容，方能掌握外感病的全貌。如："太阳病，发热，脉沉而细者，名曰痉，为难治。""太阳病，关节疼痛而烦，脉沉而细者，此名湿痹，湿痹之候，小便不利，大便反快，但当利其小便。""太阳中暍，身热疼痛而脉微弱，此以夏月伤冷水，水行皮中所致也，一物瓜蒂散主之。"这些条文，在《金匮》中都是比较突出的。突出了太阳病。我意应当列入《伤寒论》中，以补《伤寒论》之不足。譬如《伤寒论》中，既有"太阳病发热不恶寒者为温病"一条，更应有太阳病中暍湿痹等条目以资鉴别；同时也说明六淫为病，不仅限于风寒，不过以风寒为重点罢了。原文的"太阳中暍，发热恶寒，身重而疼痛，其脉弦细芤迟，小便已，洒洒然毛耸，手足逆冷，小有劳，身即热，口开，前板齿燥，若发其汗，则恶寒甚，加温针，则发热甚，数下之则淋甚"，描写虚人伤暑之症状，很为详备。盖中暍与暑温不同，暑温是邪盛实证，中暍即属虚症。（揭示中暍与暑温，一是邪盛实，一是虚。若辨识未真，反若冰炭矣，学者慎之。屏识）上述症状，《金匮》未出方，下一条则云"太阳中热者，暍是也，汗出恶寒，身热而渴，白虎加人参汤主之"。应当晓得，热盛者，此方是适合的；如为上一条的热不盛（小有劳身即热），即属清暑益气汤范畴。（此处明示太阳中热者，暍是也。汗出恶寒，身热而渴，白虎加人参汤主之。原文的"太阳中暍，发热恶寒，身重而疼痛，其脉弦细芤迟，小便已，洒洒然毛耸，手足逆冷，小有劳，身即热，口开，前板齿燥，若发其汗，则恶寒甚，加温针，则发热甚，数下之则淋甚。"程师赞其描写虚人伤暑症状很为详备，《金匮》未出方。程师以为属清暑益气汤范畴。屏识）昔贤谓此条无治法，东垣以清暑益气汤主之，所谓发千古之秘也；真是学古有得之言。不论二方任何一方，总由虚。喻氏所谓："夏月人身之阳，以汗而外泄；人身之阴，以热而内耗；阴阳两俱不足。"所谓中暍，实即伤暑（《说文》：暍，伤暑也。《玉篇》：暍，中热也)，伤暑脉虚，故脉见弦细芤迟；即白虎加参之症，脉亦见虚象。这许多方面，都是我们应当晓得的。（程师誉东垣以清暑益气汤主治发千古之秘也，真学古有得之言。并引清人喻嘉言之论："夏月人身之阳，以汗而外泄；人身之阴，以热而内耗；阴阳两俱不足。"故程师断言，不论二方任何一方，总由虚。屏识）

三

治杂病的方法，大半是发源于《金匮》，各篇所出之方，几乎无一不妙，指导意义极大。但因年代久远，原文错简很多，更须分别看待。举一例子说，第一条之"见肝之病，知肝传脾，当先实脾"，便有重要的指导意义。现在遇到西医所诊断的肝病，大都是有脾胃症状的，中医辨证时，如发现脾胃症状，必须考虑其肝木是否有余，如见脉弦肝强或同时有肝经症状时，就必须考虑到实脾制肝方面上去。前人写的"实脾制肝"，每易使人误会是一件事，其实不对，实脾是实脾，制肝是制肝，应当是二件事，必须与《内经》中所就的"亢害承制"联系起来。泻火可以虚肝，泻火可以旺金，实脾可以生金，二者并进，金旺自能制木，非实脾即所以制木也。肝有体用之不同，从相生以养肝体，从相制以理肝用，治肝之法备矣。基本理论必须与辨证论治相结合，如果不相符合，就不能滥用，否则便犯食古不化的毛病。譬如舌苔光、脉弦带数的，可用一贯煎；舌苔黄、口苦、吞酸的，可用左金丸；舌苔白的，可用吴萸平胃逆；寒热夹杂的，可用乌梅丸法；必须随症变化，方不呆板。（"肝有体用之不同，从相生以养肝体，从相制以理肝用"三句，道尽治肝之法，滋水涵木，养血柔肝，皆是养肝体以图根本。疏气、泻火、息风三法相生，以理肝用也。饱学之士，处处点铁以成金也。屏识）此条原文第一段是极好的。第二段应从"四季脾王不受邪"起，是说明如果肝病而没有脾虚症状者，可以不用补脾的方法。第三段即是后人注解，误入原文者，与前文不符合，不相衔接。尤在泾谓是十五句，其实是十九句，何以知之？从"肝虚则用此法，实则不在用之"二句，可以明了。要知肝病传脾，是肝实，不是肝虚，肝实要益金制木，与肝虚之需要金气不行则肝气盛、使肝自愈的肝虚治法，恰恰相反，如何可以合为一谈呢？《难经·七十七难》"上工治未病……见肝之病，则知肝当传之与脾，故先实脾气，无令得受肝之邪，故曰治未病焉"，《难经·八十一难》的"经言，无实实虚虚，损不足而益有余"，可为本条旁证。从《金匮》的第一条看来，发现其好处，亦发现有错误之处。

因此，对《金匮》全文，均当作如是看。又如《肺痿肺痈咳嗽上气病脉证治第七》中的第一条"脉数虚者为肺痿，数实者为肺痈"，何等精警，一语破的。而第二条却又说："寸口脉微而数，微则为风，数则为热。"岂非将第一条脉法完全推翻，毫无疑问，当然根据第一条，推翻第二条。近来有语译为"微是浮小，微与大相对，微数是初起，滑数是脓成"，未免随文敷衍，反增人疑惑，是不可从的。要知微是脉之鼓动，小是脉的形态，微与洪对，小与大对，如何可以混为一谈呢？古人云，尽信书则不如无书，所以取其精华，扬其糟粕，是很有道理的。（程师以四十年之阅历，从文献研究、教学、临床实践之经验积累，以为《金匮》全文，既有精华，须研究熟记，亦有错误，须予识别扬弃，名人手眼，好为人师，学者不可等闲视之，切记。屏识）又如：《金匮》原文的"病痰饮者，当以温药和之"，对痰饮有普遍的指导意义。"夫男子平人，脉大为劳，极虚亦为劳"，对虚劳有全面的指导作用。叶天士引申其意义曰："要知脉大为劳，是烦劳伤气；脉虚为劳，是情欲致损。"真正是直接仲景心源的精辟语。（世人但知叶天士发明卫气营血学说，属温热派。诋毁者有之，独程师誉其为直探仲景骊珠第一人。叶氏"要知脉大为劳，是烦劳伤气；脉虚为劳，是情欲致损"，东汉至今，无人识此真谛。故程师誉其真正直接仲景心源。可谓惺惺相惜。屏识）其他如百合方之治百合病，淮麦甘枣之治脏躁症，均为万不可废之方。今人将百合病删去不讲，淮麦甘枣认为是妇科方，对内科来讲，都是损失，今后必须加以矫正。至于其他各症的专门方子，美不胜收，也不是简短的几句话所能说明，姑且不谈。总结一句话，经方用之得当，疗效远非时方所及；相反来说，用之不当，流弊亦较显著。

四

再讲百合病。很多人都以为现在没有此病，可以不必讲，我是不同意的。我认为中医理论，首先要问有没有这类证候，如有这类证候，并且还并非少见的，如何可以不讲呢？不讲就成了缺门。其次，这几张方子有没有用处？如果无用处，可以不必谈；如有用处，甚至有好多的用处，那就非谈不可。《金匮》描写百合病的症状，非常具体。如"意欲食，复不能食，常默然，欲卧不能卧，欲行不能行，饮食或有美时，或有不欲闻食臭时，如寒无寒，如热无热"，都是形容恍惚不定的症状。"其脉微数"，可见是很安静而热度不高。他的不变症状是在"口苦、小便赤，诸药不能治，得药则剧，吐利，如有神灵者"数句；而判别百合病的轻重，则在"每溺时头痛者，六十日乃愈；若溺时头不痛淅淅然者，四十日愈；若溺时快然，但头眩者，二十日愈，其证或未病而预见，或病四五日而出，或病二十日，或一月后见者，各随证治之"。这一点很值得研究，有没有这种症状呢？口苦、小便赤，是临床上常见的症状（当然，唯独口苦、小便赤，还不足定为百合病的依据），单从溺与头痛眩来讲，临床上却不多见。而"欲食不能食，欲卧不能卧，欲行不能行，如寒无寒，如热无热"，这许多状态是可以遇到的。这许多症状，诸药不能治，治之反剧，也可以遇到的。如《医通》所载石顽治孟端士母亲百合病一案：

"虚火不时上升，自汗不止，心神恍惚，欲食不能食，欲卧不能卧，口苦小便难，溺则洒淅头晕。历更诸医，每用一药，辄增一病。用白术则壅塞腹满，用橘皮则喘咳气乏，用门冬则小便不禁，用肉桂则颅胀咳逆，用补骨脂则后重燥结，用知柏则小腹枯瘪，用芩、栀则脐下引急，用香薷则耳鸣目眩、时时欲人扶掖而走，用大黄则脐下筑筑、少腹愈觉收引，遂致畏药如蝎。交春虚火倍增，火气一升则周身大汗，神气欲脱，脉微数，左寸与左尺倍于他部，气口按之似有似无。先用生脉散加百合、茯神、龙齿，以安其神，稍兼萸、连以折其势，数剂稍安，其后但日用鲜百合煮汤服之，勿药而康。"

这个例子很明显。我想，《医通》既有石顽治百合病之验案，《吴医汇讲》亦有陶宗暄"百合病赘言"之论述，如何能说没有这种病呢？自来注《金匮》者，对百合病的看法，有属气属血之不同，论说纷纭，我认为是多余的。何以故？肺主气,肺朝百脉;心主血脉,脉为血府。百合病百脉一宗,悉致其病,可以断言是气血皆病的,是心肺皆病的。根据百合病首方百合地黄汤来说,地黄凉血清心,百合生津清肺,不是心肺两顾么?不是气血并治么?根据整个百合病方子来看,全部是清寒滋润的;根据他不变的见证来看,口苦、小便赤、脉微数,是属于热证;根据他变动的见证来看,变渴、变发热,也是属于热证。不过他的来路,却有两条:一条是从外感来,是根据原文发汗后用百合知母、下之后用百合滑石代赭石、吐之后用百合鸡子黄的情况来看的,即朱奉议以为是伤寒之变证(朱奉议,名朱肱,字翼中,吴兴人,宋元祐三年,即1088年进士。官至奉议郎直阁,人称朱奉议。究心医学,精研伤寒,撰《伤寒百问》,政和元年,即1111年,增补至二十卷,更名《南阳活人书》。屏识)。这个看法,是有其依据的,即从实际所遇的病来看,也是符合的,如叶天士治余热逗留,阴伤津少一案,可以参考;张石顽谓"伤寒后得之者为百合病",就是同意朱奉议的看法。还有一条,是从内伤来,赵以德《衍义》(赵以德,明代人,著《金匮方衍义》,其书流行未广,但较徐彬《金匮要略论注》详明。清人周扬俊就其书而补之,名《金匮玉函经二注》。屏识)所云:"病从心生,或因情欲不遂,或因离绝郁结,或因忧惶煎迫,致二火郁之所成。"这就是都说由情志而生的了。五志之火,消烁心阴,故用百合加生地汁救之,即陶宗暄所谓"心神涣散"者是也。心神涣散四字,似乎太过,有语病,不如说"心神不宁"为妥,但亦确有心神涣散者存在,不可一律而论也。根据原文"百合病,不经吐下发汗,病形如初者,百合地黄汤主之"来讲,也是符合的。总结起来,百合病有从外感温热转来的,有从内伤七情发展而成的;从外感病转来的,为阴伤余热羁留,其症比较轻;从内伤七情发展的,为五志之火消烁心阴,其症比较重(石顽案即其例)。因此,百合地黄汤,在百合病诸方中,起着更大的作用。何以见得?根据亢害承制的规律来讲,水制火,肾为心主,心火亢则乘肺金,地黄汁不独清心养营,而是大补肾阴,补肾水以制心火,正是亢害承制之意。百合清养肺阴,亦即是见心之病,知心传肺,当先实肺之意。这对内伤神志一类疾病来讲,是有普遍指导意义的。(程师总结百合病有从外感温热转来的,为阴伤余热羁留,其症较轻;从内伤七情发展而成者,为五志之火消烁心阴,其症比较重。言简意赅。又以亢害承制规律演绎百合地黄汤方义:地黄汁不独清心养营,而是大补肾阴,补肾水以制心火,正是亢害承制之意;百合清养肺阴,亦即是见心之病,知心传肺,当先实肺之意。其意境高人一筹,非常人所能想象。屏识)

五

在《妇人杂病脉证并治第二十二》中的脏躁症用甘麦大枣汤，也是一张特别有效的方剂。现在归到妇科去了。其实本方不仅治妇人，亦主治男子，如果不从发展来看，但当作妇人专方，那就失之狭隘了。叶天士最最赏识这一张方子，在甘缓和阳熄风法中，用之最多，散见在肝风、虚劳、失血等门内；凡见头眩心悸胸闷等症状的，每每取用，特别在治癫症一案中，更为特出，病人恰恰是男子，见《古今医案按》：

"嘉善朱怀音兄患癫狂，用消痰清火药而愈。越三年复发，消痰清火不应，用天王补心丹而愈。越二年又发，进以前二法皆不应，用归脾汤而愈。越一年又发，发时口中哼哼叫号，手足牵掣搐掉，如线提傀儡，卧则跳起如鱼跃，或角弓反张，其喊声闻于屋外，而心却明白，但以颤掉之故，口欲语时，已将唇舌嚼坏，如此光景，半刻即止，止则神昏，言语谬妄，入半刻而发如前矣。一吴姓名医，用人参、鹿茸、肉桂、熟地、龙齿、青铅、远志、茯苓等药，服之甚相安，然匝月不见效。乃就正于叶天翁。叶笑曰：'吾以清淡药，二十剂当减半，四十剂当全瘳耳。'因问其搐掉作则心明、搐掉止则神昏之故。曰：'操持太过，谋虑不决，肝阴胆汁两耗，阳跷阴跷脉空风动，非虚寒也。'用白芍、萸肉各一钱五分，白石英、淮小麦、南枣肉各三钱，炙草五分。病人见其方，殊不信，旁人亦以药太轻淡，并两贴为一贴服，十贴病减半，二十贴病全瘳矣。"

我曾看过一本《松心医案》（不知是否缪宜亭的医案）（考《松心医案》确是缪宜亭医案。缪氏名遵义，字宜亭，堂号松心，吴县人。与叶天士、薛生白齐名，称"吴中三家"。乾隆二年进士，官知县，因母病而究心岐黄家言，并弃官为医，善治温病、杂病，临证立方用药多有新意。尤善用调补及血肉有情之品，治虚劳杂病著称。著有《温热朗照》《缪氏医案》《松心堂医案经验抄》等。屏识）他治《内经》五精相并症，如并于心则喜、并于肺则悲、并于肝则怒一类的病。对时笑时哭时怒骂人的神志病，以甘麦大枣加萱花治之有效，即根据"象如神灵所作"一句来。可见脏躁一症，非妇人所独有。《金鉴》注此条云："脏，心脏也。心静则神藏，若为七情所伤，则心不得静而躁扰不宁也，故喜悲伤欲哭……象如神灵所凭，是心不能神明也，即今之失志癫狂病也。"非常合理。但很奇怪，他对甘麦大枣汤，却说"方义未详，必是讹错"，说得那么肯定，如果没有临床经验的人，岂不受其惑而放弃了这一张极为有效的方剂吗！所以读前人书不能尽信书，要自己拿出见解来，否则举棋不定，无所适从了。

　　甘麦大枣汤是一张治心病、养心气、泻虚火的好方子，亦是"肝苦急，急食甘以缓之"、"损其肝者缓其中"的一张好方子，如果进一步与百合地黄汤同用（百合病也有如神灵的见症），来治神志不宁一类疾病，更有殊功。因为《内经》云，肝藏魂，心藏神，肺藏魄。神魂不安，魂魄不宁，表现为病状时，即有"象如神灵所作"了。所谓"善者不可得见，恶者得见"，正是此意。（程师以《内经》"肝苦急，急食甘以缓之"、"损其肝者缓其中"，引《内经》"肝藏魂，心藏神，肺藏魄"之经旨，演绎甘麦大枣汤之方义。可谓溯流穷源，源头彻悟矣。故尝见程师医案中，屡屡以甘麦大枣汤愈大症。今人心理负荷过重，生活节奏过快，每有不寐、心悸、焦躁诸症。吾揣其意，用之屡屡得手，经文、经方教人以聪明睿智焉。屏识）郭白云说："少时见先生言以百合汤治一仆得愈，余是时未甚留意，不解仔细详看，虽见其似寒似热、似饥似饱、欲行欲卧如百合病证，又自呼其姓名，终夕不绝声，至醒间之，皆云不知，岂所谓如有神灵者耶？"从前，我初在广益中医院时，亦遇见一公务员，患特别奇症，其人身形如常，饭能吃数碗，或一日完全不食，默默不言，行卧无时，每静静卧在太平间床上，自言要等死，牵出问之，言语亦甚清楚。诊之，苔脉如平人，但不记是否口苦或小便赤、脉微数，因无印象，不能妄说。屡屡劝之不听，没有处方子，有一日不见，寻至太平间，则静卧死矣。当时不解何症，但以为奇。后来思之，殆亦百合病耳。陶宗暄所谓"心神涣散"者，或其症欤？

六

　　最后，我联系以上所述，抄几张叶天士的方案（是抄本，未经流传者，但极为可靠），来说明吸收前人的方法，加以化裁之妙，以供参考。　门雪记

　　附：叶天士医案

　　暑风上受，首先犯肺，热蕴不解，逆传心包，肝阳化风，盘旋舞动，神昏谵语，脉虚，急宜辛凉开热疏痰，俾神魂复摄，斯无变幻。为今治法，须治上焦，苦降消克，是有形有质，非其治矣。

　　犀角尖二钱　鲜生地一两　焦丹皮二钱　赤芍二钱　连翘一钱半　卷心竹叶二钱　甘草五分　白灯心五分　帘珠末三分，研细冲入

　　煎成，化服牛黄丸二分。冰糖四两，乌梅一钱，煎汤代水。

　　门雪记：此乃温邪热陷心包，凉营清温，安神宣窍，是其正法。然不用菖蒲、郁金芳开之品，而用甘草、灯心、珠粉者，正以其脉虚，非纯属热邪内陷心包之实证，已作虚中夹实治矣。冰糖、乌梅煎汤，甘酸化阴，尤有妙想。（程师按语

中所言，真点睛之笔，用心之细，可见一斑。屏识）

病久阴阳两伤，神迷微笑，厥逆便泄，正虚大著。若治病攻邪，头绪纷纭，何以顾其根本，莫如养正以冀寇解。

人参钱半　白芍三钱　青花龙骨五钱　淘净淮麦一合　炙黑甘草一钱　南枣三枚，去核

门雪记：二诊重在厥逆便泄一语，微笑神迷之微字，亦堪注意，可知正虚为甚。于是撤去清凉泄热化痰诸品，而专以扶正镇怯、甘缓熄风之法治之，即甘麦大枣汤之加味。此诊正虚大著，故换方易治，最见灵活，看似平常，实不容易。此案反映前辈名家处方用药之真实情况。若《寓意草》一流医案，每一重症到手，便能一目了然，实前人自夸之说，令人难以置信。

补正厥泄止，邪少虚多彰明矣。清火化痰理气辛开，下乘方法，片瓣不得入口矣。急宜扶助肝阴，俾得阴阳交恋，不致离二，则厥逆自止，然非可旦夕图功，希其不生别症，便是验处。

上清阿胶二钱　细北沙参一两　青花龙骨八钱　炙黑甘草钱半　白芍五钱　淮麦一两　南枣四枚

门雪记：此诊乃前方加入顾阴之品，仍是原法。（甘麦大枣汤与阿胶、北沙参、白芍为伍，酸甘化阴之妙，此留得一分津液，便有一分生机之实例。屏识）

黏痰咳呕外出，邪有外达之机，神识颇清，正有渐复之势矣。但筋惕脉虚，元气实馁，扶过秋分大节，得不变幻方。

大淮生地汁五钱，煎三十沸　鲜白花百合汁五钱，煎三十沸　炙黑甘草一钱　上清阿胶钱半　人参一钱　白芍三钱　淮麦五钱　龙骨五钱　天冬一钱　南枣二枚

门雪记：此方即于甘麦大枣汤中参入炙甘草汤、百合生地黄汤之法。以下各方均是扶正育阴生津、清养调理之善法，其用百合汁者，却仿经旨百合症诸方之意。（程师盛赞叶氏选方用药精致绝伦，非虚誉焉，读者详之。屏识）

将前四诊合参，颇有功成之望，然日就坦途为佳。

人参一钱（包举大气）　麦冬钱半（滋金水）　天冬一钱（清滋金水）　川斛三钱（养胃口生津）　炙黑草五分（调和解毒）　生地汁一两，捣同煎（培益先天阴气）　鲜白花百合汁煎汤代水（清金降火，生津化热）

门雪记：括弧内注解，系抄本上原有。（想是抄者自注药性作用以助理解焉。屏识）

夫用药如用兵，须投之必胜，非徒纪律已也。况强敌在前，未可轻战；戢民

固守，则是可为。今观此症，本质素亏，时邪暑湿热三气，交蒸互郁，上犯清虚，都城震惊，匪朝伊夕矣。藏精真气神衰惫困穷，阳津阴液久为大伤，治惟保其胃口生真，培元固本，犹恐不及，何暇再顾其标之痰热耶！仍主前法。（案语既精到，主次井然，藏精真气神衰惫困穷，培元固本，犹恐不及，何暇再顾其标之痰热耶，身手不凡！益气固液，咸寒救阴，选药至精，直探仲景骊珠，非虚誉焉。屏识）

人参一钱　天冬一钱,炒松　阿胶钱半,米粉炒　麦冬一钱,炒松　稽豆衣三钱大生地一两,炒黑　茯神去木,二钱　甜北沙参四钱　百合煎汤代水。

神气渐复，生机勃然，但受伤已久，未易收功，缓以图之，静以待之。

人参一钱　生地炭四钱　熟地炭四钱　天冬钱半,炒松　麦冬钱半,炒松　阿胶钱半　百合汤代水。

痰中微带红色，此交节气代更，浮游之虚火上升，无足怪也。治宜清上益下。

人参一钱　麦冬钱半　霍石斛三钱　清阿胶钱半　生牡蛎四钱　白芍药三钱茯神三钱　白粳米三钱　绿豆壳三钱　百合汤代水。

门雪记：此案前后八诊，可见天士为善用经方之法者，历来诸家之用经方，当以此翁为最善于化裁。（程师专研叶氏，于《未刻本叶氏医案》校读记中，言之最详，故选录医案，色脉理法详明，用药精致老道，善用经方圣法之范例焉，勿草草读过。屏识）

第七章 歌 诀 择 要

第一节 效 方 歌 诀

引 言

程师曾感叹："中国医学是祖先长期与疾病斗争积累起来的实践经验，几千年来氏族繁衍，赖以医疗疾病、保护健康，有伟大的成就，肯定是一种宝贵的文化遗产。它有丰富理论知识和宝贵的实践经验，需要学习的内容太多，一是人生的精力有限，二是脑海的思维能力无法顾及，应循序渐进。以往的主要精力集中在临床治疗，因此所选择的只是契合临床实用的、好的理论与经验，这是我的主导思想。"他认为，《内经》的基本理论用以指导临床实践，每每能出奇制胜。曾治一妇人，素体丰满，去夏沐浴时汗出淋漓，浴后汗出当风，遂即汗出不止，恶心，胸闷，纳钝，苔薄脉濡。予黄芪、桂枝、白芍、煅龙牡、炒白术、鹿含草、泽泻、春砂壳、陈皮、淮小麦、糯稻根须，服药后诸症大瘥，续服五剂而愈。（上方之白术、鹿含草、泽泻，即《内经》麋衔白术泽泻汤，治酒客汗出当风，漏汗不止。一治妇人素体丰满，应是痰湿之体；一治酒客，湿热壅盛可知。同是汗出当风，病机雷同，故处方用药亦同，取效迅捷如此。屏识）《伤寒论》六经辨证，非惟用于温病，同样可作杂病辨证之纲领。《金匮要略》树立了杂病辨证之规矩章法，《神农本草经》载药365种，分上、中、下三品，上品以养生，中品养生治病，下品专为疾病而设。此四大经典，为中医必读之书。程师一生，广涉博览。据其《藏心方歌诀选萃》自序："第未老而先衰，读书苦不能熟，昔时所读已如隔尘，而随读随忘，尤为可叹，不得已乃节精华之点，手抄而日读之，如童蒙然，至所见各家方治，有好者亦如此缩为五七之言，以便诵读，不合韵亦得之，但图顺口易记而已，不以示人，庸何伤乎。此余晚学之始基，亦即补读之一种也。"此程师自谦之词，从《藏心方歌诀选萃》始，《伤寒论歌诀》《程门雪效方歌诀》《女科歌诀》《西溪书屋夜话录歌诀》等，均缩为五七言，取其易诵易记,方便后之从学者启蒙之用耳。

丁学屏敬识

甲午仲夏于澄心斋

时年七十又九

一、苏子煎法（《外台》方，治上气咳嗽）

歌诀：苏子杏仁各一升，生姜生地汁交淋，绢绞汁和白蜜煎，上气咳嗽用意深。

注：生姜汁、生地汁、白蜜、杏仁各一升。捣苏子，以生地汁、姜汁浇之，以绢绞取汁，更捣，以汁浇之，绞令味尽，去滓；熬令杏仁微黄黑如脂，又以汁浇之，绢绞，往来六七度，令味尽，去滓，纳蜜合和，置瓦器中，于汤上煎之，令如饴。每服方寸匕，日三夜一，此治久嗽。

门雪记：苏、杏降逆气以止咳，生姜辛开以散邪，白蜜甜润以养肺，生地汁最妙，可以制生姜之过，减生姜之辛，而成生姜之功也。

四句妙语连珠，生动极致。屏识

二、杏仁煎法（《外台》方，主气嗽）

歌诀：外台杏仁煎气嗽，杏苏贝母生姜汁，酥蜜饴糖枣大含，辛甘润肺功难及。

注：杏仁（去皮尖）一斤，糖（疑是饴糖）、酥、生姜汁各一合，蜜五合，贝母（另研末）八合；苏子一升，水研，绞汁七合。右七味，先捣杏仁如泥，纳后六味，合煎如饴糖。取如枣大含咽之，日三。但嗽发，细细含之（苏子绞汁始有力）。

门雪记：此二方用意相似，止咳均取润肺，佳法也。上方生地汁意尤周密。分两配合则此方为好。

门雪又记：咳嗽一症，头绪最繁，不易应手。徐灵胎于《兰台轨范》中言："余于此症考求四十余年，而后稍能措手。故所载之方，至详至悉，学者当于此潜心参究，勿轻视也。"其言良不诬，余故选其大半，编为歌括，以资熟玩。方药无奇，唯在用之得当，然"得当"二字，谈何容易。

三、补肺阿胶散法（钱乙，止嗽生津）

歌诀：补肺阿胶马兜铃，鼠黏甘草杏糯并，糯米一合水煎服，小儿天哮用最灵。

注：阿胶一两半，马兜铃三两，牛蒡、炙甘草各一两，杏仁七钱，加糯米一合，水煎服。

门雪记：此方变化最多，合补、合攻、合散，用之得宜，均有捷效，诚佳方也。

四、《外台》疗上气方，观音应梦散

歌诀：外台疗上气方好，葶苈桑皮同大枣（注一），观音应梦参胡桃，姜枣同煎喘嗽效（注二）。

注一：葶苈五合为泥，熬成紫色，桑白皮、大枣三十枚。上三味，以水四升，煮服一升，去滓，纳葶苈子泥如枣大，煮三分减一，以快利为度。

注二：观音应梦散，《夷坚志》：人参一寸，胡桃二枚（不去皮），以枣二枚，姜五片，水煎服。胡桃去皮则不灵，治老人虚嗽尤妙。

五、清音丸法

歌诀：清音桔梗同诃子（注一），甘草硼砂青黛是，少加冰片以为丸，咳嗽失音噙化治（注二）。

注一：分两最重，以为君也。

注二：治咳嗽失音，桔梗、诃子各一两，甘草五分，硼砂三钱，青黛三钱，冰片三分，共为末，蜜丸，如龙眼（桂圆）大，噙化一丸。

门雪记：失音内损，声带为蛊蚀者，方药多无功，所谓"金破则不鸣"是也。方法虽多，聊尽意耳。暴感失音，是寒束热郁，辛开可也。若开发无效，是声带发炎之故，此方丸为最佳。桔梗、诃子重其量为君，噙化尤有意，否则药力不达病所也。

门雪又记：细辛治失音有奇功，盖少阴之脉不至为瘖，得此以通肾气耳。又声带潮湿亦可失音，细辛辛通亦有效。

六、三生丸

歌诀：三生丸治虚寒咳，辛以散之生姜好，杏仁苦降胡桃润，通气于肾滋肾燥，子母调和咳自安，三两同研十五丸，临卧嚼烂一丸可，药简功奇法不刊。

注：胡桃肉、杏仁、生姜各一两，三味同研如泥，作成十三四丸。临卧烂嚼一丸，可数服即止。方出明·傅滋《医学集成·咳门》。

门雪记：此方胡桃、生姜与五味、干姜同意，亦一辛一涩、一纳一散也。而含有辛润之意，且肺肾子母同治，与五味子、干姜同中复有不同，善用者能分别所宜而用之，效可必也。

七、药枣法（录《王旭高医案》）

歌诀：六君平胃川贝榧，合为二两各研末，百枚大枣去核佳，纳药二分用线扎，一两葶苈两碗水，枣熟晒干饥时嚼。枣汤去苈浓煎收，一杯先分三次服。脾虚湿热蒸成痰，嗳吼有声宜此法。

注：人参、云苓、制川朴、宋半夏、川贝、冬术、炙甘草、苍术、陈皮、榧子，上药各研末和一处，用好大枣百枚，将药末纳入枣内，以线扎好，每一枚枣约纳药二分为准。再用甜葶苈一两，河水两大碗，把枣煮软熟（不可太烂），取出晒干，候饥时将枣细嚼一枚。一日可用五六枚。留枣汤去葶苈，再将汤煎浓至一茶杯，分三次先后温服。

案例：旭高治一张姓稚童，形瘦色黄，痰多食少，昼日微咳，寐则喉中嗳吼有声，病已半载，性畏服药。此脾虚蒸痰阻肺也，用此方治之遂愈。

门雪记：竹簳山人治哮大法，用定喘汤加黄芪二钱，黄芪与麻黄同用，工力悉敌，亦巧意也。上方是从《金匮》葶苈大枣汤变化而出，其用法甚好，可以开发心思，可记之。可知万变不穷者，唯经方耳，为医者焉可不致力于是。

门雪又记：竹簳山人，即清代名医何书田之别号。何氏世居青浦之北簳山，因以为号。自南宋以还，至书田，已历二十三世医，著有《簳山草堂诗文集》及《杂证总诀》《医案》诸书。

八、柴前连梅煎丸

歌诀：劳风犯肺咳寒热，痰色青绿如弹丸，柴前连梅薤秋石，韭白胆髓童便攒，青主减除秋与薤，改煎为丸法更善。

门雪记：本方录自《霜红龛女科》治劳风咳嗽，寒热，痰色青绿如弹丸，咳甚则呕吐。所谓"咳嗽由来，十八皆因邪气入干于肺"是也。唯所用虽非贵重，仓卒不易应办，故青主改汤为丸，法甚可取，因记以备用。

门雪又记：方用柴胡、前胡、黄连、乌梅（去核）各二两，共为末，听用。再用猪脊髓一条，猪苦胆一个，韭菜白十根各一寸，同捣泥，入童便一酒盏，拌如稀糊，加入上药末，再捣，做丸如绿豆大。每服三四十丸，清汤送下。如果上膈热多，在饭后服之。此方丸男、女骨蒸皆可用，不专产妇。原方有薤白、秋石二味，青主丸方则无之。盖韭白与薤白，秋石与童便，用药重复，青主去此，是用药之精萃也。余意梅、连分量似觉太多，猪脊一条又似少，当斟酌之。罗谦甫曰："劳损皆因邪伏血郁而得，不独阴虚一端。用药不难，如加味逍遥一类，以柴胡能疏达郁伏之邪耳。历来方似此者颇多，唯配合之佳，以此为第一。"

九、宁肺散法

歌诀：久咳汗多宁肺散，肺气耗散津液伤，粟壳乌梅末煎服，久嗽宜敛得平康。

注：《王旭高医案》：久嗽汗出，诸药不效，用宁肺散。粟壳（醋炒）一两六钱，炙乌梅肉四钱，共研末，每服三钱，下午开水调服，早服金水六君子丸四钱，开水送下。

门雪记：此方收敛耗散之肺气，所谓"暴咳宜开，久嗽宜敛"是也。

十、观音应梦、金水六君、小青龙三方合法

歌诀：金水六君小青龙，观音应梦合为丸，肾虚痰饮交冬发，寒嗽项强三法推。

注：治肾虚痰饮。《王旭高医案》：寒嗽交冬则发，兼患颈项强急。大熟地六钱（麻黄一钱煎汁浸，炒松），茯苓三钱（细辛五分煎汁，浸炒），胡桃肉四钱，陈皮二钱（盐水炒），半夏钱半（炒），川贝三钱，款冬花三钱，五味子八分（淡干姜一钱同炒），苡仁四钱，杏仁霜三钱，归身三钱（酒炒），党参三钱（元米炒）。右药为末，炼蜜为丸，每晨开水送下三钱。

门雪记：此金水六君合小青龙、应梦散三方，去桂、芍、草三味，加杏、贝、苡、款四味，止咳润肺也。金水六君合观音应梦散，人所易知，合小青龙则人所难得者，其可贵亦在此也。且制方拌合、煎汁、浸炒之法，亦巧妙，不落寻常窠臼，非学验并到者不能为。

门雪又记：余意既有颈项强急，桂枝似不可少。此方肾虚在下，痰饮在上，上实下虚之夹杂症，与纯属肾虚、水泛为痰者异。

此编程师所采诸方，或丸，或散，或熬或汤，不独配伍精致，其浸渍、炮、炙、炒、研诸法，无不考究精微，娴熟老到，各尽其能，皆法之最善者也。今人以简、便、快、捷为能事，只图省时省力，难以达此境地者久矣！惜哉！医者之能，在于详辨细察，病机方药相合，而药物之炮制加工，全在尽心尽力，千百年来，药肆留诸"修合虽无人见，存心自有天知"之楹联，渗透了药工多少心血精力汗水，惜今人已罕有知先辈之德行操守耳。 屏识

第二节　藏心方歌诀

龙华医院　顾伯康　整理

顾氏自按曰：程氏门雪，为已故现代名医，精内科，善调理。医术精湛，学识渊博，对清代王旭高、王孟英、叶天士诸家之著作，研究尤深。所著之《伤寒论歌括》《藏心方歌诀》等，均未能刊行，深为可惜。余年幼初学医时，曾得同窗好友宜孙兄之助，借得程氏之《藏心方歌诀》，抄录而诵读，历时已三十余年矣。该著系程氏中年之作，将其毕身之治验，结合各家之精华，以五言七言，作成歌诀，便于诵读易记。现悉程氏此作，早已散失，余亦不敢私秘，今选其中数篇，以供同道之研究。

顾伯康教授，吾于1961年在龙华医院实习时带教老师也，为人温文尔雅，颇能循循善诱，深受同学之欢迎。时过五十余年，印象至深，特识之。　学屏

一、时症久热不退转戴阳用温潜法

时症久热热不退，发散清凉俱遍尝先用发散，继用寒凉，如膏、栀、芩、连之类，热仍不退，**心烦不寐头皮痛**头皮作痛，痛不能近，近则痛甚，**少腹**有痛意**微而面戴阳，气微**弱**怠言心尚明**并不昏迷，又不欲饮，**小溲清白便稀溏**自少腹有痛意起，至此均可为温下之据，**上部**脉**浮空两尺细**两尺沉细欲绝，真寒假热浮阳不潜之据，**温潜有效真武汤**以引火归元法，先用真武汤一剂服后见效。

本已十日不寐，药后安寐二时许，始寐头皮不痛，面赤渐退，心中不烦，腹中痛亦止，诊其病若失，继用理阴煎调理。理阴煎方：熟地、当归、甘草、炮姜。或加肉桂，或加附子，即附子理阴煎。

地归姜草理阴煎，桂附还随见证添，真武汤中附子芍，生姜白术茯苓全理阴煎另有大用，当读下文为佳。

二、劳倦伤寒温托法

（理阴煎加味，参附六味回阳饮）

理阴归草干姜地，此是理中之变义，脾肾虚寒阴又亏，忌投刚燥宜斯治，劳倦伤寒温托良，发热头痛身痛似与正伤寒宜表散者似相若也，**背心肢体畏寒多**非表邪盛之发热恶寒也，**脉数无力辨真之**无力为虚，微虚而无力为阴血不足之证，**汗从阴达要充**

阴，**温补阴分托邪是，寒凝阴胜加麻黄，更加细辛与附子，经迟腹痛呕因寒，**或益肉桂延胡饵散营分之寒，通月事以止腹痛，**阴阳将脱症垂危，六味回阳参附致**人参附子以回阳，录旭高。

雪按：此治劳倦伤寒大妙，可与东垣益气补中法，并垂千秋，致足法也。合麻黄、附子、细辛随轻重选用，即合仲师麻黄附子细辛汤，尤为妙法。下一二两法为虚人感邪温清对举二大法，均为初起之治。

三、育阴生津、清温透邪法

（治邪未达而阴血先伤者）——麦门冬、淡竹叶、香豆豉。

孕妇患温病，头痛发热不恶寒而渴，未及治，胎坠血去无度，昏眩欲绝，王肯堂以麦门冬斤许，入淡竹叶、香豆豉频饮之，汗出而愈，用劳复法也。

四、扶正回阳、温经达邪法

（治下元虚惫，邪初感而阳浮于上者）——人参、附子、葱白。

喻嘉言引陶节庵法，治高年病温，头面甚红，下元虚惫，阳浮于上，与在表之邪相合，所谓戴阳是也，更行表散，则孤阳飞越，危殆立至。节庵立法，以参附收入阳气，归于下元，而加葱白透表以散外邪至当也。

门雪记：喻氏所引陶氏之治戴阳，仍是仲师成法，而王肯堂之治小产病温方，则真有发明，盖即从此参附葱白汤对面阐发而出也。

阴血大亏温**邪未透，昏眩欲绝发热**不恶寒头痛而**渴，香豉竹叶重麦冬**斤许，**育阴生津透邪遏**汗出而愈，**若是下元虚惫人，感邪阳浮面红者**与在表之邪相合，所谓戴阳也，**人参附子葱白同，温经达邪陶氏法。**

以上二法，玩其一阴一阳，相对之妙，乃知陶氏、喻氏仅得其常，肯堂则得其变，为不可及矣。 门雪记

程师最擅阴阳对举之法，玩其读书之乐趣，故能触类旁通，兼收并蓄，经世之学，实缘于此。 屏识

五、瘅疟助阴化寒法

瘅疟但热不寒，从未有汗，每日壮热六时许，形消骨立，六脉弦数，全无和柔之意，而按尚有根，肝肾俱亏，大热伤阴，阴不化汗，邪无出路，所用小柴胡、达原饮、清脾饮诸方，如何得汗，用景岳柴归饮加味浓煎，服后进米汤一碗，不

过一帖，大汗而解。

柴归饮（景岳方）：柴胡五钱，当归一两，甘草八分。治营虚不能作汗及真阴不足，外风感受，邪留难解者，此神方也。

瘅疟无寒而无汗，六脉弦数无和意，六时壮热两月余，骨立形消症危急，大热伤阴肝肾亏，阴不化汗邪留矣，助阴化汗有神方，柴归饮归十柴甘一，再加生地二两煎，服后啜粥法尤美师仲师法，助胃气以作汗之资源也。

门雪记：阴不化汗，邪留不达，是此方此症眼目，然与理阴煎之充阴达汗又有不同，其中有虚中夹实及纯虚之分，若与理阴、麻黄附子细辛者比，则邪有在阴在阳之异也，其辨至微，其用至神，学人最宜留心玩味。

六、时邪渴欲沸饮属痰热治法

盛夏时邪，人事昏沉，壮热口渴欲沸饮，以百沸汤与服，犹云不热，素昔年高多痰，病五日无痰吐出，脉洪数而滑，惟右寸独沉，用麻杏石甘汤法：麻黄八分，杏仁三钱，石膏五钱，甘草一钱。服药片刻，立即吐痰升许，不过微汗，外热退，人事昏沉全消。复诊脉不洪数，按之仍数，不热饮而欲冷饮，舌赤无苔，知其大热伤阴，改用犀角地黄一服热减，再服而痊愈。麻黄伐肺邪，杏仁下肺气，石膏清肺热，甘草缓肺气。

渴欲热饮犹嫌冷，脉洪滑数寸独沉雪按寸口独沉为肺气被痰所遏之征也，神来之笔，道破病之癥结。屏识，**痰阻肺痹热不达，麻杏石甘功最神**。

原案谓麻黄大力入肺搜痰之结，既开势必上涌，始未能信，或适逢其会耳。按谓普通时症，渴喜热饮者，为湿遏热伏，苔必白腻，舌边尖红赤，胸必满闷，且苦辛轻剂，流化气湿，湿开热透，则不喜热矣。此则更进一层，纵极沸犹云不热，兼之壮热神昏，故有此进一步之治也。舌光红而胖大者，亦有极喜沸饮者，其余均见热象，独此一点，每滋惑碍手，知素来痰盛，为热蒸炼壅塞之理，则其余迎刃而解矣。著重痰热二字，不必执定麻杏石甘汤一方也。

七、护阴清温法（并治少阴）

护阴清温详叶氏，舌缩语音不出凶是阴症也，**呼吸似喘痉痪见，神迷如寐二便不通，少阴肾液已先亏，温邪深陷入阴中**厥阳内风上冒，棘手重症，用此护下焦之阴，清解温热之深藏也，**阿胶元参鲜生地，川连童便**鲜**菖蒲同，白通人尿胆汁汤，圣法化裁吾所宗**天士本方从经方白通加人尿猪胆汁汤化出，从未学《伤寒》者所未知也，学人读书当从此等处着眼,方有处处逢源之乐耳,今附一案于下,以资对照。

附伤寒少阴症:脉微下利,厥逆烦躁,面赤戴阳,显然少阴症,格阳于上也,用白通去胆汁,以胆汁亦损真阳也。方用:泡生附子、干姜、葱白,煎好冲入人尿一杯(天士案)。

门雪记:此以阿胶、元参、生地,当其附子、干姜;以川连、菖蒲当其葱白;以童便当猪胆汁。寒伤阳,热伤阴,少阴症同而寒热之邪不同,所伤阴阳亦异。天士此法真能发仲师之秘,近人漫骂天士,以为长沙派者,何尝梦见及此耶。

伤寒伤人阳气,故《伤寒论》少阴病篇中,白通加人尿猪胆汁汤治少阴伤阳证,叶天士从伤寒对面着想,用阿胶、玄参、鲜生地、川连、童便方法,救温病少阴肾液先亏,温邪深陷阴中,厥阴内风上冒,舌缩音瘖,痰厥神迷,二便不通。
屏识

第三节　西溪书屋夜话录歌诀

《西溪书屋夜话录》,王旭高著,详论治肝病各法,极其精粹,惜只此一段耳,想非全璧,其余不可问矣,兹撰为歌括以备采用。

肝气、肝火、肝风三者同出异名,其中侮脾、乘胃、冲心、犯肺、夹寒、夹痰、本虚、标实种种不同,故肝病最杂,治法最广,姑录大略于下:

肝气肝风与肝火,三者同出而异名,冲心犯肺乘脾胃,夹寒夹痰多异形,本虚标实为不同,病杂治繁宜究情。

一、肝气

肝气自郁于本经,两胁气胀或痛疼。疏肝理气香附郁,苏梗青皮橘叶平,兼寒吴萸热丹栀,兼痰半夏与茯苓疏肝理气法。**疏肝不应宜通络,营气窒痹辛润行**辛润以通络道也,**络脉瘀阻归须桃,旋覆泽兰新绛增**兼通血络也。疏肝通络法。**肝气胀而疏更甚,归膝枸柏**子仁柔肝认,**兼寒**加**肉桂与苁蓉,兼热**加**天冬生地审**柔肝法。**缓肝之急经方好,白芍橘饼甘麦枣,肝气甚而中气虚,此方变化无穷奥**此经方准麦甘枣汤加芍药、橘饼两味也。此方天士最喜用之,平淡而神奇,善用之,变化不测也。历来验案甚多,乃女科要方,余亦屡用,获奇效。**培土泄木用六君,吴萸白芍木香临,脘腹胀痛肝乘脾,疏木温中法意深**温中疏木,黄玉楸惯用此法。黄坤载立法大意,胆胃宜降,肝脾宜升,而以脾胃为升降之枢机也。此中尚有微旨,如桂枝、柴胡一类是升疏,所谓木喜条达是也,吴萸、川楝、白芍之类为降泄而非疏泄矣。疏泄二字当分析，各有其所宜，逍遥散是土中疏木，抑气、四七之类则土中泄木也。疏是竖，达其郁结，泄是横，《局方》四七汤桂、草、参、夏四味，不用一味理气药，而能泄其有余，是方合疏泄，二者均用之，与逍遥又微有不同也。须辨。治七情之气，与逍遥散同，极堪玩味，其用意深也。**脘痛呕酸肝犯胃，泄肝和胃法亦异**与乘脾之治，又异途也，**二陈汤合左金丸，金铃白蔻犹同意**泄肝和胃法与疏木温中法不同，却是相对之治，研究两者用药之分，思过半矣。**抑肝肝气冲于肺，猝得胁痛暴上气，喘主吴萸汁炒桑皮，苏梗杏仁橘红汇**抑肝法。**泄肝肝气上冲心，热厥心气用左金，金铃子散寒椒桂**寒加椒桂，**寒热俱有连芍均**仍入川连芍或再加白芍均。**泄肝主法苦辛酸，三者错综随证任**疏肝法。

以上治肝气诸法，虽为吾人日常所用者，但能分别精切，用之适合，亦殊不易矣。药均和平之品，惟从此化裁之，则变化无穷，举一反三，其有裨于临床实用殊非鲜也。

疏是竖，达其郁结，泄是横，泄其有余，道出千古秘诀，其神识智慧几人能及哉！屏识

天士于此一门大有妙旨，《脾胃》及《木乘土》两篇中妙绪不穷，宜细考研之备用。

治肝八法：

疏肝理气法——香附、郁金、苏梗、青皮、橘叶。

疏肝通络法——旋覆、新绛、归须、桃仁、泽兰叶。

柔肝法——当归、枸杞、柏子仁、牛膝。

缓肝法——炙甘草、白芍、大枣、橘饼、淮小麦。

培土泄木法——六君加吴萸、白芍、木香。

泄肝和胃法——二陈、左金、白蔻、金铃。

抑肝法——苏梗、杏仁、橘红、吴萸汁炒桑皮。

泄肝法——金铃、延胡、吴萸、川连。

二、肝风

气有多余便是火，内风多从火发生，阳亢上冒巅顶甚，血虚旁走四肢轻肝风一症虽多上冒巅顶，亦能旁走四肢，上冒者阳亢居多，旁走者血虚为甚也。**肝风初起头目眩，熄风和阳即凉肝，羚羊钩藤白蒺藜，决明甘菊丹皮攒。熄风和阳而不效，潜阳便是滋肝著**即滋肝法，**牡蛎生地女贞子，菊花玄参胶白芍。肝风旁走四肢麻，经络

牵拘掣不和，**养血熄风归杞膝，首乌生地蔚天麻**茺蔚子即三角胡麻也。此法即养肝也，**培土宁风亦缓肝**即缓肝法也。**中虚纳少肝风逆，宜滋阳明泄厥阴，参甘玉竹芍菊麦冬。暖土以御寒风法**此法非治肝实补中也，**近效白术附子汤**见《金匮》——术附草姜枣，**风虚头重眩苦极，不知食味服之康**是暖土以御寒风之法。此法用之得其当者极有神效，余曾多次验过，可见经方之神奇，苟能药证相合，其功力迥非后贤制方所能比拟也。凡头眩重苦极，伏枕不能稍转动，动则眩晕欲死，与普通眩晕不同，且服滋阴潜镇反甚，而脉软弱无弦劲之象，苔证无热状，可进温药者，以此方投之甚验，出乎意料之外也。余按此方亦可名暖肝之法也。**外风引动内风者，搜肝即是搜风旨，羌独荆防薄蔓荆，天麻姜蚕白附子**一法曰搜肝之外有此搜风一法，凡人必先有内风而后外风，亦有外风引动内风者，故肝风门中每多夹杂，则搜风之药亦当引用也。此条本属后附之法，不在此间，余因暖土御风之例，而移置于此，以便比较而资参考。内风外风每多夹杂，旭高已先言之，则列入其中亦分所当也。

肝风六法：

熄风和阳法（凉肝）——羚羊、钩钩、丹皮、菊花、决明、蒺藜。

熄风潜阳法（滋肝）——牡蛎、生地、女贞、元参、白芍、菊花、阿胶。

养血熄风法（养肝）——生地、归身、杞子、牛膝、天麻、首乌、三角胡麻。

培土宁风法（缓肝）——人参、甘草、麦冬、白芍、菊花、玉竹。

暖土御风法（暖肝）——近效白术附子汤。

搜外风法（搜肝）——天麻、羌独活、薄荷、蔓荆、防风、荆芥、僵蚕、白附子。

三、肝火

肝火游行于上焦，上下内外无不利如目红、颧赤、痉厥、狂躁、淋闭、疮疡、善饥、口渴、呕吐、不寐、上下血溢，皆是也。**清肝羚羊丹栀芩，竹叶连翘夏枯草。泻肝当归龙荟丸，龙胆泻肝泻青合。肝火上炎清不已，清肺制木《内经》出**清肝以制木之亢逆，制肝之法亦即法其所主也，治其所主之法出于《内经》，五脏皆然，其用甚溥也，**沙参石斛天麦冬，玉竹枇杷**叶石决好。**补母六味大补阴**肝火盛，清之不应，当益肾水，乃虚则补母之法，亦乙癸同源之义也，**泻子黄连与甘草**肝火实者，兼泻其子，乃实则泻子也。**郁怒伤肝用化肝**化肝煎，张景岳方，**气逆动火生烦热，青陈丹栀芍泽贝，胁痛胀满或动血**方名化肝煎，是清化肝经之郁火也。肝火本脏之治三，清、泻、化是也；隔脏之治三，补母、泻子、清金是也。

肝火六法：

清肝法——羚羊、丹皮、山栀、黄芩、竹叶、连翘、夏枯草。

泻肝法——当归龙荟丸、龙胆泻肝汤、泻青丸（龙胆草、山栀、大黄、川芎、当归、羌独活、防风、竹叶）。

清肺制木法——沙参、麦冬、石斛、天冬、玉竹、枇杷叶、石决明。

补母法——六味丸、大补阴丸。

泻子法——黄连、甘草。

化肝法——化肝煎（青皮、陈皮、丹皮、山栀、白芍、泽泻、贝母）。

四、治肝诸法（补、镇、敛、温、平、散）

补肝沙苑制**首乌**菟丝，杞子枣仁黄肉脂麻。**镇肝牡蛎石决龙骨齿，金箔青铅代赭磁**石。**敛肝乌梅木瓜**白芍，三者随宜皆用之此三法无论肝气、肝风、肝火，相其机宜，皆可用之。**肝寒温肝**吴萸蜀椒肉桂如肝有寒，呕酸上气，宜温肝法，**参姜加入中虚治**兼中虚胃寒，加人参、干姜，即大建中法。**平肝蒺藜金铃橘叶钩藤，散肝达郁逍遥是**木郁达之，逍遥散是也，肝欲散，急食辛以散之，即散肝也。

五、补肝四法（气、血、阴、阳）

补肝气法效堪夸，白术天麻与菊花，细辛生姜辛以补，羊肝杜仲用相和。归芎膝断补肝血，苁蓉川椒肉桂补肝阳。肝阴地黄白芍乌梅，四法精研细审详。

按：此治肝诸法极为详备，条条皆是实用之方，非凿空谈玄者比也，都从叶氏案中得来。

第八章　中医研究踌躇擘划

引　言

中西医学是在不同的背景和历史条件下形成的，各有不同的理论体系和研究方法。中医重宏观的理论体系，西医重微观而运用高科技手段。中医从生产劳动中、饮食文化中发现积累了与疾病作斗争的天然药物。从一药一病，一药数病的《神农本草经》始，代有发明。在临床实践中发现，有效有不效，于是进而探索复方，至汉代形成了严密的组方法度与准则。唐宋两代，已成鼎盛时期。临床实践发现，复方优于单味。但有效于此而不效于彼的缺憾。进而探索成四诊八纲、六经定律、三因定证和八法辨证论治规律。临床实践进一步发现，一般医生看不好的疾病，却被阅历精深的医生看好了。故而程师认为，辨证有它的深度和难度。所以今次整理中，我采用了明代韩懋《韩氏医通》医案填写法的望、闻、问、切的细化内容，使之具体、规范，冀希提高中医的辨证论治水平和中医研究水准。程师以他毕生的理论研究和临床实践经验心得，踌躇擘划，明确指出，中医研究必须遵循"四诊八纲，六经定律，三因定证和八法的客观规律。舍此容易误入歧途，浪费人力、物力、资源"。我们应引以为戒。程师从另一角度深思，辨证论治，复方组成繁复，究竟如何总结，也是一个十分棘手的困难问题。自1958年中医政策实施，中医研究院所林林总总，数以百计，研究成果屈指可数，原由在此。我的浅薄之见。中医两千年来，既从临床孕育、诞生、发展、壮大而来，中医的研究工作也应回到临床实践中去。借鉴西医多中心、大样本的联合研究方案，亦具有说服力。当然这必须有卫生系统领导发端，中西医同道精诚团结，通力合作，才能完成此项艰巨任务！或有成果显现于将来！　丁学屏敬识

第一节　关于祖国医学的研究方法的看法

丁学屏　整理

我对整理发扬祖国医学研究方法的看法：

1. 研究中医中药必须尊重、采用"辨证论治的规律"，再以科学方法整理提高

最初，中医的研究方法是着重在一方一药的研究。当时大部分青年的或中年的中医师，大多经过西医的训练，有一个普遍的急切的愿望，就是选择一定的病证，用一方一药进行治疗，便于得出结论。结果如何呢？有效的虽然很多，但经过推广之后，无效的也不少，因此不但得不出结论，反而引起纷争。追溯中药治疗疾病的来源和发展历史，首先是用单味药治疗某一个疾病（从整个中药发展史来看，不难发现，中药的起源，经历了药食同源的阶段。据史书传说，伊尹是一个厨子，今天我们仍然可以看到历史的陈迹：解表药中葱白、豆豉、生姜，是庖厨中惯用的佐料，可以透发麻疹；散寒药中的花椒、胡椒、肉桂、桂枝、八角茴香，又是厨师惯用的调味上品；而补益药中的山药、扁豆、莲肉、龙眼、白果、生薏米、芡实等，又是药食两用的常品；更有甚者，淡菜、鱼肚、鲍鱼、海参、甲鱼等既是上等佳肴所必需，又频频出现在滋补药中。屏识），以后发现某一单味药，不但能治一个病，而且可以治多种病，《本经》上就有记载。（牛蒡子不但能发表透疹，还可治咽疾、咳嗽、鼠瘘；当归既可用于妇科调经，还可治咳逆上气、冲气上逆；泽兰既可调经治血，又可治大腹水肿。凡此种种，不可枚举。屏识）经过长期的实践后，发现有的有效，也有的药却没有效，经过挫折后，继续研究，于是发展成为复方，疗效就提高了。（时间大致在先秦至西汉时期。有专家研究，凡麻黄汤、桂枝汤、大小青龙汤、白虎、承气等原有方名者，当是《伤寒论》之前就有之古方；麻黄附子细辛汤、桂枝芍药知母汤等，药名蝉联并肩者为仲景方。屏识）但是只依靠复方治病，还是会碰壁的，于是经过前人的思索，临床实践研究，发展到辨证论治。（阴阳、虚实、表里、寒热，八纲辨证的确切时间，应是东汉。张仲景的《伤寒杂病论》问世的年代，辨证论治臻于完备。屏识）根据中医治病的传统，不论过去或是现在，每一位中医师在治疗疾病的时候，从来没有以一个处方，一成不变地来治疗一种疾病的。一个人生了病，从初起演变至疾病后期的过程中，可以变换几种治疗方剂（如程门雪治一春温重症，壮热神昏，白痦、红疹互见的危急病人，经他十二诊次、十六天的中药治疗，先后用清

热透气、气血两清、清营开窍、养阴清热、涤热化痰诸法，使其转危为安，病入坦途。屏识）；同一种病，生在另一病人的身上，可能要变换几张处方（丁学屏治风温，大叶性肺炎，有用麻杏石甘汤取效者，亦有栀子豉汤取效者，亦非一方贯彻始终）。

病例一：陈某，男，30岁，铁路工人。1977年4月19日因寒颤、发热、咳嗽、胸痛三日住院，住院号12050。患者于4月16日开始寒颤，发热（T 39℃），伴鼻塞流涕。保健站予复方氨基比林肌注，复方阿司匹林口服，体温稍退，仍伴有关节酸痛，咳嗽，黄脓痰，痰量不多，无铁锈色痰，右侧胸痛。门诊血液检验：白细胞16 400，中性粒93%，淋巴6%，单核1%；胸透：右肺中叶肺炎。收入院。

初诊：4月19日病起三天，恶寒颤栗，身热无汗，头痛骨节酸楚。咳不畅扬，痰咳稠黄，胸膺疼痛。舌淡红，苔薄白，脉形濡滑。风温上犯肺卫，肺气郁塞不宣，痰滞络瘀。今拟辛凉开肺，疏瘀化痰。宗麻杏石甘汤加味治之。

净麻黄6g 光杏仁9g 生石膏30g（先煎） 金银花24g 连翘壳24g 大青叶30g 板蓝根15g 炒大力子9g 西赤芍9g 粉丹皮9g 嫩前胡4.5g 生甘草3g 三剂

4月21日体温下降，右肺背部叩诊实变。

二诊：4月21日前投麻杏石甘汤加味之剂，汗出热退，头痛恶寒亦罢。惟咳嗽，痰略黄稠，甚则痰红，胸膺尚痛。舌红，苔薄，脉形濡数。风邪已从汗解，痰热挟瘀留阻肺卫，尚未清彻。今拟轻清气分，疏瘀化痰。方从栀子豉汤加味为治。

清水豆卷24g 焦山栀9g 金银花24g 连翘壳24g 大青叶30g 板蓝根15g 炒大力子9g 水炒白前4.5g 西赤芍9g 粉丹皮9g 生甘草2g 茅根15g 三剂

三诊：4月24日前投栀子豉汤加味之剂，咳减痰稀，胸痛亦止。舌边尖红，苔白腻，脉濡缓。痰热挟瘀渐有清彻之机。拟予轻清余蕴而化痰热。

水炒白前4.5g 金银花12g 连翘壳12g 大青叶30g 东白薇9g 板蓝根9g 西赤芍9g 粉丹皮9g 光杏仁12g 生苡仁12g 瓜蒌衣9g 冬瓜子18g 干茅根12g 三剂

（本案录自《古方今释》，中国医药科技出版社2002年8月第1版42～43页）

病例二：刘某，男，36岁，联合厂六车间，住院号12323。1977年5月21日因寒战发热五天、咳嗽两天入院。患者于五天前开始寒战发热，近二天来咳嗽增剧，痰不多，无胸痛，曾服 APC（复方阿司匹林）、PPC（酚氨咖敏）、午时茶后，上午热退，下午体温又升高，体温最高达 38.9℃，近日头痛较剧，于今日来院门诊。白细胞 4250，中性 62%，淋巴 32%，嗜酸 1%，胸透发现右下一片较淡模糊阴影。

初诊：1977 年 5 月 21 日。病已六天，形寒头痛未罢，鼻塞未利，身热不为汗解，咳呛痰滞不爽，痰咯黏稠，量不甚多，纳谷顿钝，小溲短少，舌淡白，苔白腻，脉濡数。风温挟痰湿互阻肺卫，卫气交并。今拟辛凉开肺，轻清气分之法。

清水豆卷 12g　焦山栀 9g　粉葛根 9g　银花 9g　连翘 9g　炒牛蒡 9g　苏藿梗各 6g　嫩前胡 4.5g　光杏仁 12g　苡仁 12g　象贝母 9g　大青叶 9g　冬瓜子 30g

二诊：5 月 23 日。投辛凉轻清三剂，药后续得畅汗，身热已净，形寒头痛亦除，惟咳嗽痰滞不爽。此痰浊郁结肺卫，尚未清彻，续当肃肺化痰、轻清余热之治。

水炒白前 9g　桑白皮 9g　银花 9g　连翘 9g　淡子芩 4.5g　藿佩梗各 6g　象贝母 9g　杏仁 12g　苡仁 30g　姜半夏 9g　化橘红 9g　瓜蒌衣 9g　冬瓜子 30g

所以规定一方治一病的办法，不符合中医的传统习惯，往往会效于此而不效于彼，是得不出结论的。如此来研究中医实在不是一个办法。

经过一段时期，大家感到这个办法不好，党领导指出了广泛治疗、重点研究的研究方针，这样就打破了一定病症的框框，从广泛的治疗中来摸索经验，这个方向是正确的，且在党的鼓励下，在中西医的团结下，各个综合性医院涌现出了不少中医疗效的奇迹。但是这许多奇迹是不是推之四海而皆准呢？很难这样说，其中还有一定的距离，这就是因为中医传统的经验是辨证论治，某一方仅仅适合于某一种体质，如果体质不适合就没有效，所以这样做还是不能说明问题。

最后，党又向我们指出，要从辨证论治的观点出发来研究，这是最好的方法。但是辨证论治运用四诊八纲十二经等是非常错综复杂的，辨证辨得是否正确，这是一件很困难的事，过去有许多实际例子可以说明这一点。譬如一个病某医生治不好，另一位医生治好了，治好决不是偶然的，研究所处的药方的确是比较高明，所以我深深感觉到辨证论治的质量是一个很大的问题［夫四诊之要，望闻问三诊在先，切脉在后。考《素问·征四失论》中言："诊病不问其始，忧患饮食之失节，起居之过度，或伤于毒，不先此言，卒持寸口，何病能中，妄言作名，为粗所穷。"故明代李念莪谓："不先察其因而卒持寸口，自谓脉神，无假于问，岂知真假逆从？脉病原有不合者，仓卒一诊，安能尽中病情？妄言作名，欺世卖俗，误治伤生，损德不小矣。"清人薛生白亦谓："脉者，血气之征兆也。病态万殊，尽欲以三指测其变化，非天下之至巧者，孰能与于斯。"应对病人，先用诊色，然后问闻相答，于中听其声音气力，则新旧虚实可以略得，终以切脉印证之，此四诊之应用次第也。而切脉者，仅以《内经》所谓以之参伍，安能独任，其间又当和颜悦色，静气平心，以为应对，庶使病人，能尽其言，而得其情，岂能自高崖岸，而使病人心悦诚服，悉数相托哉！取脉之法，《素问·三部九候论》："一者天，二者地，三者人，因而三之，三三者九，以应九野，故人有三部，部有三候，以决死生，以处百病，以调虚实，而除邪疾……上部天，两额之动脉；上部地，两颊之动脉；上部人，耳前之动脉。中部天，手太阴也；中部地，手阳明也；中部人，手少阴也。下部天，足厥阴也；下部地，足少阴也；下部人，足太阴也。故下部之天以候肝，地以候肾，人以候脾胃之气。黄帝曰：中部之候奈何？岐伯曰：亦有天，亦有地，亦有人。天以候肺，地以候胸中之气，人以候心。黄帝曰：上部何以候之？岐伯曰：亦有天，亦有地，亦有人。天以候头角之气，地以候口齿之气，人以候耳目之气。"当为最古，而取位烦琐，亦最难遵循。自此以迄仲景，中间亦有八九法，由记之疏略，乃经久而渺茫，故仲景简而取寸口、人迎、趺阳三部，视古法为繁中取便，得其精要，于汉末脉法渐沦之世，振聩发聋，可谓暮鼓晨钟矣。然自建安以迄两晋，曾几何时，寸口、人迎渐失记载，趺阳亦少应用。王叔和《脉经》出，而寸口脉象总结得二十四脉一寸独传，诸法皆废。复读《韩氏医通·脉诀章》有右尺分应三焦之论及两手并诊之法，在《程门雪治学之路》文中，时希先生亦曾述及程师亦有两手并诊之法。韩飞霞以右尺浮、中、沉三候，分属三焦，浮为上焦，与左寸心脉及右寸肺脉合；中为中焦，与右关脾胃脉合；沉为下焦，与左关尺肝肾合（其不合，则气必乱而脉不真，必两手并诊消息之）。两手并诊之法，使病者两手相并，仰于枕上，医者两手分从两侧诊之，以右尺沉与左侧沉同诊以候肾，同左关中以候肝，以右尺浮与左寸浮以候心，即此两手并诊法也。其右尺浮与右寸浮以候肺，右尺中与右关中以候脾胃，则一手中，各二指诊之可矣。时希先生尝谓脉以一字为形容，确有局限，临床家常有心得之而难宣于文字，不能摸象以尽态，此一憾也。如我尝遇心绪纷纷人，脉摇晃而不安；又有数十动中忽有一弱脉，或忽一沉着，如武术者挥拳舞剑，整套中有一二懈势，或如书家一行一字之有败笔也；或有滑利如蛇，迅疾不可按寻者，如此甚多，虽然心知其神态，而茫然于笔下，无简明之一字诀，以模拟而肖之。何氏此论，确常遇于临床。尝读《张氏医通·张登·诊宗三昧》脉有六数、七疾，凡一呼一吸间，超逾八次以上者，称为"数疾无伦"，即西医称为"室上性心动过速"者也。突然一沉一弱者，即房早之类也。《韩氏医通·六法兼施》有填医案一宗，可补今日记病史之不足，使望闻问切，论治方法，具体规范，亦为草率从事者之戒也，今录之：

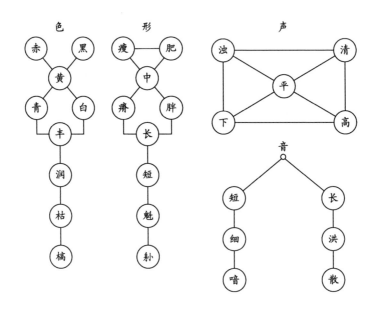

余四法，问情状、切脉理、论病原、治方术，于切法略有异。屏识]，这是一个方面。另一方面，辨证论治所用的处方非常复杂，将来究竟如何总结，也是一个困难问题，这在中医方面是有些顾虑的。（程师从全局着想，可谓老马识途。不从四诊八纲、六经定律、三因定证、八法等规律着手，违反中医近两千年的传统，而辨证论治惯例所用的处方，庞大复杂，不利于统计总结。中西医学是在不同的背景和历史条件下形成的。西药之研制开发，先实验而后临床，厂方前期投入很大，一旦投放市场，因严重肝肾毒副作用而被迫召回，厂方损失惨重，如噻唑烷二酮类的曲格列酮、他汀类的拜斯亭等，殊为可惜！中药恰恰相反，先广泛临床实践，历经数千年，确有效验，然后再经科学实验，来验证他的所以然和药性药理，统计总结十分困难，殊感棘手。个人设想：既从临床实践经验中来，再回到临床实践中去，借鉴西医多中心、大样本的临床观察，加以统计、总结，亦具有一定的说服力。摒弃目前大多数小样本、低水平的重复，可以节省大量人力、物力、资源的浪费。如全芪降糖片的研究、推广、应用过程，虽然也是一病一方的小复方，却得到了法国同行的认可，较之雾海驶航的盲目，亦有可取之处。屏识）从以上看，要取得一致的疗效，必须运用辨证论治，但是问题很多。

最近（1959 年 3 月间，屏识），党市卫生局王聿先同志的报告中指出："中医研究工作，首先要从临床上得出中医的辨证论治的治疗规律，找出中医的理论依据，然后再用现代科学的方法来研究提高。"我非常赞成这个指示。这个指示将给我们中医师解决很大的困难，也只有这样做，中医研究工作才能够顺利的开展。至于中医的治疗规律，很早就有了，而且有一套完整的规律，包括四诊（望、闻、问、切，肇始于先秦，《扁鹊仓公列传》中就有记载，完善于汉代，张仲景《伤寒杂病论》就有系统、全面的记录。屏识）、八纲（阴、阳、表、里、寒、热、虚、实）、八法（汗、吐、下、和、温、清、消、补）、六经定律（太阳、阳明、少阳、少阴、太阴、厥阴，这在《伤寒杂病论》中，已有系统、完整的中医临证实践记录。屏识）。古人认为，人是一个完整的整体，与大自然有密切的关系，创立了"六淫"的外因学说，同时认识到周围环境所导致的疾病因素，创立了"七情"的内因学说，由于六淫七情之变，观察到机体内外失去平衡，更掌握了体质、地域、气候、环境的种种不同点，定出规律，建立治法（至宋代，陈无择《三因极一病证方论》臻于完美，即三因定论。屏识）。中国历代医学文献，也在这个基础上，壮大发展。中医在千百年来，临床实践，就是根据这个规律，来认识疾病，辨证施治的。如果掌握得好的话，一切病都可以治，分开来说，每一种病也有它的辨证规律，规律是现成的，这些规律已经执行运用很久了，很有效，问题是在于相信不相信的问题，不是有没有的问题。我们中医是很相信这种规律的，师徒相授都是这个规律，经过了无数人无数次的实践考验，认为毫无疑问（中医理论经过两千多年历代医家的努力，已经得到了相当的成就，有独得的几方面，有人体的整体观念，认识自然界与人体的关系，更认识疾病变化的过程，病机转变的规律。西医同道毫无疑问地必须先通过中医理论的学习，全面地掌握中医治疗技术，才能根据他们已有的科学理论来进行整理和总结。屏识），理论是能够指导实践的，当然在小节的问题上在看法方面可能还有些出入，但是大体是一致的，这个规律是中医的长处。凡是要利用一个东西，必须要采取它的长处，如果放弃了原有的规律，而要中医师们发挥力量，另外来搞一套，这在中医来说是有困难的，当然现在如果要求我们再实践来证明这些理论，提高这些理论，这都是正确的、必需的，可以这样做，而且肯定地说很快就可以得出结论。如果放弃这个重要环节，而要中医也用现代科学的方法来说明机制问题，中医是无法做到，即使有办法也可能走入歧路上去的。

2. 中医研究工作必须中西医密切配合

过去许多老年中医曾经治好了许多疑难杂症，但却作不出总结，在这一方面现代医学高明多了，例如利用科学仪器设备，在精密观察下说明人体内部某一脏器的病变，非常精确，这是中医望尘莫及的，而中医在不了解这方面知识的条件下，运用四诊八纲等等方法可以治好许多疾病也是不可抹煞的事实，但能治好病却无从说明道理也是枉然，因此中西医的团结是必不可少的条件。从这里使我更感觉到党提出中医工作关键在于西医学习中医更是万分准确、万分重要的。从前有句古话："不入其中，安知其妙。"我院中医研究班的西医师们学习两年多快要毕业了，他们的体会就与一般的西医师大不相同，我对他们的期望是非常大的，但我有一个不成熟的看法也在这里附带地谈一谈，我认为我不能代表整个祖国医学，只能代表一小部分。中医除了四诊八纲、六经八法之外，还有许许多多好的东西正待我们发掘，我们绝对不能自满，以为"中医即我，我即中医"。因此，对中医研究班的同学也有这样的要求，我认为两年的学习太少了。这是一个看法。记得研究班同学曾向我提出一个问题："我们学中医究竟要学到什么程度？是否要学到像姜春华老师、夏仲方老师那样？"言外之意，似乎认为短时期是不可能学到的，按原有的学习两年只要能掌握中医的基本理论就可以研究提高了，这种说法是对的，因为他们原有的水平很高，但是在我内心也有矛盾。认为学中医究竟是否这样简单呢？我自己学了一辈子还没有学好，学了两年中医要登峰造极是有困难的。这两种内心的矛盾很久得不到解决，到目前为止，我的看法仍旧认为研究班同学如果能够集中起来，再进一步深入研究，这对于研究祖国医学方面有一定好处，可能会有更大的造就。所以我是主张聚，不主张散。浅尝即止，对任何研究工作都是不利的。由于期望大，所以要求也高，我以为中医整理好一套中医的辨证论治的规律，以后如何运用现代科学方法来提高，创造我国的新医学，这希望就寄托在他们的身上。

我是一个中医师，党如此重视中医，应当向党说真诚话，党提出了继承整理提高发扬祖国医学，我们究竟做到了多少？拿中医师来说，"继承"是不够的，应当进行温课，全面提高，譬如说蒲辅周是我们中医师中最好的了，我们要求中医师都提高到蒲老的地步，是不是做得到呢？应当说是做得到的，并不是高不可攀的。在整理方面我们也做得不全面，缺点很多，这方面南京做得很好，我们应当努力向他们学习。至于提高和发扬方面，我认为继承好整理好在中医本身来讲就是一个很大的提高，说到发扬那就要中西医共同努力，尤其是中医研究班同学的共同努力。

第二节　关于中医内科对经络学说的运用

丁学屏　整理

首先对我曾说过的"经络学说在内科方面没有很好注意，认为这是针灸科的事"，要加以说明，所谓不注重是指内科对单纯的经络线和穴位方面大多是不注重的，实际上中医内科运用经络的地方很多，但它的运用方法与针灸是不同的，针灸是从外以治内，必须要熟悉经络的循行路线与穴位，而内科是从内以治外，所以路线与穴位并不占重要地位，而要着重经络与人体内部脏腑的关系。中医内科治疗一般可以分为外感与内伤两大类。

1. 内伤方面，着重在脏腑的表里关系和每一经的分布点（例如肺与大肠相表里，手太阴肺经属肺络大肠，手阳明大肠经属大肠络肺等）

（1）着重于每一经的分布要点和分布区域，同时必须结合辨证论治的方法用药处理，才能臻于完整，例如肝经的经脉布于两胁，所以胁痛必须治肝，这是规律，但只是这个规律是不够的，还须用四诊八纲来分别他是寒、是热、是虚、是实、在气、在血，从脉象、舌苔、证候等等方面进行辨证，取得结论后再处方治疗，这又是一个规律。又例如疝气一症，已知肝脉络阴器入少腹，所以疝气要治肝，但也要分虚实寒热，初病在经，久病在络，在经主气，在络主血，都是中医规律。在用药中也有区别，药性也有规律，同归一经的药又有走上走下、走气走血的不同，如胁痛与疝气同属肝经就有向上向下的不同。

（2）脏腑表里方面，例如小便不通是膀胱的病，但必须联系到肾，因肾脉络膀胱，膀胱之脉络肾，肾与膀胱相表里，利用虚则补脏、实则泻腑的规律，用利尿药不效可以用温肾的药。《内经》上说"膀胱者，州都之官，津液藏焉，气化则能出矣"，也说明肾与膀胱的表里关系，这都是应用经络学说，但必须加辨证论治的规律来分辨寒热虚实，来分别它是伤肾阴，还是伤肾阳。经方五苓散中有肉桂，温肾阳，再加利尿药，如果是肾阴伤的就用猪苓汤，有阿胶加利尿药。此外，在脏与脏的关系方面，就有五行学说的运用来补充经络学说的不足。

2. 外感方面，着重在六经的主症与主药，是完全根据十二经的

从前有部分同道，不重视经络学说，认为六经只是代表六个症候群，甚至认为可以用1、2、3、4、5、6来代表，这是错误的看法，影响很大，必须要加以纠正的。六经每一经有手足两经，就是十二经，简单地称为六经。六经有它的一定规律，也有一定主药，在确定了某一经的病症以后又必须运用辨证论治的规律来处理。例如，头痛、项强、恶风是太阳经病，桂枝是太阳经主药，但只一味桂枝还不能解决问题，还必须分别它的虚实寒热。无汗脉紧是表实，加麻黄等成麻黄汤；有汗脉缓是表虚，加芍药等成桂枝汤；烦躁不安，脉数口干是热，用石膏等成大青龙汤；汗多恶寒脉细加附子等，成桂枝附子汤。这样就全了。又如少阳病，寒热往来，脉弦，胁痛耳聋，用柴胡是少阳经主药，但单味也不行，还要辨虚实寒热。热的加石膏、黄芩成柴胡白虎汤，虚寒加桂枝、干姜成柴胡桂姜汤，虚症加重人参，实症加入大黄成大柴胡汤。又如本太阳病忽转为少腹硬满，我们认为是太阳膀胱经经病传府，谓之犯本，又要分析它的小便如何？小便不利的叫"蓄水"，用五苓散；小便利的就不是蓄水，就要再问大便颜色，如果小便利大便黑就叫他蓄血，要用桃仁承气汤、抵当汤之类。从以上看来，在分经、分部、定主证、定主药的时候都运用经络学说。总而言之，它是辨证论治中的一个重要环节，但并不包括全部，在中医内科治疗过程中时时都运用着的。以上所谈并不全面，如有错误，还希指正。

第三节　阴阳五行经络学说在临床上的应用

丁学屏　整理

中医没有慢性肾炎的名称，但我们在临床实践中，体会到与"水病属肾"的理论非常符合。根据古代文献，各家学说，得出一初步印象，即水肿病主要是"属肾"，而与肺、脾、肾、三焦、膀胱的经脉，有着不可分割的密切关系。这种关系反映在经络学说中。《素问·水热穴论》：水病"其本在肾，其末在肺，皆积水也"。《灵枢·本输》："少阳属肾，肾上连肺，故将两脏。三焦者，中渎之府也，水道出焉，属膀胱，是孤之府也。"《素问·经脉别论》："脾气散精，上归于肺，通调水道，下输膀胱。"《素问·灵兰秘典论》："膀胱者，州都之官，津液藏焉，气化则

能出矣。"根据上述经文,说明三焦之脉属肾络膀胱。肾脉既上连肺,又与膀胱相表里,因此构成一气化周流的紧密路线。必须说明,人身的气化功能,重在肾中"元阳"以温养脾土。故水饮入胃而后,由脾散精,上归于肺,由肺下降,下输膀胱,须经由三焦的通路,因此我概括起重点如下:即肾为水脏,膀胱为水腑,脾肺有升降水精的作用。肾为气化的根本,三焦为气化之道路,水化则为气,气滞则聚水。依此理论而进行治疗,所以能获得相当成就。其次,中医既没有肾炎名称,更没有急慢性肾炎等分别,但在治疗水肿时,就分标本缓急来辨证治疗。所谓"急则治标,缓则治本"是中医确定不移的规律。我们治疗慢性肾炎,也运用了这个规律。

根据我们的临床体会,慢性肾炎,可分为五个类型,也可以说五个阶段。譬如水肿病浮肿很严重,我们称之为水湿泛滥,就应用急则治其标的方法,遵守《内经》中"开鬼门,洁净腑,去菀陈莝"。总之,是治标的,治急的,是治"其末在肺"的办法。因为肺与大肠相表里,肺为水之上源。这些方法,都可以互相为用,并且同时达到疏通三焦气分壅滞的效果。经过治疗以后,高度水肿日见减轻。但肿仍未退,我们称之为"水湿逗留型"。这时就要用治本的方法了。其本在肾,肾有阴阳,阳虚阴盛,故为水肿。温阳利水,肾与膀胱并顾,是为正治,温阳尤为重点。盖温阳可以消阴霾,温阳以可以助膀胱气化,气化能出,小便畅则肾阳恢复,肿自退清。同时温肾化气之法,亦有助于三焦气化之流畅。如果还不能取效,即须进一步来处理。所谓进一步的方法,是运用五行学说中"亢害承制"的理论。《素问·六微旨大论》:"亢则害,承乃制,制则生化。""水位之下,土位承之。"简而言之,肾水的亢害,必须利用脾土来承制,所以《内经》又说"脾为肾主"。脾为肾主四字,在治疗慢性肾炎病中,起决定性作用,我们应十分注重它。例如在治疗过程中,大多数病人,胃口总是不好的。可见脾胃两经在本病的重要性。脾与胃是表里脏腑络属相连的。水邪泛滥,原由脾之虚,土不制水。但脾土所以不健,亦源于肾阳之衰,火不生土。所以在温阳利水之中,必须增加大补脾胃之品以培土制水,如参、芪、术之类。这一方法,不仅适合水湿逗留时期,即在水湿泛滥时期而见虚象者,也用之有效。我们在临床实验中,经常用这一类药物,就是这个原理。同时,因为黄芪是补气入三焦经的主药。张洁古的《珍珠囊》中,就有明白揭示。因此他的作用,不仅培土制水,并且益卫气推动三焦气化。在本症治疗中居主要地位,用得多且用得重,是有其特殊原因的。等到水肿全退之后,邪去正虚,转入调理阶段,我们就称之为"邪退正虚型"。所表现的都是一派正气怯弱的症状。专用扶正方法，以补气补血的方药来调理善后。经过长期的调理，使病人复元痊愈，这是最为得心应手的病例。尚有部分病例，在水肿部分减退之后，阳伤及阴，发生肾阴亏损，阴不涵阳，肝阳上僭的症象。每见高血压、眩晕、遗精等症状的，我们称之为"上盛下虚型"。采用育阴滋肾、平肝潜阳等方法，大多有效，亦间有不见效的病例。

必须说明，从前中医治病，是以症状消失，体力恢复即为治愈。现在必须根据血、尿等检验证明，仅有症状消失，起居如常，病根仍的的，不能称为痊愈。这对中医师而言，是一项新的工作。我们的经验，在原有的基础上，力图进步，运用培补脾肾、调和肝胃、益气补血等方法，加减出入，经过长时间调治后，如无他故，是完全可恢复健康的。根据临床经验，在调理恢复期间，一般温肾药物，尽量少用。我们的理解，在水肿治疗过程中，大多采用温阳、利水之品，这对人体而言，势必伤津耗血。因此，在肿退以后，阴分必然受损。再者，人身中的阴阳，是互根的，阴损久必及阳，阳损久必及阴。肾炎阳气久伤，必及于阴。因此在调理阶段，应当采用滋阴育肾方法。即使兼有阳虚见证的，也只能益气而不宜温阳。这正是我们治疗慢性肾炎的临床实践体会和心得。从前文献中很少提及。治疗肾炎，尚有逆的一面，我们称之为"正虚邪实型"。正不胜邪，其势必凶。有两种征象：一属阳微，由肾脏水邪泛滥，心肾阳气衰微，命门衰败不能生土，土不制水，水反克土；一属阴竭，即邪传厥阴，反从热化，这种类型的病情，十分危险，治疗十分棘手。属于阳微火衰、水侮土败的，尚能用大剂益气温阳、扶正健脾一类方药挽救。我们的经验，个别病例还是有效的。属于阴竭一方面的，邪传厥阴，反从热化，内陷心包，引动肝风，肾病及肝，子来乘母，症见呃逆、神昏谵语、动风惊厥等危象，我们采用了各种各样的方法来挽救，终于无效。这是目前存在的一个大问题。尚无方法解决，也是我们今后努力的目标之一［温热暑湿，入营入血，外邪一陷，心包络闭，神昏谵语者，并不少见。清营汤、清宫饮、化服牛黄清心丸、紫雪丹、至宝丹而能获救者，并不罕见。邪入厥阴，惊厥动风者，用羚羊粉、止痉散、羚羊钩藤汤、羚麻白虎汤等相机而用，亦能建功。但温热之病，病起于骤，热陷心包，热极动风，均系邪热亢盛。清心开窍，凉肝息风，使邪热挫败，故取效也速。此则水病属肾，由肾中元阳衰微，水无统制，泛滥横溢，或土失堤防，不能制水，病由积渐而来，至阳微阴竭，势已孤危。肾主藏精，脑为髓海，阴竭一词最为恰当。病由肾中元阳式微，致水液泛滥，温阳利水之药，均能劫津伤液，耗精伤血。肾藏五内之精而司五液，又为藏精泄浊之总汇而司开阖。开阖失司，精微下渗，溺毒无从下泄。溺毒犯脑，燃动肝风，四肢抽搦，惊厥动风。更可虑者，脾失运化，胃液干涸，胃失承纳，呃逆不食，药食难以克化，生机发发可危矣。故程师有各种各样方法难以挽救之叹。个人私见，连苏饮频频啜服，候吐势少缓，服玉枢丹，接服加味虎杖散。何廉臣《重订广温热论》溺毒犯脑方治溺毒犯脑，清利内肾溺毒，用咸苦达下法，方取清代陈耕道《疫痧草》陈氏夺命散(小川连一钱，鲜生地一两，粉丹皮二钱，赤芍一钱五分，鲜沙参三钱，青连翘二钱，甘中黄一钱五分，玄参三钱，上青黛五分，土贝母一钱五分，苏马勃五分，金汁一两。先用白犀一钱，羚羊角片一钱五分，生石膏二两，煎汤代水)、犀羚二仙汤(鲜生地一两，鲜沙参四钱，焦山栀三钱，象贝母一钱五分，小川连一钱，甘中黄一钱，人中白五分，金汁一两，新银花三钱，青连翘三钱，苏马勃五分，玄参三钱。先用白犀角一钱，羚羊角片一钱五分，生石膏二两，煎汤代水)化服犀珀至宝丹(何廉臣验方：白犀角五钱，羚羊角五钱，广郁金三钱，琥珀三钱，炒川甲二钱，连翘心三钱，石菖蒲三钱，蟾酥五分，飞辰砂五钱，真玳瑁五钱，当门子一钱，血竭三钱，藏红花五钱，桂枝尖二钱，丹皮三钱。上药研细，猪心血为丸，金箔为衣，每丸重五分，大人每天服一丸，小儿服半丸，婴儿服半丸之半)，冀有万一之望！屏识]。是否我们孤陋寡闻，那就要诸位指示了。关于这一点，太阴为开，厥阴为阖，少阴为枢。枢可以转开，也可以转阖。故肾水泛滥，横侮脾土，是从开的一面，还是逆中之顺；而当内陷心包，煽动肝风，病转厥阴，是从阖的一面，即是逆中之逆。因此病至这一阶段就难于挽回了。

通过本病逆症的观察，更说明了三焦与包络的表里关系。三焦与包络的经脉是互相络属的。手厥阴心包络之脉，起于胸中，出属心包络，下膈，历络三焦。三焦手少阳之脉，布膻中，散络心包，下膈，循属三焦。三焦主气化，故主气所生病；包络主血，故主脉所生病。水病初起多在肺、脾、肾、膀胱等经，属三焦范围，也属于气的范围。病势逆转，由气分转入血分，从三焦到了包络，就发生神昏谵语、动风抽掣等险恶症状。这就充分证明了《内经》经络学说中三焦与心包络的脏腑表里关系，以及气血浅深的病邪转入过程。这与《难经》中所说的气先病、血后病的规律，也是完全符合的。

上述所说的五种类型，是我们从临床实践中根据病人的证候表现、气色神情、舌苔脉象所定的名称，不够全面……但是我们从 100 例病例的具体分析，大概情况确实如此，可以分见，也可以转化。总而言之，本病的全部治疗过程，处处都是运用阴阳五行经络学说。首先确定本病是肾脏阴阳之不平衡，因阴盛阳虚而发生水肿，因肿势缓急而定出标本先后的治疗方法。更进一步，又根据脾胃亢制的失衡而定出崇土制水的主治方药。至于肿退之后，邪去正虚，又依据证候表现、舌苔脉象的不同，又分补气养血和育阴潜阳两类方法来调理善后。顺逆两候中，逆症者，正虚邪实，更分阳微阴竭两候，阳微可治，阴竭难痊。在目前而言，只能达到这个阶段。

　　我仅仅举以上实例，来说明中医阴阳五行经络学说在临床实践中的具体应用。我们所摸索的规律是否妥当，尚祈诸全国中医老前辈加以指正！至于中医传统的固有规律，如何运用科学予以说明、提高，更有待于全国西医界的专家教授的大力帮助，中西医团结一致，共同努力！

附：书种庐论书随笔

新安程门雪著
青浦何时希校录

学书必先正楷，勿遽学行草，勿遽学北碑，当先学唐碑。唐碑以颜柳为基本，颜书雄厚阔大，柳书精深劲健，又当先颜后柳。譬之先立基础，再求修饰，故欧虞褚薛又在颜柳之次，随所近而再进。如是，正书之程序已毕，再求精进，然后始及篆分北魏。若初起便学北碑，必流入狂怪造作一途，作行草简牍，无风味韵度之可言矣。

颜书学之不善，易堕恶俗，柳书则雅。以玄秘塔与颜各碑比之自见。惟柳务专精，金刚经与玄秘塔同一机杼；颜则变化无方，一碑有一碑之面目，神理各不相同，故颜为胜。柳不及颜之博大，颜不及柳之精深。孙过庭云：专精则易，兼善为难，柳之不及颜，职是故也。香光正书，自谓得平原三昧，余初亦信之，近始知其不尽然，盖实得力于公权也。其结体用笔神理，无不似柳书金刚经，后数页中人字如字为演等字，绝似董书，可知流传所自。此经虽晚见，其他碑刻，香光必自有精秘佳拓，而天性又近，故能得髓如是。况颜柳同出一源，本可相通。香光曾言：柳之正书，未下平原，此语诸城亦同意。可见董之于柳，素所心折，古来学书人于其出身之处，每秘不宣，故人多不晓，当自探索耳。

董小楷出十三行，人多知之，若以白玉本衡之，殊不类，唯翁藏青玉版本，乃可得其源委。白玉柔软，青玉劲秀，相差甚远，不见青玉，不知十三行之妙，其早出著名诸本反不如之。刘诸城谓此本为柳临，郭兰石以为想当然之谈，非有所据。余意纵无所据，但以神理悬断，相去必不远。故董公致力于此，实与其大书相合，亦有因也。

柳金刚经出敦煌石室，云为唐刻唐拓无疑，可云至宝。余见影本，虽精新如初发硎，而骨气少弱，结发亦少变化，反不及屡翻之玄秘塔。可知一为平生得意之精品，非寻常所作可及，其名传久远，播誉艺林，非幸致也。即使公权复书，亦未必胜此，故非金经可及。今人以金经为初拓神品，推尊远出玄秘之上，余谓师古玩目光视之，固当如此，吾辈学人，则当以书品为衡，书不佳则真迹亦无可取，书佳纵翻刻犹可爱。若得玄秘初拓如敦煌之金刚经者，则吾当宝之逾头目脑髓，明珠骏马矣。

柳临十三行真迹，曾见影本，似为内府旧藏，其经历如何，已不复忆，惟觉呆夯刻板，无甚可爱而已，想非真鼎。近来所见唐宋各名家真迹，印本佳者甚少，大都不及碑帖所刻，其真伪可想而知。偶忆及，故附书之。

颜书结构最佳者莫如勤礼，柳书自数玄秘，二家之妙，断然不同。勤礼如廊庙大臣，雍容华态；玄秘如山岩高士，清奇古逸。颜书多肥，肥易俗，富贵气也；柳书较瘦，瘦则雅，山泽之臞，无不清飘似鹤，绝少脑满肠肥者，故曰肉食者鄙，杜老论书亦有书贵瘦硬方通神之语，此其证也。唯东坡不凭此说，以燕瘦环肥各有态为辨，盖坡公亦尚丰书耳。然坡书虽肥，却能不俗，天才高也。昔人论宋贤书最有逸韵者，惟东坡一人，诚非谬赞。后来绝鲜浓厚而能雅逸者，有之，惟清代刘诸诚耳。天生奇才，数百年而间出，无此才力而强学之，则墨猪之诮，在所不免矣。初学作书，以肥为佳，譬之大木，可师渐削其不善，以底于至善。肥能改瘦，起首便瘦，则无所改削矣。学文初步不嫌拖沓冗长，由博返约，则精纯自见，切忌枯窘，便难收拾。文如是，书亦犹尔，故吾意先学颜不嫌其肥，根本既定，乃言修饰整洁。颜书各碑，多宝最下，亦最有名，兰石所谓最下最传，曲高和寡者是也。余意仅供儿童摹仿之用，若言学书当师勤礼为最合，结构既好，习气亦稀，犹存山阴遗矩，以后从何人立家，均无格不相入弊病，盖极中正和平，而又神理可寻味者。若多宝虽和平，而神气骨力俱乏，不如远矣。从勤礼以进，则东方赞、八关斋等之浑成圆活，元次山、麻姑坛等之苍劲古拙，尤以仙坛品最高，学当最后，非至中年后勿学，以其古拙有余，毫无生发之气，少年学之，未老先衰，殊不宜也。今之学者，每喜学前辈成名之后古拙化境作品，实不思之甚。尝见翁松禅三十以前书，及刘诸城少作，秀嫩异常，与其晚年所作相去天壤。孙过庭所谓渐老渐熟，人书俱老者，实为不易之论。断无一起即老之理，以二公之天才学力，犹复以年渐进，吾辈驽下，非欲一步登天，初学执驶，邃思骤陟前贤数十年心力所积之境，岂能如愿，必致画虎不成，刻鹄贻诮无疑，此不自谅之故也。书之老嫩，可以察其事。亦有始终不老者，王梦楼未至高寿，尚不足算；梁山舟年逾九十犹书小楷，所作行草诸书，无不如美女皆花，新艳动人，人老书愈嫩，返老还童之象，亦寿征也。若少年便作苍老书，未秋先槁，徒见夭年耳。学贵择经，勿河汉斯言。

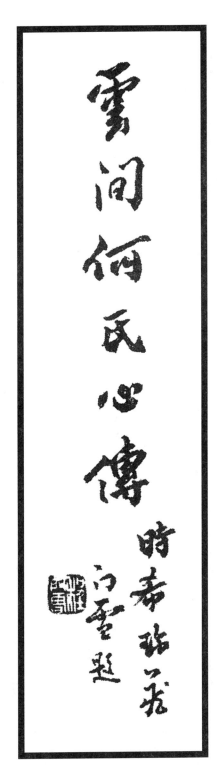

雲間何氏心傳

時希鈔二册

白雪題

何時希藏

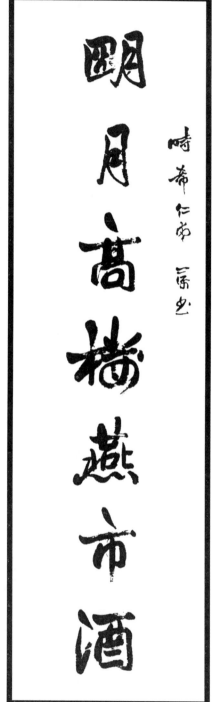

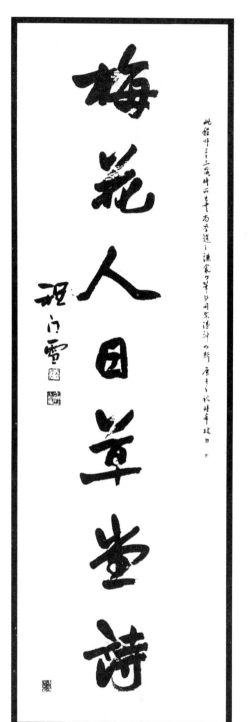

明月高樓燕市酒

梅花人日草堂詩

時希仁兄宗先

此程仲三十二歲作正七言古詩還之謙泉弟妙詞京濮仲四折庚午秋祖門雪四

祖門雪

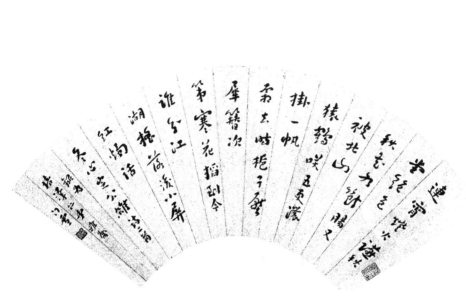

程门雪录己亥杂诗

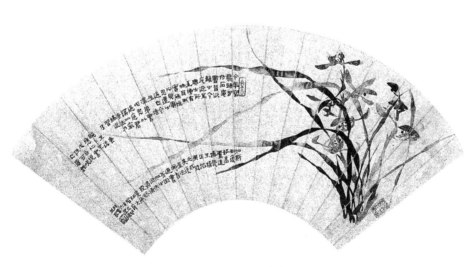

程门雪画兰花折枝扇

（上海中医药大学博物馆藏）

209

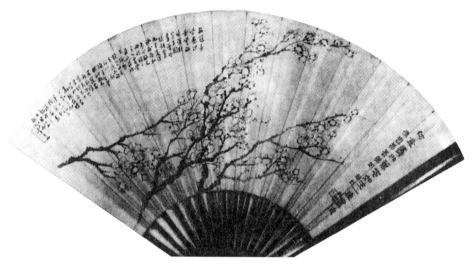

程门雪画万花如玉扇
（上海中医药大学博物馆藏）

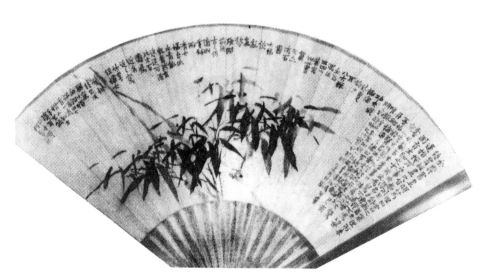

程门雪画墨竹扇
（何时希藏）

跋

　　程师门雪负笈来沪，投身于蜚声沪上的经方大家汪莲石门墙，其灵慧之质，颇受汪氏器重，启迪教化，倍于寻常。奈岁月催人，已系古稀的垂暮老人，天天为诊务所羁，已觉分身乏术，遂荐程于当时正崛起有声的丁甘仁。丁受教于孟河名医马培之，马内外兼擅，识验俱到。丁受益不浅，又寓门多年，风气移人，俯拾叶、薛轻清灵动之法，与申城风俗奢靡、体质素弱患者，颇相吻合。求诊者接踵比肩，程氏步入丁门稍久，顿悟丁氏轻灵之法，实得益于天士，乃考研叶氏，久之，领悟叶氏乃直探仲景骊珠第一人。遂苦读《伤寒》《金匮》之学，深入仲景堂奥，实源于《灵》《素》。于是追源《内》《难》，探赜奥旨幽微，顺流而下，徜徉唐宋，浏览金元明清，广采博取，终于造就了具有八大特色的学术思想体系，而自成一家，被推重为近代中医学术界的一代宗师。程氏之学识经验，薪传于何氏八百年医学第二十八代传人何时希。读《何氏八百年医学》，何氏自述："一九八七年，我的工作是整理程师门雪的医著，程氏在近代中医界有学识，有政治地位，有教育贡献，是学术界有贡献的前辈师长，他的学识道德，熏陶了我二十余年之久，印象至深，铭心难忘。师徒又同有文学艺术、金石书画的爱好，所以义不容辞也。我应惭勉完成这件艰巨的任务，医稿约有十二种，二百余万字。其中《程门雪医案》和《金匮篇解》二书，已先后出版。尚有一项很大的任务，将是《中国历代医家传略》和其《附录》的全部校对工作，等校样送来时，打乱了我撰写的思路和整理头绪，显得慌乱和被动。"后读丙寅（1986 年）皆春楼记："我在园居宽敞的友人家居住一年有余，编成《中国历代医家传录》后，回自己的蜗居，编成《何氏八百年医学》，身心疲惫，似乎得了一场大病之后的模样，这疲惫的原因，既不是资料短缺，也不是体力问题，每天伏案十小时，已成习惯。而是：一，藏书四散，散寄在四家人家，未敢轻易惊动；二是历劫难返，尚有数千本书未还；三是蜗居逼仄，晤言一室之内，堆书数十箱，床桌之间，身无回旋之地，思路无从展开；四是环境不静，芳邻是一所拥有二十个教室的小学校，朝气蓬勃的孩子，不可能静下来。"每读至此，方始明白何时希先生抱恨终身的遗憾，未能如期完成《程门雪医学丛书》的因果。余生也晚，1956年考入上海中医学院时，年二十一岁。是年何时希先生奉卫生部调令，已北上中国中医研究院，年已四十，长我十九岁。1966年，何先生胃疾猝发南还，闭户养疴，后曾供职上海中医研究所。当时我在仁济医院内科急症轮值。余1969年9月参加上海战备医疗队，去皖南山区为小三线建筑工人服务，1973年3月又受上海第二医学院指派，调上海后方古田医院为军工厂工人服务，为时十三年，至1982年借调第九人民医院急诊、心血管内科，直至1997年方始调入曙光医院，是年何先生已跨鹤西去。程氏嫡传弟子与程师追随弟子，始终无缘谋面，造化弄人，阴差阳错，斯人已去，不能起逝者于地下，空自嗟叹何益！仆步入中医学术领域已五十八载，已属耄耋之年，作为首届上海中医学院的毕业生，程氏的从学者，能坐视旁观乎？我不忍也。在我从学弟子的协助下，多方搜求，终得程师生前发表论文七篇，何时希整理发表之论文三十三篇，去其重复者，并其雷同者，梳理校评，汇集一册，名《程门雪未刊医论选集》。此集虽与何时希先生二百万言丛书的原计划相去天壤，俯拾遗珠，竭尽心力，聊表羡诚，以慰倾心程氏学识之求索者，亦了却校辑者之心愿欤！

从学弟子丁学屏敬跋
时在甲午仲秋望日于澄心斋
虚度七十有九

12检